Abraham Baer Benno Laquer

Die Trunksucht und ihre Abwehr

Beiträge zum gegenwärtigen Stande der Alkoholfrage

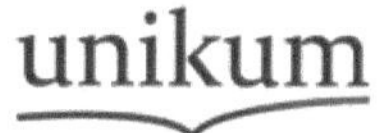

Abraham Baer Benno Laquer

Die Trunksucht und ihre Abwehr

Beiträge zum gegenwärtigen Stande der Alkoholfrage

ISBN/EAN: 9783845724195

Erscheinungsjahr: 2012

Erscheinungsort: Bremen, Deutschland

www.unikum-verlag.de | office@unikum-verlag.de

Abraham Baer Benno Laquer

Die Trunksucht und ihre Abwehr

Beiträge zum gegenwärtigen Stande der Alkoholfrage

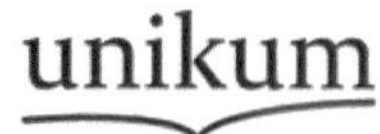

DIE TRUNKSUCHT UND IHRE ABWEHR.

BEITRÄGE

ZUM

GEGENWÄRTIGEN STANDE DER ALKOHOLFRAGE.

VON

DR. A. BAER, GEH. MED.-RAT IN BERLIN,

UND

DR. B. LAQUER, ARZT IN WIESBADEN.

ZWEITE, UMGEARBEITETE AUFLAGE.

URBAN & SCHWARZENBERG

BERLIN
N., FRIEDRICHSTRASSE 105b

WIEN
I., MAXIMILIANSTRASSE 4

1907.

VORWORT.

Diese im Jahre 1890 in erster Auflage von dem Ersteren der Unterzeichneten herausgegebene Schrift ist seit Jahren vergriffen, und vielfach ist der Wunsch nach einer neuen Auflage hervorgetreten.

Wer die Entwicklung der Alkoholfrage in den letzten beiden Jahrzehnten aufmerksam verfolgt hat, weiß, wie gewaltig sich das hierhergehörige Wissens- und Forschungsgebiet erweitert und vertieft hat.

Diesem Umstande entsprechend, mußte diese neu aufgelegte Schrift wesentlich ergänzt und umgearbeitet werden. Die Verfasser waren bestrebt, ohne Tendenz und ohne Bevorzugung einer Parteistellung nur begründete Tatsachen beizubringen, und den Leser selbst die Folgerungen ziehen zu lassen.

Möge auch das umfangreichere neue Werk sich viele Freunde im Kampfe gegen den Alkoholismus erwerben.

Im Oktober 1906.

A. Baer. **B. Laquer.**

Inhaltsverzeichnis.

ERSTER TEIL.

Die physiologischen und pathologischen Wirkungen des Alkohols.

ZWEITER TEIL.

Die Trunksucht und ihre Folgen.

DRITTER TEIL.

Die Abwehr der Trunksucht.

I. TEIL.

Die physiologischen und pathologischen Wirkungen des Alkohols.

I. Die physiologischen Wirkungen des Alkohols.

1. Die Aufnahme des Alkohols in den Organismus und sein Verbleib.

Der Alkohol wird überall, wo er mit Blutgefäßen des lebenden Körpers in Berührung kommt, schnell von diesen aufgenommen und in den Blutstrom gebracht. Die Resorption des Alkohols geschieht von der Schleimhaut der Mundhöhle und des Magens aus, auch durch Einspritzung in seröse Höhlen, Blutgefäße und in das Unterhautzellgewebe, durch Berührung mit einer Wundfläche, und durch die Lungen, wenn er in Dampfform eingeatmet wird.

Mit dem Blutstrom wird der Alkohol, gleichmäßig verteilt, nach allen Organen und Geweben gebracht. Er findet sich in um so größerer Menge in jenen Teilen vor, je mehr diese mit Blutgefäßen versehen sind.

Im fötalen Blut ist der Alkohol in gleicher Menge vorhanden wie in dem Blut der Mutter. Diese Tatsache ist insofern von großer Bedeutung, als sie darauf hinweist, wie die Entartungserscheinungen der Nachkommenschaft eines Trinkers erklärt werden können (*Nicloux* [1]).

Vom Magen aus wird der Alkohol sehr schnell aufgenommen. Schon $1\frac{1}{2}$ Minuten nach seiner Einführung hat ihn *Dogiel* im venösen wie im arteriellen Blut nachweisen können. In einer verhältnismäßig kurzen Zeit verschwindet er aus demselben. Die Aufnahme geht vom Magen aus um so rascher vor sich, je konzentrierter der Alkohol eingeführt wird, daher die Unterschiede in der Wirkung bei den verschiedenen alkoholischen Getränken. Auch hängt diese davon ab, ob der Alkohol mit der Magenwandung in ausgiebige und innige Berührung kommt. Die Alkoholwirkung tritt erfahrungsmäßig um so schneller auf, je leerer der Magen bei der Aufnahme ist; im nüchternen Zustande ist die Wirkung viel intensiver als bei und kurz nach den Mahlzeiten. Nach *v. Mehring* [2]) werden Zuckerlösungen und Maltose in alkoholischer Lösung in größerer Menge resorbiert als in wässeriger.

Was aus dem eingeführten Alkohol im lebenden Körper wird, war lange Zeit Gegenstand verschiedener und entgegengesetzter Meinungen.

Schon früh haben namhafte Forscher die Ansicht vertreten, daß der Alkohol wegen seiner leichten Verbrennbarkeit im Organismus zu Kohlensäure und Wasser verbrennt. Der Physiologe *Friedr. Tiedemann* sagte schon 1836: „Der Alkohol verschwindet, wenn er in mäßigen Mengen eingeführt wird, spurlos aus dem Organismus durch den Verbrennungsprozeß, zu welchem er vermöge seiner chemischen Konstitution und seines Reichtums an Wasserstoff große Neigung hat. Die Umwandlungsstoffe, die er hierbei durchläuft, seien noch unbekannt. Besonders war es *Liebig*[3]), welcher die vollständige Verbrennung des Alkohols vertrat. „Nach allen bis jetzt gemachten Beobachtungen, sagt er, erhält nach dem Genuß von geistigen Getränken weder die ausgeatmete Luft, noch der Schweiß, noch der Urin Spuren von Alkohol, und es kann keinem Zweifel unterliegen, daß seine Bestandteile sich im Tierkörper mit Sauerstoff verbinden, daß Kohlenstoff und Wasserstoff als Kohlensäure und Wasser wieder austreten." Ganz im Gegensatz zu dieser Meinung haben die französischen Forscher *Lallemand*, *Perrin* und *Duroy*[3a]) die Ansicht vertreten, daß der Alkohol durch den Organismus hindurch gehe und in unveränderter Form durch die Lunge, Haut und Nieren den Körper verlasse . . ., daß er im Organismus weder umgesetzt noch zerstört werde, daß er vielmehr aus dem Körper in seiner ursprünglichen Form und Beschaffenheit ausgeschieden werde.

Durch neuere Versuche, insbesonders die von *Binz* und seinen Schülern wurde festgestellt, daß der größte Teil des eingeführten Alkohols im Körper tatsächlich verbrenne, und nur ein sehr geringer Teil unverändert ausgeschieden werde. *Bodländer*[4]) wies beim Gesunden nach, daß mindestens 97% von dem aufgenommenen Alkohol verbrannt und nur 3% unverändert ausgeschieden werden (1·6% durch die Lunge, 1·2% durch die Nieren und 0·14% durch die Haut). Nach *Strassmann*[5]) soll bis zu 10% des eingeführten Alkohols unverändert ausgeschieden werden (durch die Lungen 5—6%, bei starker Atmungstätigkeit sogar bis auf 7·9%, durch die Nieren 0·73—2·43%). *Atwater* und *Benedict*[6]) dagegen fanden nur 1·5% Alkohol unverbrannt in den Ausscheidungen des menschlichen Körpers. Auch in der Milch der Mutter wurde, nachdem letztere alkoholische Getränke zu sich genommen, Alkohol in verschiedenen Mengen nachgewiesen. *Nicloux* hat bei einer trächtigen Hündin schon 1 Stunde nach der Alkoholzufuhr 0·21%, nach 4½ Stunden 0·19%, nach 23 Stunden keine Spur mehr von demselben in der Milch gefunden. *Gréhant*[7]) zeigte durch seine Versuche, in welcher Zeit der Alkohol im Blute verbrennt und aus letzterem allmählich verschwindet. Nach dem Einbringen desselben bei einem Hunde, und zwar pro Kilo Hund 5 *ccm* Alkohol, fand er — ½ Stunde nachher — 0·4% im Blute, 1 Stunde nachher 0·5%, nach 2 Stunden 0·57%, nach 4 Stunden 0·56% und nach 24 Stunden war keine Spur desselben mehr aufzufinden. Diese Versuche sind mit so großen Dosen angestellt, daß sie beim mäßig trinkenden Menschen keine Gültigkeit haben.

2. Alkohol und Atmungstätigkeit.

Nach Aufnahme mäßiger Dosen Alkohol wird die durch die Lungen in einer Zeiteinheit strömende Luftmenge, d. i. die Atemgröße gesteigert. *Binz* und seine Schüler erklärten diese Wirkung dadurch, daß die Zahl der Ein- und Ausatmungen vermehrt, und jede Einatmung eine tiefere wird. Die Menge der von der Lunge ausgeschiedenen Kohlensäure gab man zuerst als vermindert und den Verbrauch an Sauerstoff als vermehrt an. Nach den Untersuchungen von *Zuntz* und *Geppert*[7*]), von *Atwater* und *Benedict* findet jedoch diese Steigerung der Sauerstoffaufnahme und die Verminderung der Kohlensäureausscheidung beim Menschen nicht statt. Die erwähnte Verstärkung der Atmungstätigkeit ist somit weder für den gesunden noch für den kranken Menschen von irgend einem funktionellen Nutzen. Von großem Interesse ist die von *Wendelstadt* beobachtete Tatsache, daß bei nicht ermüdeten Menschen mäßige Alkoholdosen in den meisten Fällen die Atmung nur sehr wenig, bei ermüdeten Menschen hingegen stets und oft in einem sehr bedeutenden Maße steigern. Dieses Verhalten weist darauf hin, daß der Alkohol vom Nervensystem aus den Respirationsakt beeinflußt. — Es ist ferner zu erwähnen, daß nach sehr großen Alkoholdosen die Atmungstätigkeit und die Atemgröße konstant und sehr erheblich vermindert wird. Die einzelnen Atemzüge werden tiefer und seltener. Alle Ergebnisse stimmen darin überein, daß schon nach solchen Dosen die Atmung und somit dieser so wichtige Lebensvorgang erheblich verschlechtert wird.

3. Alkohol und Herztätigkeit.

Man nahm bislang an, daß der Alkohol unter allen Umständen anregend auf das Herz wirke, und daß der Herzmuskel eine größere Tätigkeit entwickele. Das Blut würde mit verstärkter Kraft und in reichlicherem Maße in die Gefäße getrieben, der Blutdruck erhöht, der Puls selbst verstärkt. Dieses alles hat aber nur bei der Aufnahme sehr mäßiger Alkoholdosen statt. Größere Dosen Alkohol hingegen, d. h. solche, die zu dem Rauschzustand führen, setzen die Kraftleistung des Herzmuskels herab und mit der Abnahme der Muskelenergie nimmt auch die Zahl der Pulsschläge ab. Die Spannung der Arterien selbst wird vermindert; es tritt alsbald auch eine Erweiterung der Gefäße und Überfüllung mit Blut in diesen ein. Diese Erscheinung wird vom Gehirn aus dadurch bewirkt, daß vom vasomotorischen Zentrum aus der Tonus der Gefäßmuskeln gelähmt wird.

Neuerdings lehren *Schmiedeberg*[17]) und nach ihm vorzugsweise *Bunge*, daß der Alkohol die Herztätigkeit überhaupt nicht zu erregen vermag, daß die oben beschriebenen Erscheinungen lediglich durch eine allgemeine Steigerung der Muskelbewegungen, wie sie nach Alkoholzufuhr stets einzutreten pflegt, entsteht. Auch haben neuere Forscher (*Wendelstadt*[8]), *Atwater*[6]), *Rosenfeld*[88]) nur eine sehr unbedeutende oder gar keine Pulsveränderung nach Alkoholzufuhr beobachtet, wenn sie alle Momente ausschlossen, welche eine mittelbare Erregung der Herzaktion hervorrufen. Die Frage nach der erregenden Wirkung des Alkohols auf die Energie der Herztätigkeit ist eine hochbedeutsame, aber noch keineswegs endgültig beantwortete, eine der häufigsten Anwendungsweisen des Alkohols am Krankenbette hängt mit dieser Frage zusammen. *Rosenfeld*[8a]) fand die Herzfunktion durch Erhöhung der Reizbarkeit und durch Verschlechterung der Erholungsfähigkeit schwer geschädigt. Die Experimente am Tierherzen von *Loeb*[9]) und *Kochmann*[10]) führten zu folgenden Ergebnissen: 1. Der Äthylalkohol kann in einer Konzentration von 0·13 bis 0·3 Volumenprozent in einzelnen Fällen eine deutliche, wenn auch geringe erregende Wirkung hervorrufen. 2. Erst in einer Lösung von 1% übt der Alkohol eine deutlich lähmende Wirkung auf das Herz aus. 3. Stärker schädigend wirken 2—10%ige Lösungen. Von der primären Schädigung kann auch unter Fortdauer der Alkoholzufuhr Erholung eintreten, gleichsam eine sehr rasche Gewöhnung an das Gift. 4. Das Herz erholt sich stets nach der Entfernung des Alkohols und bei Durchspülung mit Normalblut selbst nach Speisung mit 10% Alkohol. Die Erholung kann eine vollständige sein. 5. Eine Vergrößerung der Diastole (Herzerschlaffung) findet unter Alkohol nicht statt. 6. Der Alkohol bringt erst in 248fach stärkerer molekularer Konzentration als Chloroform und in 7·5facher als Äther das Herz zum Stillstand. *Kochmann* stellt fest, daß Alkohol bei passender Dosierung eine Blutdrucksteigerung hervorzurufen vermag; ob auch bei pathologischen Zuständen, ist noch zu erforschen.

4. Alkohol und Verdauungstätigkeit.

Allgemein gilt die Ansicht, daß der Alkohol, während der Mahlzeit genossen, die Verdauungstätigkeit des Magens befördert, und daß der Genuß desselben besonders nützlich sei bei sehr fetten Speisen, bei zu reichlicher Nahrungszufuhr usw. Es steht jedoch fest, daß für einen gesunden Magen Alkohol zur Verdauungstätigkeit unter allen Umständen entbehrlich, und daß er den gesunden Magen eher schädlich als heilsam beeinflußt. *Claude Bernard* und nach ihm *Frerichs* hatten schon erwiesen, daß konzentrierter Alkohol immer die Magenschleimhaut stark reizt, die Tätigkeit des Magens vermindert oder ganz aufhebt; nur geringe Mengen sehr verdünnten Alkohols steigern vorübergehend die Absonderung der Magendrüsen. Neuere Forscher haben auch nach solchen Dosen eine Verlangsamung der Sekretion beobachtet, so bei an Magenfisteln leidenden Personen *Blumenau, Kretschy*[10a]. Wieder Andere fanden, daß selbst kleine Mengen die Magenfunktion zuerst verzögern, daß sie jedoch, ins Blut aufgenommen, vom Nervensystem aus die Sekretionstätigkeit der Magendrüsen vermehren (*Leven, P. Bert*[10a]). Auch soll unter dem Einflusse großer Alkoholmengen der Gehalt an Salzsäure vermindert und die Bildung von Pepton ganz unterdrückt werden *(L. Wolff)*, und nach wiederholter Einfuhr soll die Magenschleimhaut auf den normalen Reiz, den die Nahrung physiologisch auf sie ausübt, immer schwächer reagieren. Nach *G. Klemperer* [11]) kann die Motilität des Magens durch Alkohol günstig beeinflußt werden, so daß in einer Zeiteinheit mehr von dem Speisebrei in den Darm übergeführt wird.

Es ist im Hinblick auf die so schnelle Aufnahme des Alkohols sehr wahrscheinlich, daß nicht der Alkohol unmittelbar als solcher die Verdauung des Magens beeinflußt, sondern indirekt in seiner Eigenschaft als Nervinum vom Zentralnervensystem aus wirkt. *Pawlow* [12]), dem die Lehre von der Verdauung so viele neue Umgestaltungen verdankt, faßt diese Anschauungen über den Alkohol als ein vor allem psychisches Stomachicum in folgenden Worten zusammen: „Von diesem Standpunkte einer zentralen Förderung der verdauenden Leistung des Magens ist es auch begreiflich, weshalb ernste Lektüre und Gespräche während der Mahlzeit für unpassend gelten. Hierauf beruht wahrscheinlich die Bedeutung des Alkoholgenusses während der Mahlzeit; denn der Alkohol, der in den ersten Phasen seiner Wirkung eine leichte Narkose hervorbringt, trägt dazu bei, den Menschen von der drückenden Last der Tagessorgen zu befreien." Die Speichelsekretion sowie die Speichelmenge wird nach Alkoholzufuhr vermehrt, aber nur, wenn er durch den Mund eingeführt wird, nicht hingegen, wenn er direkt in den Magen gebracht wird. In jedem Falle benötigt der gesunde Magen und der psychisch gesunde Mensch bei dem Geschäfte der Verdauung keinerlei Anregungsmittel, also auch keinen Alkohol.

5. Alkohol und Nieren- und Schweißsekretion.

Der Alkohol reizt die Nieren zu größerer Tätigkeit an; unter seinem Einfluß wird der Harn in größerer Menge abgesondert. Aus diesem Grunde sind die alkoholischen Getränke immer als harntreibende Mittel in Anwendung gekommen. Besonders gilt das von Bier und Wein. Diese Erscheinung soll aber hauptsächlich auf der Beschleunigung der Wasseraufsaugung durch den Alkohol beruhen *(Lehmann)*. Auch beim Bier- und Weingenuß ist es nur der Alkohol, nicht ein anderer Bestandteil dieser Getränke, welcher die Vermehrung der Harnausscheidung bedingt. — Die Ausscheidung der Harnsäure ist hingegen, wie die Beobachtungen vieler Forscher zeigen, immer vermindert (*Hamond, v. Jaksch, Ries, Leber* u. A.). Die Tätigkeit der Schweißdrüsen der Haut wird durch Alkohol vermindert. Diese Tatsache wurde am Krankenbett früher vielfach verwertet, so besonders bei den Nachtschweißen der Schwindsüchtigen.

6. Alkohol und Zentralnervensystem.

Auf die einzelnen Verrichtungen des Nervensystems hat der Alkohol eine besondere Einwirkung durch seine scheinbar spezifische Affinität zu den Nervenelementen der einzelnen Gehirnzentren.

Die genauere Kenntnis dieser Wirkungen verdanken wir im wesentlichen den in neuester Zeit von *Kraepelin* [13]) und seinen Schülern (*M. Mayer, Fürer, Aschaffenburg, Rüdin* [14]) und A.) ausgeführten eingehenden Untersuchungen.

a) Psycho-physische Beeinflussung.

Schon nach sehr geringen Mengen von Alkohol, bei denen eine Allgemeinwirkung noch gar nicht erreicht wird, wird der Eindruck einer Sinneswahrnehmung bzw. die Empfindung einer solchen erschwert und verlangsamt. Durch methodisches Zusammenzählen einstelliger Zahlen während bestimmter Zeitabschnitte, durch Vergleichung der Leistungen unter verschiedenen Zeiten und Verhältnissen, durch Vergleichung der Fehlergrößen bei Setzern mit und ohne Einfluß von Alkohol wurden nachstehende Tatsachen gewonnen (*Stehr*[15]):

Kleine Dosen Alkohol erleichtern den Arbeitsanfang. Sie heben auch die Stimmung und die Gemeingefühle, sie beseitigen hemmende Empfindungen; die Richtigkeit jedoch leidet auf Kosten der Schnelligkeit; der Periode des Antriebes und der Gehobenheit folgt solche Zeit der Erschlaffung, in welcher die Arbeitszeit unter die Norm sinkt. Bei größeren Alkoholmengen tritt diese Periode sofort ein, ohne daß der Arbeitsanfang vorher gefördert wird.

Die Auffassung wird durch den Alkoholgenuß erschwert; für geistige Leistungen kommt die Abflachung des Gedankenganges in Betracht. Die Merkfähigkeit wird durch kleine Dosen erleichtert, durch größere Dosen erschwert. Das Ergebnis dieser Einwirkungen ist immer ein Verlust in der Gesamtleistung, wobei in Betracht zu ziehen ist, daß die wachsende Übung in einer bestimmten mechanischen Tätigkeit den Alkoholgenuß, besonders wenn es sich um eine an kleine Dosen gewöhnte normale Konstitution handelt, auszugleichen vermag und andrerseits die Schädigung am stärksten ist, wenn es sich um sehr hohe psychische Leistungen handelt. In letzterer Hinsicht gilt die Bemerkung von *Helmholtz*[16]), daß auch die kleinsten Gaben Alkohol bei ihm die Möglichkeit und Fähigkeit, ein schwierigeres Problem zu lösen, verscheucht haben, als typisches Erlebnis für alle Kopfarbeiter höheren Ranges.

Die Fähigkeit, Vorstellungen im Bewußtsein zu verbinden, wird erschwert, weil die Zeit, innerhalb welcher die Kombination geschieht, eine längere wird, weil diese Tätigkeit des Kombinierens sich verlangsamt. Beim Zusammenzählen von Zahlen (Addition) tritt eine individuell sehr verschiedene Abnahme der Leistungsfähigkeit ein; beim Auswendiglernen von Zahlen ist die Lerngeschwindigkeit ebenfalls eine verschiedene; die Lesegeschwindigkeit ist anfangs vermehrt, sehr bald aber verlangsamt. Bei der Abschätzung eines Zeitmaßes wird der Schätzungswert immer zu kurz bemessen. — Bei allen psychischen Vorgängen und Leistungen intellektueller, sensorischer und psychomotorischer Art zeigt sich nach der Alkoholaufnahme eine Erleichterung, die aber nur kurze Zeit, höchstens 30 Minuten, andauert und einer auf diese folgenden Erschlaffung Platz macht.

b) Erhöhung des Lust- und Gemeingefühls (Euphorie).

Charakteristisch und spezifisch ist die Wirkung des Alkohols auf das Gemeingefühl. Schon nach ganz geringen Mengen stellt sich und auch hier wieder bei den einzelnen Personen verschieden, eine Erhöhung des Lust- und Wohlgefühles ein, jene Euphorie, welche durch die unausbleibliche Macht ihrer Wirkung dem Alkohol andauernd und seit Jahrtausenden die große Anhängerschaft zuführt. Mit dem Eintreten dieser Euphorie tritt gleichzeitig eine Verringerung des Hunger- und des Ermüdungsgefühles ein. Und wenn wir schon jetzt hervorheben, daß durch die Einwirkung der verstärkten Blutzufuhr zur äußeren Haut und zu den Schleimhäuten eine vermehrte Wärme empfunden und wahrgenommen wird, so haben wir in diesen Eigenschaften der Alkoholwirkung den Schlüssel zu der Erklärung, warum so viele Menschen in psychisch und physisch desolatem Zustande zu diesem falschen Tröster, zu diesem trügerischen Wohltäter ihre Zuflucht nehmen. *Bunge*[16a]) nennt das Müdigkeitsgefühl „das Sicherheitsventil an unserer Maschine". Wer jenes betäubt, um weiter arbeiten zu können, gleicht dem, welcher gewaltsam das Ventil verschließt, um die Maschine überheizen zu können.

c) Rauschwirkung.

Bei größeren Alkoholgaben machen sich Vergiftungserscheinungen geltend, die nach der individuellen Empfänglichkeit in erhöhterem oder geringerem Maße früher oder später auftreten und die als Alkoholrausch bezeichnet werden. Das Individuum erscheint meist anfangs erregt; es zeigt sich eine scheinbare Erhöhung aller geistigen Tätigkeiten. Die Assoziations- und Denktätigkeit ist gesteigert, die Gemütsstimmung expansiv, die Tätigkeit der Sinnesorgane erhöht. Auch die Muskelbewegungen werden energischer ausgelöst, lautes Sprechen und lebhaftes Mienen- und Muskelspiel werden bemerkt; es stellt sich bei gehobener Stimmung ein verändertes emotives Verhalten ein. Diesem Stadium der Erregung folgt ein solches der Verstimmung und Stumpfheit, das in den stärkeren Vergiftungsgraden schnell eintritt und Erscheinungen aufweist, die den vorhergehenden entgegengesetzt sind. Das Denken und Empfinden wird verlangsamt; Sprache und Gang werden unsicher, ungeordnet und das Bewußtsein stark benommen. Im intensiven Rauschzustande ist letzteres ganz aufgehoben; äußere Eindrücke werden nicht mehr wahrgenommen. Es stellt sich eine Schlaftrunkenheit ein, in welcher die Motilität und Reflexerregbarkeit gesunken und selbst ganz aufgehoben sein können, so daß die Herz- und Atmungstätigkeit bis zu einem solchen Grade sinken, daß der Tod eintritt.

Nach *Schmiedeberg*[17]) ist die toxische Wirkung des Alkohols n i c h t, wie man bislang annahm, zuerst exzitierend und dann lähmend, wie das bei anderen narkotischen Substanzen der Fall ist, sondern eine von Haus aus lähmende. Es werden schon im Beginne der Vergiftung gewisse Hemmungsverrichtungen des Gehirns herabgesetzt oder ganz gelähmt. Die gesteigerte Agitationstätigkeit ist die Folge der verringerten Koordinationsfähigkeit, das erhöhte Selbstgefühl die der Aufhebung des richtigen Urteilsvermögens, das euphorische Verhalten die Folge davon, daß das psychische Unlustgefühl, daß Sorge und Kummer aus dem Bewußtsein beseitigt, ausgeschaltet sind. Diese Auffassung von *Schmiedeberg* findet immer mehr Anhang und Anerkennung (*Bunge, Hans Meyer, Filehne* u. A.).

Es wurde schon oben angedeutet, daß die Rauschwirkung nicht bei allen Individuen nach denselben Alkoholdosen in gleicher Weise eintritt. Personen, welche an einer angeborenen oder erworbenen Schwäche des Nervensystems leiden, welche von neuropathischen Eltern abstammen oder Neurastheniker geworden sind; Personen, welche epileptisch sind, ein Schädeltrauma u. dgl. erlitten haben oder geisteskrank waren, sind, wie man sagt, intolerant gegen Alkohol. Schon relativ kleine Mengen alkoholischer Getränke können bei diesen schwere Rauschzustände hervorrufen.

Man hat diese Intoxikationserscheinungen nicht allein von der Quantität des aufgenommenen Alkohols, sondern auch von seiner Qualität abhängig gemacht. Wenn es auch sicher ist, daß auch der reine Alkohol, der Äthylalkohol allein, diese Intoxikationserscheinungen bewirkt, so kann doch nicht bestritten werden, daß die Beimengungen von sog. höheren Alkoholen (Fuselöl) zu den berauschenden Getränken jene Erscheinungen schneller hervorrufen und wesentlich in ihrer Giftigkeit erhöhen.

Die akute Alkoholvergiftung pflegt nach einem längeren Stadium der Ruhe und des Schlafes mit Zurücklassung einiger unangenehmer nervöser Erscheinungen vorüberzugehen. In den meisten Fällen findet bald ein völliger Ausgleich zur Gesundung statt. Indessen dauert, wie *Fürer, Rüdin, Smith* und *Kürz*[14]) gezeigt haben, noch einige Zeit eine verminderte Leistungsfähigkeit des Gehirns an. *Fürer* hat bei seinen Versuchspersonen gefunden, daß schon ein sehr geringer Rausch die geistige Leistungsfähigkeit für die Dauer von 24—36 Stunden nachträglich beeinträchtigt.

7. Alkohol und Stoffwechsel.

Wie der Alkohol den Stoffumsatz im Körper beeinflußt, war lange Zeit Gegenstand vielfacher Erörterung. Nachdem festgestellt war, daß er im Organismus zum allergrößten Teil verbrennt, glaubte man, daß er sich im Blute rasch mit Sauerstoff verbinde und andere Stoffe hierdurch an der Oxydation verhindere. Nach *Zuntz* und *Geppert* unterscheidet sich die Wirkung der Alkoholzufuhr auf den Verbrennungsprozeß im Organismus, gemessen an der O-Aufnahme und der CO_2-Ausscheidung durch die Lungen, nicht von der Wirkung anderer Nahrungsmittel. Der Alkohol ist also gleichwertig in seinem Heizwert für den Organismus, denselben Mengen Brot, Zucker oder Fett von gleichem Brennwert. Der Alkohol wird aus diesem Grunde als ein Sparmittel für unseren Körper angesehen und es fragt sich, ob er mehr geeignet ist, Eiweiß oder Kohlehydrate und Fett vor der Zersetzung zu schützen.

Schon *A. P. Fokker* hat bei Hunden durch Zufuhr von Alkohol eine Ersparung von Eiweiß um 6—20% beobachtet und nach Versuchen von *I. Munk* hat sich gezeigt, daß mittlere exzitierende Alkoholmengen den Eiweißzerfall um 6—7% vermindern, daß aber größere Mengen, die einen Depressions- und Betäubungszustand hervorrufen, die Zersetzung des Eiweiß um 4—10% steigern. Auch die Versuche von *Rosemann, Offer, Clopatt* u. A.[18]) sprechen dafür, daß er als Ersatz für Fett und Kohlehydrate in der Nahrung eintreten kann und dadurch indirekt den Zerfall von Eiweiß erspart. Es ist außerdem erwiesen, daß er das abgelagerte Fett im Organismus vor Verbrennung schützt und somit direkt Fett sparend wirkt. Sehr beweisend sind die Versuche von *Atwater* und *Benedict.*[19]) Es zeigten diese Versuche, wie *Rosenfeld* hervorhebt, daß der Alkohol ganz die Rolle von Fetten und Kohlehydraten im Stoffwechsel ausfüllt. In den ersten Tagen der Versuche schädigt der Alkohol das Eiweiß der Körperzellen. Erst nachdem sich die Körperzellen an diesen schädigenden Einfluß gewöhnt, wirkt der im Körper verbrennende Alkohol gegenüber dem Eiweiß gerade so wie Kohlehydrate und Fette, d. h. er wirkt eiweißersetzend, eiweißsparend, mit einem Worte durchaus und rein energetisch.

C. v. Voit[20]) hatte schon 1881 die Meinung vertreten, daß der Alkohol eine Änderung im Stoffverbrauch hervorbringt ...., daß er in mäßigen Dosen etwas Eiweiß vor der Zersetzung schützt und auch wahrscheinlich etwas Fett spart. Nach *Rosenfeld*[10a]) kann man folgende Tatsachen als Grundlagen für die Erkenntnis der Wirkung des Alkohols auf den Stoffwechsel ansehen: 1. Es ist sicher, daß der Alkohol im Körper zu mindestens 90% verbrannt wird. 2. Es ist sicher, daß nach Alkohol die Kohlensäure- und Sauerstoffmengen gar nicht oder nur unerheblich steigen. Größere Differenzen beruhen auf der Muskelunruhe resp. Muskelruhe (Schlaf) der Tiere. 3. Damit ist erwiesen, daß der Alkohol für unseren Körper auch nahrungssparend eintritt. 4. Es ist sicher, daß der Alkohol immer Fett spart. 5. Es ist sicher, daß der Alkohol Eiweiß sparen kann. Wir werden noch später bei der Frage, ob Alkohol ein Nahrungsmittel ist, auf diese wichtigen Ergebnisse zurückkommen.

8. Alkohol und Eigenwärme.

Mit der Verminderung der Verbrennungsprozesse im Organismus nach Alkoholaufnahme hielt man die Herabsetzung der Körpertemperatur für eine sich von selbst ergebende Folgewirkung. Frühere Beobachter, wie *Nasse, Walther, Richardson*[10a]) u. A., haben diese Tatsache an Tieren nachgewiesen. Andere Forscher, wie *Naunyn* und *Quincke, Binz* und *Manasseïn,* zeigten, daß der Alkohol eine Steigerung der Temperatur zu verhüten vermag, daß er wärmehemmend, antipyretisch wirke. *Parkes* hat bei gesunden, ruhenden, hungernden Menschen beobachtet, daß eine mittlere Dosis Branntwein die Temperatur herabsetzte und daß diese Temperaturabnahme drei Stunden anhielt. *Riegel*[10a]) hat bei gesunden und fieberkranken Personen die Körpertemperatur nach mäßigen und kleinen Alkoholdosen in der Regel um einige Zehntel herabgesetzt gefunden; der Temperaturabfall war um so größer, je größer die gereichte Alkoholdosis war.

Der Abfall der Körperwärme nach Alkoholzufuhr beruht jedoch nicht auf Herabsetzung des Verbrennungsprozesses im Organismus, sondern darauf, daß durch den Alkohol, wie oben erwähnt, eine vom Gehirn ausgehende Lähmung des Tonus der Hautgefäßmuskulatur und durch diese Lähmung eine Erweiterung der Gefäße, eine Überfüllung derselben mit Blut und schließlich eine starke Wärmeabgabe an die Umgebung hervorgerufen wird; diesem Verhalten entspricht das Sinken der Körpertemperatur. Daß diese letztere bei großen Dosen eine sehr erhebliche werden kann, zeigen die Beobachtungen an Betrunkenen, bei welchen dieser Wärmeverlust an sich oft sehr bedenkliche Folgen hat. *Magnan* hat bei einem Betrunkenen die Temperatur im Mastdarm auf 32·5° C und *Reinicke*[21]) sogar bei einem betrunkenen Manne auf 30° C gesunken gefunden. Eine praktische Bedeutung als Fieber herabsetzendes Mittel in Krankheiten kommt dem Alkohol demnach nicht zu.

9. Alkohol und Muskelarbeit.

Durch die Aufnahme von Alkohol, so glaubte man früher, sollte die Muskelenergie angeregt und zu größerer Arbeitsleistung befähigt werden. Diese Ansicht wird aber schon durch die Erfahrung widerlegt, daß andauernde mechanische Arbeitsleistung durch Alkoholzufuhr tatsächlich nicht erhöht, sondern gehemmt wird, daß beim Bergsteigen, bei großen Sportleistungen, im Training, bei großen Märschen im Frieden und im Kriege der Alkoholgenuß vermieden werden muß, weil durch ihn eine zu schnelle Ermüdung und ein Nachlaß der Arbeitskraft eintritt. Die Art dieser Ermüdung ist in neuester Zeit sehr genau erforscht worden. Aus Experimenten am *Mosso*schen Ergographen hat *M. v. Frey*[22]) das Ergebnis gewonnen, daß der nicht ermüdete Muskel bei Alkoholaufnahme sowohl hinsichtlich der Einzelleistung wie der Gesamtarbeit hinter der Normalleistung ohne Alkoholaufnahme zurückbleibt, daß hingegen bei dem ermüdeten Muskel die Ausdauer der Leistung gesteigert und diese selbst eine größere wird. Diese Wirkung tritt sehr schnell ein und dauert auch längere Zeit an. Schon kleine Alkoholdosen, fand *v. Frey,* rufen eine lähmende Wirkung hervor; sie führen allerdings neue Spannkräfte zu, da jedoch der nicht ermüdete Muskel letztere nicht braucht, tritt nur die erstere, die lähmende Wirkung ein; beim ermüdeten Muskel hingegen kommt die Steigerung der Arbeitsenergie zur Geltung. *Destrée* hat eine Steigerung der Leistung der Muskelarbeit sowohl beim ermüdeten wie beim nicht ermüdeten Muskel beobachtet, die Steigerung dauerte bei ersterem nur kürzere Zeit an; immer trat aber sehr bald schon nach 5—10 Minuten ein sehr starkes Sinken unter die Norm ein. Durch diese Nachwirkung wird die Gesamtleistung sehr erheblich beeinträchtigt. Auch *Hellmann*[23]) hat durch seine neuesten Versuche gezeigt, daß Alkohol fast unmittelbar nach dem Genuß die Leistungsfähigkeit des Muskels erhöht, daß aber 12—40 Minuten später eine Abnahme sich einstellt, die wenigstens 2 Stunden andauert. Der Alkohol ist auch nach ihm zuerst ein stimulierendes, dann aber ein lähmendes Mittel.[23])

Da außerdem der Alkohol den durch Kurare von seinen Nerven getrennten Muskel überhaupt nicht zu beeinflussen vermag, so ist der Schluß gerechtfertigt, daß der Alkohol auf den ermüdeten Muskel nicht als Kraftquelle, sondern nur als Peitsche wirke, und zwar vom Gehirn aus. Der mäßige Alkohol nützt den gesunden, aber ermüdeten Muskeln nur dann, wenn es sich um einen besonderen Anreiz handelt. Diesem „letzten Hieb" folgt aber eine um so größere Erschlaffung. Die Höchstleistungen von Bergsteigern, Radfahrern, Jockeys, Chauffeuren, Wettläufern etc. kommen, wie schon oben angedeutet wurde, nicht unter Alkoholzufuhr, sondern unter Enthaltsamkeit zustande.[24])

II. Die pathologischen Wirkungen des Alkohols.

Als die Lehre von den Dyskrasien noch die Grundlage für die Einteilung der allgemeinen Krankheitserscheinungen bildete, als man die sogenannte konstitutionelle Erkrankung des Gesamtorganismus besonderen Eigenschaften der Blutbeschaffenheit zuschrieb, sprach man auch von einer Alkohol- oder Säuferdyskrasie. Die große Reihe von Organerkrankungen, die beim Gewohnheitstrinker sich einstellt, leitete man allgemein von der Veränderung des Blutes infolge des chronischen Alkoholgenusses her *(Engel, Rokitansky, Roesch, Huss)*. Nachdem aber die humoral-pathologische Lehre immer mehr erschüttert wurde und schließlich ganz verschwinden mußte, sprach man auch nicht mehr von der Säuferdyskrasie. Und *Virchow*[25]), der durch seine Zellularpathologie zu ihrer Vernichtung am meisten beigetragen, führt gerade die sogenannte Säuferdyskrasie als Beweis gegen die Richtigkeit der humoral-pathologischen Anschauungen an. „Wenn man von einer Säuferdyskrasie spricht, bemerkt er, so wird niemand die Vorstellung haben, daß jeder, der einmal betrunken gewesen ist, eine permanente Alkoholdyskrasie besitzt, sondern man denkt sich, daß, wenn immer neue Mengen von Alkohol zugeführt werden, auch immer neue Veränderungen des Blutes eintreten, so daß die Veränderung in dem Blute so lange bestehen muß, als die Zufuhr von neuen schädlichen Stoffen geschieht. Wird kein Alkohol mehr zugeführt, werden die Organe, welche durch den früheren Alkoholgenuß beschädigt waren, zu einem normalen Verhalten zurückgeführt, so ist kein Zweifel, daß damit die Säuferdyskrasie zu Ende ist." Diese einfache, durchsichtige Anschauung ist auch heute noch die einzig richtige, die zugleich den Hinweis für die Heilung der Trunksucht bietet.

1. Die Blutbeschaffenheit bei chronischen Trinkern.

Das Blut erleidet, wie man anzunehmen berechtigt ist, durch die gewohnheitsmäßige Zufuhr von Alkohol gewisse Veränderungen, welche nur zum allerkleinsten Teile bekannt sind. Die älteren Ärzte legten ein besonderes

Gewicht auf die Zunahme der wässerigen Bestandteile und die Abnahme der Faserstoffmenge bei Trinkern. Das Blut aus der Ader eines Säufers enthält viel Serum und hat nur einen sehr geringen oder gar keinen Fibrinkuchen. Das Blut sieht dunkel aus („nervöse Plethora“ der Trinker), und das rühre von der Zerstörung roter Blutkörperchen her *(C. H. Schulz)*, so daß weniger Sauerstoff aufgenommen und weniger Kohlensäure ausgeführt wird.

Das Blut von Trinkern soll nach *Morgagni, Nasse, Huss* eine abnorme Menge von Fett enthalten; letzterer will ein opalisierendes, selbst ein milchähnliches Aussehen bei Blut, das er von Deliranten gewonnen, gesehen haben. Dieses Aussehen rührt indessen von dem reichen Fettgehalt dieses Blutes her.

In der Neuzeit fanden alle diese Angaben keine Bestätigung und noch weniger Bedeutung. Dahingegen stellte *Vas*[26]) fest, daß der Hämoglobingehalt des Blutes bei Alkoholikern abnimmt (von 75% auf 40%, sogar von 90% auf 40%); ebenso nimmt die Zahl der roten Blutkörperchen ab, ohne daß die der weißen eine Zunahme aufweist. Nach *Laitinen*[27]) hingegen nehmen jene um ein geringes zu, und die Zahl der weißen Blutzellen vermindert sich anscheinend.

2. Die Fettleibigkeit (Polysarcie) der Trinker.

Eine abnorme Anhäufung von Fett im Unterhautzellgewebe, zwischen den Muskeln, in den Bauchdecken, eine Ablagerung um das Herz und auf die inneren Gebilde des Unterleibes an und zwischen den Därmen wird bei Trinkern häufig gefunden. Die blasse Hautfarbe, das Aufgeschwemmtsein im Gesicht und die starke fette Hautdecke galten fast als charakteristische Zeichen der Trunksucht. Nach *Rokitansky* findet auch in den Knochen eine starke Fettablagerung statt; das Knochenmark wird fettreicher, während das Knochengewebe sich vermindert.

Man hat geglaubt, daß die abnorm reiche Fettbildung und Fettablagerung aus dem Fettreichtum des Blutes herstamme, daß sich von dem Blute aus die Fettsubstanz in und an den verschiedenen Organen ablagere. Indessen ist der große Fettansatz hauptsächlich durch die Einwirkung des Alkohols auf den Gesamtstoffwechsel zu erklären. Nach *Liebig* sollten die stickstofffreien, leicht verbrennlichen Stoffe beim Mangel an Sauerstoff sich als Fett um- und ablagern. Die reiche Fettbildung bei Trinkern erklärt sich dadurch, daß der Alkohol durch seine Oxydation die anderen Nahrungsstoffe vor der Verbrennung schützt. Von vielen Seiten wird darauf hingewiesen, daß der Alkohol wie Arsenik, Phosphor, Antimon durch Herabsetzung des Stoffwechsels eine fettige Degeneration in den Geweben hervorruft *(Munk* und *Leyden, Maschka)*, sowie daß durch die stattfindende Verminderung der Sauerstoffzufuhr eine Verfettung der Organe eintritt. *Bunge*[28]) führt die begünstigende Wirkung des Alkohols auf die Fettleibigkeit darauf zurück, daß derselbe durch seine lähmende Wirkung auf das Gehirn den Menschen träge macht, unlustig zu jeder Anstrengung. Nach ihm ist die Ursache der Fettleibigkeit vor Allem der ungenügende Gebrauch der Muskeln. Auch *Rosenfeld*[10a]) hält die Fettleibigkeit der Trinker für das Ergebnis einer Mästungserscheinung, wie sie nach Zucker- oder Fettzulagen bemerkt werden kann.

Bei reichlichem Biergenuß wird die Fettablagerung wesentlich gefördert durch die Zufuhr großer Mengen von Flüssigkeit und der Kohlehydrate (Malz, Zucker etc.) sowie durch das mit dem Biergenuß verbundene Hocken in der Kneipe.

3. Alkohol und Erkrankung der Atmungsorgane.

Der Alkohol wirkt durch direkte Berührung zunächst stark reizend auf die Schleimhaut des Rachens und der Mundhöhle. Letztere wird früher oder später in einen chronisch-entzündlichen Zustand versetzt. Sie zeigt starke Rötung, Schwellung, sowie vermehrte Absonderung eines klebrigen festen Schleimes, welcher besonders des Morgens ein heftiges Räuspern und Kitzelgefühl mit starkem Würghusten und Erbrechen verursacht (chronische Alkohol-Pharyngitis).

Gleichzeitig oder auch später stellt sich eine katarrhalische resp. entzündliche Affektion des Kehlkopfes ein. Die Stimme wird heiser, belegt, rauh und von häufigem Husten begleitet. Diese eigentümliche heisere Stimme fehlt selten bei chronischen Trinkern (Laryngitis). Seltener ist eine Neubildung warzenartiger Auflagerungen und Wucherungen an den Stimmbändern mit einer gleichmäßigen Verdickung und Verhärtung der Oberfläche, welche *Virchow*[29]) als Pachydermie des Larynx bei Trinkern bezeichnet.

Auch die Luftröhrenschleimhaut wird in dem späteren Stadium des gewohnheitsmäßigen Alkoholmißbrauches mitergriffen. Der katarrhalische Zustand beschränkt sich nicht auf die großen Bronchialäste, sondern greift auf die feinen und selbst die feinsten Verzweigungen über. Es kommt hier zu schweren degenerativen Erscheinungen, je nachdem die Erkrankung andauert und durch Komplikation anderer Organe beeinflußt wird. Alte Trinker sind durch Lungenkatarrh und dessen Folgen (Ausweitung der groben Luftwege [Bronchiektasie], Veränderung der Scheidewände zwischen den Lungenbläschen und Ausdehnung dieser letzteren [Lungenemphysem]) immer mit Kurzatmigkeit, Husten, reichlichem Auswurf und asthmatischen Anfällen behaftet. Diese Beschwerden werden um so größer, je mehr durch die Miterkrankung des Herzens oder der Leber der Kreislauf in den Lungen erschwert wird und sich Stauungen in diesen einstellen.

4. Alkohol und Phthisis.

Die Entstehung der Lungenschwindsucht ist durch die Aufnahme des Krankheitserregers, des *Koch*schen Tuberkelbazillus, seine Festsetzung und Verbreitung in den Lungen bedingt. Dies geschieht jedoch nur dann, wenn der Gesamtorganismus durch angeborene oder erworbene Eigenschaften für die Vermehrung des Tuberkelbazillus den geeigneten Nährboden abgibt. Alles, was den Körper in seinem Gesundheitszustande schwächt, was seine Gesamtkonstitution und seine Widerstandskraft herunterbringt und verschlechtert, bringt einen Zustand hervor, welcher jene Bedingungen für die Entstehung und Entwicklung der Phthisis begünstigt und erleichtert. Diese Disposition bringt in einem erheblichen Grade erfahrungsmäßig auch der habituelle Alkoholmißbrauch häufig zustande; hierbei ist noch von Bedeutung, daß die gesamten Luftwege, wie wir oben gesehen haben, bereits krankhaft verändert sind und um so eher einen günstigen Nährboden abgeben.

Das häufige Vorkommen von Lungenschwindsucht bei Trinkern ist den älteren und neueren Beobachtern bekannt (*Clark*, *Richardson*, *Drysdale*, *Lancereaux*, *Charcot*, *Fournier*, *Brouardel*, *Bollinger*, *Strümpell*, *Baer*, *Liebe*, *Bonne* u. A.[30]). In neuester Zeit hat man besonders auf die große Häufigkeit von Lungenschwindsucht bei Personen, welche berufsmäßig mit der Herstellung und dem Verkaufe alkoholischer Getränke beschäftigt sind (Schankwirte, Brauer, Kellner) hingewiesen (*Tatham*). Wichtige statistische Nachweise ergaben auch die Untersuchungen von *Guttstadt*[31]) über die Sterblichkeitsverhältnisse der Gastwirte und anderer männlicher Personen in Preußen, welche mit der Erzeugung und dem Verkaufe alkoholischer Getränke gewerbsmäßig beschäftigt sind, im Vergleiche zu anderen Berufsklassen. Während unter 1000 in Preußen über 25 Jahre alt gestorbenen Angehörigen aller Berufe Tuberkulose 160mal Todesursache war (bei Elementarlehrern, Gymnasiallehrern, Ärzten, protestantischen Geistlichen sogar nur 143, 126, 113, 76mal), stieg diese Zahl bei den Gastwirten auf 237, bei den Bierbrauern auf 344 und bei den Kellnern auf 556 (!). Die ungünstigen Allgemein-Bedingungen der letztgenannten Berufe sind natürlich mitschuldig.

Auf den internationalen Tuberkulose-Kongressen in London und in Paris haben sich immer mehr Stimmen erhoben, welche die Beseitigung und Bekämpfung des Alkoholismus als eine Grundbedingung des Kampfes gegen die Schwindsucht ansahen. *Brouardel* u. A.[32]) heben nachdrücklichst diesen wichtigen Zusammenhang hervor. Es ist sicher, meint *Brouardel*, daß die Trunksucht der Erkrankung an Tuberkulose in sehr zahlreichen Fällen den Boden vorbereitet.

5. Alkohol und Erkrankung des Herzens und der Gefäße.

Verhängnisvoll ist die Einwirkung des Alkohols auf den Herzmuskel. Durch den häufigen und immer wiederkehrenden Reiz des Alkohols wird das Herz zu größerer Tätigkeit angeregt und mit der vermehrten Arbeitsleistung nimmt dasselbe in allen seinen Teilen an Masse und Umfang zu. Dies kommt um so schneller und intensiver zustande, je mehr Widerstand das Herz in den vielen anderen Störungen im Blutkreislauf zu überwinden hat; gleichzeitig entstehen nämlich Erkrankungen der Lunge, der Leber und Nieren, und das durch den Alkoholgenuß gesetzte Fettherz bedingt gleichfalls eine erhebliche Erschwerung der Zirkulation.

Der Vergrößerung der Herzkammern folgen Erschlaffung und Erweiterung derselben und dadurch wieder eine Erschwerung des Kreislaufs. Es treten Krankheitserscheinungen, wie Kurzatmigkeit, Katarrhe der Lungen. Asthma, allgemeine Wassersucht usw. ein, welche den tödlichen Ausgang beschleunigen.

Sehr ausgedehnte Herzvergrößerungen finden sich, wie zuerst *Bollinger* in München nachgewiesen hat, bei alten Biertrinkern. Mit dem Bier wird neben dem Alkohol eine sehr große Flüssigkeitsmenge in den Kreislauf gebracht und durch diese der Blutdruck stark erhöht, der Kreislauf erheblich belastet, so daß eine andauernde Überarbeit des Herzmuskels mit Vergrößerung und baldiger Erlahmung desselben eintritt. *Bollinger* [33]) hat diese schwere Erkrankung des Herzens bei Biertrinkern mit dem spezifischen Namen „Bierherz" bezeichnet; das sogenannte Tübinger „Weinherz" hat *Münzinger* [33a]) schon früher beschrieben.

Der Blutkreislauf erleidet auch große Störungen im chronischen Alkoholismus dadurch, daß die Blutgefäße, die Schlagadern in ihrer Struktur verändert werden und die Blutzirkulation wesentlich modifizieren. Wir haben schon gesehen, daß durch den Alkohol die kleinen Gefäße vom Nervensystem aus eine Lähmung ihres Tonus und mit diesem eine Erweiterung ihres Lumens und eine Vermehrung sowie eine Stauung ihres Blutgehaltes erfahren. In den großen Arterien wird durch den Alkoholreiz vom Blute aus ein entzündlicher Zustand der innersten Gefäßhaut gesetzt, welcher einen fettigen Zerfall der erkrankten zelligen Elemente der Gefäßwandung zustande bringt mit Ablagerung von Kalksalzen, so daß die Gefäßwand ihre frühere Elastizität verliert, hart und starr wird. In dem veränderten Blutgefäß fließt das Blut langsamer als in dem elastischen engen, und diesen schweren Widerstand muß auch das Herz mit vermehrter Energie überwinden. Diese Erkrankung der Gefäße (Arteriosklerose) findet sich relativ häufig bei Trinkern, wie schon *Huß*, *Voisin* und *Traube* am Krankenbett nachgewiesen und neuerdings *Romberg, Grassmann* wieder betont haben.

Personen, welche viel Bier trinken, überanstrengen, wie *H. v. Weber* [34]) hervorhebt, ihre Blutgefäße und dehnen sie bis zu allmählicher Erkrankung der Arterien und Kapillaren, später auch des Herzens aus, dessen Arbeit mehr und mehr durch den krankhaften Zustand der Blutgefäße zunehmen muß. *Weber* hat viele deutsche Arbeiter im deutschen Hospital in London gesehen, die täglich 8—12 *l* dünnes Bier getrunken hatten, um in den Zuckerraffinerien den Durst zu stillen. Hydrämie und Erweiterung des Herzens waren häufige Folgezustände, ebenso wie verschiedene Formen von rheumatischen Leiden.

6. Alkohol und Erkrankung des Magens und des Darms.

Zeichen der Erkrankung des Magens werden bei habituellen Trinkern schon in einem frühen Stadium beobachtet. Die häufig wiederkehrende Reizwirkung bringt eine Veränderung der Magenschleimhaut hervor, welche, wie schon an einer früheren Stelle erwähnt, um so in- und extensiver wird, je konzentrierter der eingeführte Alkohol und je inniger der Kontakt desselben mit der Magenwandung ist. Je stärker das alkoholische Getränk und je leerer der Magen, um so schneller und verderblicher ist seine Wirkung.

Die Blutgefäße der Schleimhaut werden erweitert und mit Blut überfüllt, an der Oberfläche der letzteren bilden sich kleine Blutaustritte, an einzelnen Stellen Abschilferungen und selbst größere und kleinere Geschwüre. Sie ist immer mit einer dicken, zähen, sauer riechenden Schleimmasse bedeckt; sie wird auch verdünnt, glatt und zeigt ein bräunliches Aussehen (Pigmentablagerung), oder sie wird hart, verdickt, uneben durch Wucherungen der Bindegewebsmassen. Auch der den Magensaft sezernierende Drüsenapparat erleidet Veränderungen mit schweren Störungen für die Verdauung.

Gewohnheitstrinker leiden immer an Magendruck, an häufigem Erbrechen, an Mangel an Eßlust bis zu voller Nahrungsverweigerung, an Erscheinungen, die die Gesamternährung sehr bald in einem beträchtlichen Grade beeinträchtigen. Die katarrhalischen Veränderungen setzen sich nicht selten auf die Darmschleimhaut fort; Anhäufung von Blut in den Gefäßen, reichliche Absonderung von zähem Schleim und geschwürige Veränderung an der Oberfläche verursachen jene Störungen in der Verdauungstätigkeit und führen zu den hartnäckigen Diarrhöen, welche den Kräfteverfall der Trinker erheblich beschleunigen.

7. Alkohol und Erkrankung der Leber.

Von großer Bedeutung sind die Erkrankungen der Leber bei Gewohnheitstrinkern. Wenn es auch noch nicht gelungen ist, jene am Tier experimentell hervorzurufen, so beweist doch die klinische Erfahrung, daß sie sehr häufig beim Menschen vorkommen. Nur selten fehlt bei Trinkern eine Blutüberfüllung, eine Schwellung und Vergrößerung der Leber mit mehr oder weniger großen Ablagerungen von Fett zwischen den Leberläppchen und in den Zellen selbst (Fettleber). Die Leber ist größer, schwerer, von blassem, gelblichem Aussehen, von glatter Oberfläche mit abgerundetem Rande. Diese Fettinfiltration hat man früher für eine spezifische Ablagerung von Fett aus dem Blute gehalten, sie hängt jedoch der Hauptsache nach mit der allgemeinen Fettleibigkeit zusammen. — Wesentlich verschieden von dieser Fettleber ist diejenige, bei welcher das Leberparenchym selbst und die Leberzellen erkrankt sind, welche eine körnige Trübung und eine sog. fettige Degeneration erleiden. Diese Form der eigentlichen Fettleber wird nur selten durch Alkohol verursacht. — Die schwerste Form der Lebererkrankung ist die Leberschrumpfung, Lebercirrhose, die als die spezifische Säuferleber gilt. Durch den immer wiederkehrenden Alkoholreiz entsteht eine Verdickung und Vermehrung des Bindegewebes, welche von dem Überzuge der Leber, der *Glisson*schen Kapsel aus, sich zwischen die Gallengänge, die Blutgefäße und Nerven und auch zwischen die Leberläppchen fortsetzt, so daß das neugebildete und schrumpfende Bindegewebe die letzteren und die Leberzellen komprimiert und zum Schwinden bringt; schließlich erleidet die Absonderung der Galle und die Blutzirkulation in dem Organ selbst erhebliche Störungen. Die Leber, die in den ersten Stadien der Erkrankung vergrößert ist, wird später durch den Schwund des Leberparenchyms verkleinert. Die frühere glatte Oberfläche wird uneben, hart höckerig, knollenartig verändert. Unter den Erscheinungen von unheilbarer Bauchwassersucht, von Blutbrechen und von Gelbsucht erfolgt allgemeine Abmagerung und nach längerem Leiden der tödliche Ausgang. Diese Leberverhärtung hat man am häufigsten in den Schnapsländern beobachtet, so in England (Gin-Liver, Hobnail-Liver), in Schweden, in den Seestädten und auch in Norddeutschland. In den Ländern, wo viel Bier und Wein genossen wird, ist sie weniger verbreitet. — Zu bemerken ist, daß dieselbe Erkrankung zwar am häufigsten durch den Alkoholmißbrauch, aber auch durch andere Ursachen, wie Malaria, Syphilis verursacht wird, und daß sie, was besonders hervorgehoben werden muß, auch bei Kindern im zartesten Alter gesehen worden ist, wenn ihnen häufig und gewohnheitsmäßig Alkohol gegeben wird (Fälle dieser Art sind beobachtet und mitgeteilt von *Barlow, Völker, Biggs, Emmerich, Demme, Ranke, Weber*[34a]) u. A.). Schon bei Kindern von $1^3/_4$, $2^1/_2$ und 11 Jahren hat *Hoffmann*[35]) in Heidelberg die Säuferleber am Leichentische gefunden. Die kleineren von diesen Kindern hatten bei Tisch beliebig Wein trinken dürfen (sogar bis $^1/_4$ Liter täglich). Das 11jährige Kind hatte 5 Jahre lang zweimal täglich $^1/_8$ Liter Wein und außerdem Bier bekommen. Seitdem der Blick der Ärzte für diese Art von „Kindermord" geschärft ist, mehrt sich auch die Zahl der ans Licht kommenden Fälle.

In neuerer Zeit ist bei gewohnheitsmäßig starken Biertrinkern und nach dem einmaligen Genuß sehr großer Mengen von Bier eine Zuckerabsonderung im Harn beobachtet worden (alimentäre Glykosurie). Nach *Krehl*[36]) trägt der Alkoholgehalt im Bier sehr viel zur Entstehung dieses Zustandes bei und *Strümpell*[36a]) hält diesen Bierdiabetes für eine mit dem Alkoholismus zusammenhängende Form von Diabetes mellitus.

8. Alkohol und Erkrankung der Nieren.

Die Nieren findet man bei Trinkern relativ selten und meist nur in sehr vorgeschrittenem Stadium der Trunksucht erkrankt. Vorübergehende Erkrankung dieses Organs wird bisweilen auch schon nach einmaliger Zufuhr großer Alkoholmengen beobachtet. Es zeigen sich bei Tierversuchen und auch bei Menschen die Erscheinungen einer akuten Nierenentzündung, es finden sich im Harn Leukozyten, Eiweiß und selbst hyaline Zylinder (*Pentzold*, *Glaser* u. A.).

Bei der chronischen Nierenentzündung, der sog. *Bright*schen Niere, hat man den Alkoholmißbrauch lange als die alleinige Ursache angesehen oder wenigstens sehr wesentlich durch diesen mit veranlaßt geglaubt. Die Schrumpfniere, ein Leiden, das zur Wassersucht und allmählich zum

Tode führt, wird hauptsächlich (*Bright, Huss, Frerichs*[34a]) bei Schnaps-, aber auch bei Biertrinkern gesehen. — Den Zusammenhang des Alkoholmißbrauchs mit der Entstehung von Gicht betont *Strümpell.*[36a])

9. Alkohol und Erkrankungen des Nervensystems.

a) Die Erkrankung des Gehirns.

Sehr verhängnisvoll sind die Veränderungen, welche das Nervensystem der Trinker erleidet. Sie sind um so zahlreicher und mannigfacher, je länger die Einwirkung andauert. Bei alten Trinkern werden neben der Gehirnsubstanz schon früh in charakteristischer Weise die Gehirnhäute und auch der knöcherne Schädel mit ergriffen. Letzterer wird an seiner äußeren und inneren Fläche stark verdickt und in seinem Gefüge dichter und härter (Sklerose des Schädels). Die Gefäßfurchen sind stark ausgeprägt und an den Knochenleisten sind grubenartige Vertiefungen vorhanden, in welchen die auf der Gehirnhaut sich bildenden Gewebsneubildungen liegen.

Die Gehirnhäute, die harte Hirnhaut (Dura mater), die Spinngewebehaut (Arachnoidea) und die weiche Hirnhaut (Pia mater) sind durch langsam einhergehende Entzündungsprozesse verdickt, in ihrem Aussehen verändert, meist glasig getrübt, stellenweise auch durch Pigmentablagerungen rötlich verfärbt. Die Hirnhäute verwachsen miteinander und zuweilen auch mit der Oberfläche des Gehirnmantels und bilden die Ursache zu ausgedehnten schweren Störungen.

Im Gehirn selbst sind die Gefäße stark mit Blut überfüllt und unter dem Einfluß der häufig veränderten Struktur der Gefäßwände (Arteriosklerose) sowie des gesteigerten Blutdruckes kommen Blutergüsse zwischen die Hirnhäute, auf die Hirnoberfläche, in die Hirnsubstanz, in die Hirnhöhlen zustande, welche zu Entzündungen, zu großen und kleinen Gehirnerweichungen, zu Schwund der Gehirnsubstanz führen.

„Im Gehirn, meint *Ziehen*[37]), sind in der Großhirnrinde die sog. Ganglienzellen und noch zahlreichere Fasern, sog. Assoziationsfasern, vorhanden, welche diese Ganglienzellen untereinander verbinden. Ohne diese Ganglienzellen keine Empfindung, also kein Sehen, kein Hören, kein Fühlen; ohne diese Assoziationsfasern kein Anknüpfen von Vorstellung an Vorstellung, mit einem Wort, keine Ideenassoziation, kein Denken.“ .... „Auf diese Gehirnrinde“, führt er weiter aus, „wirkt der Alkohol in sehr charakteristischer Weise; allmählich zerstört er die Fasern und die Zellen. Zuerst sind nur leichtere Formveränderungen der Zellen und Fasern zu beobachten, bei späteren Stadien gehen beide in großer Zahl völlig zugrunde. Statt der schön geformten Ganglienzellen findet man im buchstäblichen Sinne nur einen Trümmerhaufen; von den zugrunde gegangenen Fasern ist schließlich nicht einmal mehr eine Spur zu finden.“

In neuester Zeit hat man durch die Forschungen von *Nissl, Dehio* u. A. neben den groben Veränderungen an und im Gehirn auch die feineren kennen gelernt, welche die Nerven- und Ganglienzellen der Großhirnrinde beim chronischen Alkoholismus erleiden. Im Ganglienkörper sowohl als in seinen Fortsätzen treten Entzündungserscheinungen mit fettiger Entartung, mit Vakuolenbildung und Zerfall auf. Die Folgen dieser irreparablen Veränderungen im Gehirn sind eingreifende Beschränkungen oder gänzliche Vernichtung der einzelnen Funktionen des Gehirnes, dadurch entstehen partielle oder ausgedehnte Lähmungen der Gliedmaßen, der Sprache, der Sinnesorgane. Diese Veränderungen geben in erster Reihe auch die Grundursache ab für die vielgestaltigen Störungen der psychischen und psychosensoriellen Lebensäußerungen der Trinker.

b) Die Erkrankungen des Rückenmarks.

Eigentliche System-Erkrankungen des Rückenmarks werden durch den Alkoholmißbrauch selten beobachtet, doch hat neuerdings *Nonne* solche beschrieben.

Nur an den Häuten des Rückenmarks hat man nach chronischer Alkoholzufuhr an Versuchstieren Trübungen, Verdickungen und Verwachsungen wie am Gehirn beobachtet. In den Ganglienzellen des Rückenmarks hat man Degenerationserscheinungen auf experimentellem Wege beobachtet.[38])

c) Die Erkrankungen der peripheren Nerven. (Polyneuritis, multiple Neuritis.)

Die peripheren Nerven erleiden schwere Veränderungen beim chronischen Alkoholismus, welche je nach der Dauer der ursächlichen Einwirkung vorübergehend oder irreparabel bleiben. Die langsam verlaufenden Entzündungsprozesse führen allmählich zu einem degenerativen Zerfall der Nervenfaser; der Achsenzylinder in derselben verschwindet, das feinmaschige Netzwerk der Nervenzelle löst sich auf. Die ursprüngliche Schwellung der Nervenscheide und des Bindegewebes, das die einzelnen Nerven umgibt, schwindet allmählich und es bleibt eine Verdickung des Neurilems zurück.

Finkelnburg hat durch experimentelle Untersuchungen über den Einfluß des Alkohols auf den Hirn-Rückenmarksdruck gefunden[39]), daß 10—20 Minuten nach Darreichung von verschiedenen Arten von Alkohol bei Gesunden der Druck im Rückenmarkskanal langsam anstieg. Das Druckmaximum wurde nach 1—3½ Stunden erreicht. Der höchste Druck dauerte ½—1 Stunde, danach ging er wieder langsam zurück (in 1 bis 1½ Stunden). Die absolute Größe der Drucksteigerung schwankte zwischen 20—90 *mm* Wasser. Er nimmt an, daß der Alkohol eine vermehrte Liquorabscheidung verursacht, die zu einer Steigerung des Subarachnoidealdruckes führt.[40])

Lindt[40]) gibt nach seinen Beobachtungen von 300 Potatoren an, daß von diesen 214 an alkoholischer Polyneuritis gelitten und die typische Muskel- und Nervendruckempfindlichkeit aufzuweisen hatten. In erster Linie waren es Schnapstrinker. Bei diesen kommt die hochgradige Konzentration und dann die Verunreinigung durch Fuselöl in Betracht, weswegen einerseits bei den Weintrinkern und andrerseits in Bierländern die Polyneuritis alkoholica viel seltener auftritt als in Schnapsländern. Mit diesen Veränderungen der Nervenelemente im peripheren Nervensystem hängen die vielen funktionellen und bleibenden Störungen und Beschwerden der Trinker zusammen. Je nach dem Stadium der Krankheit und der Ausdehnung auf einzelne oder gleichzeitig auf mehrere Nerven treten verschiedene Krankheitserscheinungen sensibler und motorischer Art auf. Die reißenden, ziehenden Schmerzen in den Gliedmaßen, das Gefühl von Kribbeln, Ameisenlaufen, Taubsein und Kälte (Hyper-, Par- und Anästhesien) weisen auf die Entzündung der sensiblen Nerven hin, während Lähmungserscheinungen, Zittern einzelner Muskeln des Rumpfes, der Zunge sowie der Arme und Beine mit einer Affektion der motorischen Nerven zusammenhängen.

Bei Lähmungserscheinungen in den unteren Extremitäten und bei gleichzeitigen sensiblen Störungen in denselben, Vorherrschen von blitzartigen reißenden Schmerzen in denselben, mit Erloschensein der Sensibilität und hervortretenden ataktischen Symptomen kann das vollständige Bild der Rückenmarksschwindsucht (Tabes dorsalis) vorgetäuscht werden (Pseudo-Tabes).

d) Alkohol und seelische Störungen.

Die Erkrankung des Nervensystems infolge der chronischen Alkoholvergiftung führt ferner zu jenen degenerativen Erscheinungen, mit welchen viele psychische Krankheiten zusammenhängen. Neben dem spezifischen Delirium tremens sind hier anzudeuten: Die Alkoholapoplexien mit ihren psychischen Folgen, die Alkoholdemenz, die Alkoholmanie, die allgemeine Verrücktheit mit dem charakteristischen Eifersuchts- und Verfolgungswahn; die Epilepsie mit den Abarten von epileptischen Zuständen, Dämmerzuständen, hystero-epileptischen Anfällen, allgemeiner Neurasthenie und die in neuester Zeit vielgenannte *Korsakow*sche Form der Geistesstörung.

10. Alkohol und die Sinnesorgane.

Auch die Hirnnerven und die sensorischen Nerven und mit diesen die Sinnesorgane werden schwer betroffen. Ungemein selten ist die Affektion des Vagus, des Facialis, des Hypoglossus und des Abducens. Viel häufiger ist die Störung des Sehorgans durch den chronischen Alkoholmißbrauch. Schwere Sehstörungen haben *Galezowski* bei habituellem Tabak- und Alkoholgenuß, *Uhthoff* nach Alkohol allein gesehen (Farbenblindheit, Amblyopie und Amaurose, Trübung des Augenhintergrundes, Netzhautblutungen und Augenmuskellähmungen (*Thomson, Wernicke* u. A.[34a]).

Distler vermutet auch einen Zusammenhang zwischen Alkoholmißbrauch und Starbildung. In Württemberg, meint er, tritt sehr häufig Star auf, namentlich unter der Landbevölkerung. Die schwere Feldarbeit, die große Sommerhitze, die Häufigkeit der Sklerose und ähnliche als prädisponierend anzusehende Momente finden sich auch anderswo. Württemberg ist nun aber eines der trinkfrohesten Länder in deutschen Gauen. Die manchmal geradezu ungeheuren Mengen von Most, welche die ländliche Bevölkerung bei schwerer körperlicher Arbeit zu sich nimmt, neben Bier und Wein scheinen, wie er meint, eine der Ursachen der Häufigkeit des Stars zu bilden.

Erkrankungen des Hörorgans kommen viel weniger bei Potatoren vor. Es wird jedoch die Erkrankung des Hörnerven bei Potatoren in Gemeinschaft mit solchen anderer Nerven bei Polyneuritis alkoholica beobachtet. Abnorme Gehörsempfindungen, wie Ohrensausen, subjektive Gehörgeräusche, Klingen usw., mit fortschreitender Schwerhörigkeit bis zur unheilbaren vollständigen Taubheit sind die Erscheinungen, die sich hier einstellen (*Trinquet, Strümpell*[34a]).

III. Der Nährwert des Alkohols.

1. Ist Alkohol ein Nahrungsmittel?

Nachdem *Liebig* die Nahrungsmittel in sog. plastische und in respiratorische eingeteilt hatte, d. h. in stickstoffhaltige Eiweißverbindungen, welche zu dem Aufbau der Gewebe dienen sollen, und in stickstofffreie Kohlehydrate und Fette, welche durch ihre Verbrennung zu Kohlensäure und Wasser im Körper den Atmungsvorgang unterhalten und die Bildung der tierischen Wärme bezwecken, als weiter gezeigt war, daß der Alkohol im Organismus verbrenne und nicht unverändert aus demselben ausgeschieden werde, da wurde der Alkohol dem Fett und den Kohlehydraten (Mehl, Zucker) als vorzügliches Respirationsmittel gleichgesetzt. Der Alkohol könne wegen seiner leichten Verbrennbarkeit Fett und andere stickstofffreie Nahrungsstoffe vollkommen ersetzen. Seinem Respirationswert nach stehe der Alkohol dem Fett am nächsten; sein Genuß ziehe eine entsprechende Verminderung von stärkemehl- und zuckerreichen Nahrungsmitteln nach sich.[42]) Das waren die früheren Anschauungen; *Liebig* hat schon auf die Kostspieligkeit des Alkohols als Nahrungsmittel und auf seine populäre Überschätzung als Kraftquelle hingewiesen.

In neuerer Zeit werden Wesen und Wert der Nahrungsmittel lediglich nach ihrer Verbrennbarkeit und nach ihrer Wärmeentwicklung im Organismus bemessen, d. h. nach der durch ihre Verbrennung erzeugten Wärme, welche sich in lebendige Kraft umzusetzen vermag. Nach dieser Lehre ist jeder Stoff, welcher im Organismus verbrennt und Wärme erzeugt, ein Nahrungsstoff. Nur darauf kommt es an, daß dieser Stoff die Wärmemengen (Kalorien) liefert, die zur Erhaltung der Lebensvorgänge im Organismus nötig sind.

Der Alkohol hat eine Verbrennungswärme von 7·1, d. h. das Volumen von 1 *g* Alkohol gibt bei seiner Verbrennung soviel Wärme ab, daß 7·1 *l* Wasser durch diese um 1° C erhöht werden; 100 *g* abs. Alkohol (enthalten in 2½ *l* Bier, in ½ *l* Branntwein und in 1 *l* Rheinwein) geben 710 Wärmeeinheiten (Kalorien). Da der erwachsene Mensch täglich 2200 Kalorien durch seine Nahrung produzieren muß, so reichen 100 *g* Alkohol aus, um etwa ein Drittel seines notwendigen Wärmeverbrauches zu liefern. Eine große Menge von Versuchen an Tieren und Menschen sind unternommen worden, um zu ermitteln, ob der Alkohol imstande ist, andere Nahrungsstoffe zu ersetzen, ob er auch die sog. isodyname Eigenschaft besitzt, d. h. ob er mit seiner Kalorienmenge andere Nahrung, wie Kohlenhydrate oder Fett, ersetzen kann, ob er, wie diese, die Verbrennung von Eiweiß im Organismus verhüten und dessen Aufnahme oder dessen Zersetzung sparen kann. Schon *Fokker* hat, wie oben ausgeführt, bei Hunden durch Zufuhr von Alkohol eine Ersparung von 6—20% Eiweiß beobachtet und *Im. Munk* zeigte, daß mittlere exzitierende Alkoholmengen den Eiweißzerfall um 6—7% vermindern. Die sehr genauen Versuche von *Atwater* und *Benedict* in Middlesex in den Vereinigten Staaten lieferten den Beweis, daß der Alkohol sich wie Fett und Kohlehydrat im Stoffwechsel verhält, daß er diese letzteren ohne Nachteile ersetzen könne.[43]) Und auch *Rosemann*[44]) ist zu dem Ergebnis gekommen, „daß der Alkohol sich in seiner nährenden Wirkung den anderen Nahrungsstoffen, wie Kohlehydrate und Fette, vollständig gleich verhält“. Zu ähnlichen Schlußfolgerungen sind vorher andere zahlreiche Forscher gelangt, wie *Voit, Rubner, Keller, Stammreich, Miura, v. Noorden, Neumann, Kayser, Rosenfeld, Offer, Clopatt*[6]) u. A.

Wenn der Alkohol auch durch seine Verbrennung Wärme erzeugt und selbst andere Nahrungsmittel ersetzen kann, so kann ihm doch die Eigenschaft als Nahrungsmittel im vollen Sinne nicht zugesprochen werden.

Von einem wirklichen Nahrungsmittel ist unbedingt zu verlangen, daß es häufig und ständig genossen dem Körper einverleibt werden kann und daß es dem Organismus nur Nutzen und keinen Schaden bringt. In denjenigen Mengen aber, in welchen der Alkohol durch seinen Kalorienwert für andere Nahrungsmittel einzutreten vermag, bringt er dem Organismus erheblich mehr Schaden als Nutzen. Aus *Munks* Versuchen geht hervor, daß größere Alkoholmengen, die einen Depressionszustand hervorrufen, die Zersetzung von Eiweiß sogar um 4—10% erhöhen. Die Aufnahme von Alkohol in der Weise, wie man gute, unschädliche Nahrungsmittel täglich zu sich nimmt, verbietet sich deswegen, weil sein gewohnheitsmäßiger Genuß, wie wir gezeigt haben, auch schon in ganz mäßigen Mengen dem Organismus schwere Schädigungen verursacht.

Nach *Voit* muß ein Stoff noch nicht ein Nahrungsstoff sein, auch wenn er im Körper verbrannt wird und dabei einen Beitrag zur Wärme des Körpers liefert. . . Die Erzeugung von Wärme, meint er, hat mit der Ernährung, wo es sich ausschließlich um stoffliche Wirkung handelt, nichts zu tun.

Schon *Donders*[45]) eifert gegen die Dignität des Alkohols als Nahrungsmittel. „Insofern der Alkohol im Organismus verbrannt wird, entwickelt er jedenfalls Wärme und insoweit würde er Nahrungsmittel heißen müssen, wenn er nicht seiner Nebenwirkungen wegen weit eher in den Giftschrank der Apotheke gehörte.“

„Die Verbrennung der eigentlichen Nahrungsstoffe, sagt *Fick*[50]), hat nicht die Wärmeerzeugung zum wichtigsten Zweck, sondern die Erhaltung der Leistungen der Muskelfasern, der Nerven und der Drüsenzellen, mit einem Worte, der tätigen Gewebselemente des Körpers."

Allerdings wird durch die Verbrennung des Alkohols Wärme entwickelt, aber in demselben Maße wird auch durch die Lähmung des Gefäßtonus eine Erweiterung der Blutgefäße bedingt mit einer starken Blutüberfüllung in diesen und durch diese wieder eine große Wärmeabgabe. „Durch die Verbrennung des Alkohols, meint *Bunge*[46]), werden andere Nahrungsstoffe nicht erspart; denn wenn der Alkohol auf der einen Seite auch die Wärmequelle vermehrt, so vermehrt er auch auf der andern die Wärmeabgabe . . . Das Gesamtresultat ist jedenfalls eine Herabsetzung der Körpertemperatur, die tatsächlich nachgewiesen ist. Daß die Verminderung der Eigenwärme nach großen Dosen sogar das Leben gefährdet, ist schon oben ausgeführt worden."

Der Alkohol ist durchaus kein Stoff, welcher den menschlichen Körper in gedeihlicher Verfassung zu erhalten vermag, wie das von andern Nahrungsmitteln verlangt wird und tatsächlich auch geschieht. Mit der Verbrennung des Alkohols ist immer eine Zerstörung von Geweben und lebendem Zellprotoplasma und bei langem Gebrauche immer eine krankhafte Veränderung aller Gewebsbestandteile verbunden. Dieser Umstand allein bewirkt es, daß der Alkohol kein Nahrungsmittel sein kann. Er ist kein Nahrungsmittel, als welches ihn das Vorurteil des Volkes (Bier ist flüssiges Brot) betrachtet. Er ist in kleinen Dosen als Wärmequelle von zu geringer Bedeutung, und in großen Dosen, wenn er auf die Dauer als Ersatz- oder Sparmittel eintreten sollte, hat er so entschiedene toxische Wirkungen, daß er mehr einem Gifte als einem Nahrungsmittel gleicht.

2. Ist Alkohol ein Gift?

In neuester Zeit wird in doktrinärer Art von vielen Seiten behauptet, daß der Alkohol überhaupt kein Nahrungsmittel, sondern einzig und allein ein Gift sei. Stellt man sich auf die nicht anzuzweifelnden Ergebnisse der Versuche von *Kraepelin* und seiner Schule, dann ist nicht zu leugnen, daß schon sehr kleine Mengen von Alkohol — und zwar in allen Arten der alkoholischen Getränke — gewisse, oft kaum fühlbare, aber doch nachweisbare, nachteilige giftähnliche Einwirkungen vornehmlich auf die Gehirnfunktionen ausüben. Die Wirkungen dieser kleinen Dosen sind aber so minimaler, schnell vorübergehender und dazu ganz besonders individueller Natur, daß man den Alkohol nur in ganz bedingter und eingeschränkter Weise ein Gift zu nennen berechtigt ist. Hervorragende Physiologen in großer Anzahl und wohlberufene Beurteiler der biologischen Existenzbedingungen des menschlichen Organismus halten kleine, nicht zu häufig genossene Alkoholmengen für die Entwicklung des gesunden, erwachsenen Menschen nicht für nachteilig und durchaus nicht für giftig. Kann der Alkohol demnach nicht als unbedingtes Gift angesehen werden — und bei unzähligen Menschen zeigt sich dieses als sein wirkliches Verhalten —, so ist doch andrerseits sicher, daß er nach Art anderer schwerer Gifte Störungen und Veränderungen in allen Organen des Körpers hervorruft auch nach mäßigen und selbst kleinen Mengen, wenn diese häufig und gewohnheitsmäßig in den Körper eingeführt werden. Durch die Andauer und die häufige Wiederkehr der Reizwirkung auf die lebende Gewebszelle treten Zerstörungen des Protoplasmas ein, die je nach den begleitenden Umständen und der individuellen Disposition früher oder später kenntlich werden. Diese kumulative Wirkung *(Strümpell)* macht es, daß er täglich genommen selbst in mittleren Dosen, die von vielen Trinkern als unschädlich angesehen werden (40—50 *g* absoluten Alkohols in 24 Stunden enthalten in 1/4 *l* Schnaps, in 1/2 *l* Wein, in 1 *l* Bier) zur Gefahr für die menschliche Gesundheit und zum wirklichen Gift wird. Es stellt sich, wie *Weygandt* treffend hervorhebt, eine Häufung der Alkoholwirkung ein, indem die Nachwirkung der einen Alkoholgabe noch nicht verschwunden ist, wenn die nächste einsetzt.[49]) Nur ganz kleine Mengen, selten genossen, bleiben ohne nachteilige Wirkung auf den Organismus. Wird er täglich gewohnheitsmäßig genossen, so bleibt die giftige Wirkung auch bei sehr mäßigen Mengen, welche im übrigen im Laufe der Zeit gesteigert werden müssen, um die gleiche euphorische Wirkung wie früher zu erzeugen, nicht aus, sie wird, wie wir das besonders betonen, auch im Zustande anscheinender Gesundheit zuerst daran kenntlich, daß sich ohne seine Zufuhr gewisse normale, physiologische Funktionen nicht mehr in gewohnter Weise einstellen, wie z. B. der Appetit, der Schlaf etc. Nach unserer Meinung ist Alkohol kein Nahrungsmittel, weil er in Fällen, in denen er als solches verwertet werden kann, schädliche und giftige Wirkungen ausübt, er ist aber auch kein Gift, weil er, in kleinen Dosen genommen, auf den Organismus durchaus nicht giftig zu wirken braucht.

Eine Substanz, welche als Gift bezeichnet wird, braucht in kleinen Dosen durchaus dem Organismus nicht nachteilig zu sein. Sie kann in kleinen Mengen nicht nur nicht schädlich, sondern sogar nützlich sein. Von der Menge einer giftigen Substanz hängt die Art und Intensität der Wirkung ab. Alle Gewürze, selbst Kochsalz, viele Genußmittel, wie Kaffee, Tee, Tabak, müßten versagt werden, wie dies auch von manchen tatsächlich geschieht, weil sie in großen Dosen giftig wirken. In Weinländern genießen Tausende von Menschen täglich mäßige Dosen Wein ohne jeden Schaden. Die Alkoholmenge wird verbrannt und schadet nichts. Der Alkohol in Bier und Wein genossen ist ein sehr teures Nahrungsmittel. Der Preis des bayrischen Bieres, verglichen mit seinem Nährwert, ist 8mal höher als Brot, 10mal höher als Kartoffeln.

Der Alkohol ist für den Menschen sicher kein Nahrungsmittel, aber auch kein Gift im strikten Sinne des Wortes. Er ist keines von beiden, weder ein Nahrungsmittel noch ein Gift; er soll einzig und allein ein Genuß- oder Erfrischungsmittel sein. Und das scheint uns die wirkliche Stellung des Alkohols im Haushalte der Natur und des Menschen.

Der Alkohol, meint *Voit*, schützt in mäßigen Dosen etwas Eiweiß vor der Zersetzung und spart auch wahrscheinlich etwas Fett. Er ist daher allerdings streng genommen als ein Nahrungsstoff anzusehen, aber er nutzt in dieser Hinsicht, in gewöhnlicher Quantität eingeführt, nur sehr wenig. Er wird auch nicht zu diesem Zwecke aufgenommen, da andere Stoffe, z. B. ein Bissen Brot, den gleichen Effekt viel besser und wohlfeiler erwerben lassen. Der Alkohol wird vom Menschen vor allem wegen seiner Eigenschaft als Genußmittel geschätzt[20]) . . . „Diese Genußmittel sind nicht imstande, den Verlust eines Stoffes vom Körper zu verhüten oder durch ihre Zersetzung uns mit lebendiger Kraft zu versorgen; sie geben uns nicht verstärkte Kraft, sondern höchstens das Gefühl von Kraft durch ihre Einwirkungen auf das Nervensystem.“

Literaturverzeichnis zu Teil I.

[1]) *Nicloux*, Progrès médical, 1899, S. 486.

[2]) *v. Mehring*, Verhandlungen des XII. Kongr. f. inn. Medizin, 1893.

[3]) *J. v. Liebig*, Die Tierchemie, 1843, S. 216.

[3a]) *Lallemand*, Du rôle de l' Alcool. Paris 1860.

[4]) *Bodländer*, *Pflügers* Arch. f. d. ges. Physiol., Bd. 32.

[5]) *Straßmann*, eod. loco Bd. 49.

[6]) *Atwater* und *Benedict*, Reports of the 50er committee, Bd. 4, 2. Teil, 1903.

[7]) *Gréhant* s. *Rosenfeld*, Einfluß des Alkohols auf den Organismus. 1901, S. 110 und Hygien. Rundschau, 1900, S. 802.

[7a]) *Zuntz*, Fortschr. d. ges. Mediz., 1887, H. 1 und Archiv f. exp. Path. u. Pharm., Bd. XXII, 1887.

[8]) *Wendelstadt*, *Pflügers* Archiv, Bd. 86.

[8a]) *Rosenfeld*, Zentralbl. f. inn. Med., 1906, Nr. 12.

[9]) *A. Loeb*, Archiv f. exp. Path. u. Pharm., Bd. 52, H. 5 u. 6.

[10]) *Kochmann*, Deutsche med. Wochenschr., 1905, S. 942.

[10a]) Lit. s. *Rosenfeld*, Einfluß des Alkohols auf den Organismus, 1901.

[11]) *G. Klemperer*, Zeitschr. f. klin. Med., Bd. 17.

[12]) *Pawlow*, Die Arbeit der Verdauungsdrüsen. 1898, S. 175.

[13]) *Kraepelin*, Über die Beeinflussung einfacher psychischer Vorgänge durch einige Arzneimittel. Jena 1892.

[14]) *Kraepelin*, Psycholog. Arbeiten. 1896 ff. und Münchener med. Wochenschr., 1899, Nr. 42.

[15]) *Stehr*, Alkoholgenuß und wirtschaftliche Arbeit, 1904.

[16]) *Leo Königsberger*, *Hermann v. Helmholtz*, 1902.

[16a]) *Bunge*, Lehrbuch der physiol. und pathol. Chemie, 1894, S. 126.

[17]) *Schmiedeberg*, Grundriß der Pharmakologie, 1902, 4. Aufl., S. 45.

[18]) *Rosenfeld*, Zentralbl. f. inn. Med., 1906, Nr. 12.

[19]) *O. G. Atwater*, Physiological Aspects of the Liquor Problem. Reports of the committee of fifty, Boston 1902—1903.

[20]) In *Hermanns* Handb. d. Physiologie, Bd. 6.

[21]) *Reinicke*, Archiv f. klin. Med., Bd. 16.

[22]) *M. v. Frey*, Alkohol und Muskelermüdung. Leipzig 1903.

[23]) Münchener med. Wochenschr., 1904, S. 1894.

[24]) *Zuntz-Löwy*, Höhenklima und Bergwanderung, 1906, Kap. XVI.

[25]) *R. Virchow*, Die Zellularpathologie und ihre Begründung etc. 1871, 6. Aufl.

[26]) *Vas*, Zur Kenntnis der chemischen Nikotin- und Alkoholvergiftung. Arch. f. exp. Pathol., 1884, S. 141.

[27]) *C. Fränkel*, Therapie der Gegenwart, 1901, Nr. 1.

[28]) *Bunge*, l. c. S. 381.

[29]) *R. Virchow*, Berliner klin. Wochenschr., 1883, S. 321.

[30]) *A. Baer*, Alkohol und Tuberkulose, Tuberkulosekongreß in Berlin, 1899, S. 630.

[31]) *A. Guttstadt*, Klinisches Jahrbuch, Bd. 12.

[32]) *P. Brouardel*, Verhandl. des Londoner Tuberkulosekongresses, 1901. Eröffnungsrede.

[33]) *Bollinger* und *Bauer*, Festschrift für *M. v. Pettenkoffer*. München 1893; weitere Literatur bei *Abderhalden*, Bibliographie des Alkoholismus. Berlin 1904, S. 168.

[33a]) Deutsches Arch. f. klin. Med., 1875, Bd. 19.

[33b]) Verhandlungen des Kongresses f. inn. Med. zu Leipzig 1903 und Münchener med. Wochenschr., 1902, Nr. 9.

[34]) *H. v. Weber*, Zeitschr. f. physik. u. diätet. Therapie, 1905; vergl. auch *Bäumler*, Berliner klin. Wochenschr., 1905, 44; *Külbs*, Blutdrucksteigerungen nach Tabak- und Alkoholmißbrauch. D. Arch. f. klin. Med., 1905, Bd. 84.

[34a]) Literatur bei *Abderhalden* und *Rosenfeld*, l. c.

[35]) *Hoffmann*, Deutsche med. Wochenschr., 1904, S. 1192.

[36]) *Krehl*, Zentralbl. f. inn. Medizin, 1897, Nr. 40.

[36a]) *Strümpell*, Berliner klin. Wochenschr., 1896, Nr. 46 und Münchener med. Wochenschrift, 1900, Nr. 38.

[37]) *Ziehen*, Der Einfluß d. Alkohols auf d. N., S. 7.

[38]) *Vas*, Archiv f. exp. Pathol., 1899, S. 141.

[39]) *Finkelnburg*, Archiv f. klin. Med., 1904, Bd. 80, S. 130 ff.

[40]) Zentralbl. f. Neurologie und Psychiatrie, 1905, S. 357.

[41]) *Ziehen*, Der Alkoholismus, 1904, S. 40. Ergebnisse klinischer Beobachtungen von Polyneuritis alkoholica.

[42]) *Liebig*, Thierchemie, 1846, S. 66, Chemische Briefe, 1851, S. 557 und die Quelle der Muskelkraft, 1871.

[43]) Experiments on the metabolism of matter and energy in the human body. Department of Agriculture Office on experiments Stations Washington. Bulletin 69, 1898, pag. 21 und [6]) eod. loco.

[44]) *Rosemann*, *Pflügers* Archiv, 1901, Bd. 86.

[45]) *Donders*, Die Nahrungsstoffe etc. 1853, S. 78.

[46]) *Bunge*, Lehrb. d. physiol. u. path. Chemie, 1898, 4. Aufl., S. 131.

[47]) S. a. *Rosenfeld*, Alkohol als Nahrungsmittel. Berliner klin. Wochenschr., 1906, S. 372 und oben [8a]).

[48]) Verhandlungen des X. Internat. Kongresses zu Budapest 1906 gegen den Alkoholismus.

[49]) *Pflügers* Archiv, 1902, Bd. 90.

[50]) *A. Fick*, Die Alkoholfrage. 1897.

[51]) *v. Strümpell*, Über die Alkoholfrage. Leipzig 1898, 2. Aufl.

II. TEIL.

Die Trunksucht und ihre Folgen.

Es wird vielseitig behauptet, daß die Neigung zum unmäßigen Genuß berauschender Getränke eine Art Erbsünde des Menschengeschlechtes sei, daß gegen die Trunksucht schon im Altertum geeifert worden sei, daß sie bei gewissen Völkern in früheren Jahrhunderten schon in nicht geringer Ausdehnung und Heftigkeit sich gezeigt und bis auf die heutige Zeit sich fortgepflanzt habe. Gewiß lassen Geschichte und Überlieferung, religiöse und sittliche Ermahnungen, kirchliche und weltliche Strafandrohungen aus verschiedenen Zeitabschnitten unzweifelhaft erkennen, daß das Laster der Trunksucht in der menschlichen Gesellschaft schon seit lange vorhanden und bekannt gewesen, daß dasselbe zu gewissen Zeiten und bei gewissen Völkern sich mehr verbreitet, so daß mit ernsten Strafen gegen dasselbe eingeschritten werden mußte. Allein die Trunksucht in alter Zeit unterscheidet sich wesentlich von der in den letzten Jahrhunderten und in der Gegenwart dadurch, daß jene niemals so allgemein verbreitet und auch niemals von so gemeinschädlichen Folgen begleitet war. Der Genuß von Wein und dessen Zubereitungen waren zu allermeist nur den wohlhabenden Klassen zugänglich; das Bier war in alter Zeit dort, wo es auch in weiterem Umfang als Hausgetränk gebräuchlich war, der berechtigten Vermutung nach von einer so wenig berauschenden Beschaffenheit, daß von einer erheblichen schädlichen Einwirkung auf die großen Volksmassen nicht die Rede war. Erst mit der Ausbreitung der Destillationskunst und vollends mit der Gewinnung des stark konzentrierten Branntweins aus Getreide, Kartoffeln u. dgl., mit der Möglichkeit, das Bier zu konservieren und auf große Entfernungen zu versenden, nimmt der unmäßige Genuß dieser Erzeugnisse denjenigen verderblichen Grad an, welcher in unserer Zeit zu so großen und zu so vielen Klagen Veranlassung gibt. Mit der Verallgemeinerung des Branntwein- und Biergenusses im Zeitalter des Verkehrs, der Technik, des Massenverbrauches treten jene Reihen von Erscheinungen auf, welche wir mit dem Namen „Alkoholismus“ kennzeichnen.

Wohl ist das Klima ein nicht unwesentlicher Faktor für die Verbreitung der Trunksucht, und nicht mit Unrecht behaupten schon ältere Beobachter, daß jene mehr in den kalten als in den warmen Ländern vorherrsche. „Die Trunksucht“, sagt *Montesquieu*[1]), „findet sich auf der ganzen Erde im Verhältnis zur Kälte und Feuchtigkeit des Klimas verteilt. Vom Äquator bis zum Pol findet man die Trunksucht mit der Feuchtigkeit zunehmen.“ Und in neuerer Zeit hat *Henry J. Bowditch*[2]) in Boston folgende Sätze aufgestellt: „Die Unmäßigkeit ist über die ganze Welt verbreitet, jedoch in sehr geringem Grade und sehr selten am Äquator. Die Trunksucht nimmt mit den Breitegraden zu; sie wird konstant häufiger, brutaler und in ihren Wirkungen auf den Einzelnen, wie auf die Gesellschaft um so verderblicher, je mehr wir uns den nördlichen Regionen nähern. Die Trunksucht ist seltener und weniger gefährlich dort, wo der Wein wächst, wo er billig verkauft und von allen Einwohnern von Kindheit an bis zum hohen Alter in uneingeschränkter Weise getrunken wird." Wieviel Wahres auch in diesem von *Bowditch* als „Kosmisches Gesetz der Unmäßigkeit" bezeichneten Ergebnisse seiner Untersuchung enthalten ist, so kann dasselbe doch nicht als ein Naturgesetz, wie einige vermeinen, angesehen werden. Die Unmäßigkeit eines Volkes wird nicht zwangsweise nach Art einer physiologischen Notwendigkeit durch das Klima des Landes verursacht oder unterhalten. Wir sehen, daß in Norwegen, in Kanada und in Finnland in den letzten Jahrzehnten der Alkoholkonsum in überraschender Weise abgenommen, daß er im Gegenteil in südlichen Ländern, wie in Frankreich und auch in den nördlichen Provinzen Italiens, erheblich zugenommen. Wir erleben gerade in der allerjüngsten Zeit, daß in tropischen Regionen unter den eingeborenen Stämmen die Trunksucht mit rasender Schnelligkeit sich überall dort verbreitet, wo der Branntwein über die neu entdeckten Länder zum Verderben ihrer Einwohner sich ergießt. Die Angewöhnung an den Alkoholgenuß ruft, wie bei den einzelnen Individuen, so auch bei ganzen Völkerschaften früher oder später ein Bedürfnis, eine triebartige Sucht nach den berauschenden Getränken hervor; und auf diese Weise ist der Alkoholgenuß und sein Mißbrauch nicht ein angeborenes, instinktives Bedürfnis, sondern zum nicht kleinsten Teile ein dem Volke angewöhntes und anerzogenes.

Die Trunksucht, die durch den Wein in den südlichen Ländern erzeugt wird, hat vielleicht nicht so brutale, gefährliche, akute Formen als in den nordischen Gebieten. Auch ist die technische Herstellung der Alkoholika, ihr Angebot, ihr Verschleiß bei den Nordländern intensiver entwickelt als bei den Südländern; da, wo Millionen von Lohnarbeitern in riesengroßen Städten zusammengedrängt hausen und frohnen, ist auch das Alkoholbedürfnis stärker.

Daß der überall gesteigerte wirtschaftliche Kampf ums Dasein den Alkohol als Peitsche für den ermüdenden oder ermüdeten Arbeiter willkommen erscheinen läßt, daß die Zunahme der Neurasthenie [6]) in fast allen Gesellschaftsklassen Obiges begünstigt, soll hier angedeutet werden.

Die Erfahrung lehrt jedenfalls und die tatsächliche Wahrnehmung bestätigt es immer von neuem, daß überall dort, wo die alkoholischen und ganz besonders die spirituösen Getränke in weiten Kreisen der Bevölkerung gewohnheitsmäßig und im Übermaß genossen werden, schwere Schädigungen des leiblichen, geistigen und sittlichen Lebens sowie der materiellen Wohlfahrt des Volkes unausbleiblich eintreten, die um so größer werden, je mehr und länger sich dieses Laster in die Lebensgewohnheiten des Volkes einnistet.

I. Trunksucht und physisches Leben.

Personen, welche dem mißbräuchlichen Genuß alkoholischer Getränke — vor allem dem des Branntweins — ergeben sind, erkranken und sterben häufiger als Mäßige und Nichttrinker. Der Alkohol, gewohnheits- und übermäßig in den Körper eingeführt, bringt eine Verschlechterung der gesamten Konstitution hervor; alle Gewebe und Organe, in erster Reihe das Blut, die Haupt-Quelle für die Ernährung aller Bestandteile des Organismus, erleiden früher oder später eine krankhafte Veränderung; mit dieser allgemeinen Degeneration wächst die Leichtigkeit und Häufigkeit zu erkranken und den Krankheiten zu erliegen. Die Alkoholintoxikation erzeugt nicht nur selbst eine größere Anzahl von Krankheitsvorgängen und Störungen in den einzelnen Organsystemen und mit jenen unmittelbar eine Reihe von Krankheiten, denen ein Nichttrinker niemals ausgesetzt ist, sie ruft in einem noch höheren Maße mittelbar eine größere Morbidität dadurch hervor, daß sie durch die Verschlechterung der Gesamtkonstitution die Lebensfähigkeit und die Widerstandskraft des Organismus vermindert und ihn für alle anderen Krankheitsursachen empfänglicher macht. Eine alte Erfahrung lehrt, daß in Zeiten von Epidemien, von Cholera, Dysenterie, Pocken usw., die Trinker zuerst in großer Zahl ergriffen und in unverhältnismäßiger Quantität hingerafft werden; ebenso weiß jeder Arzt, daß Trinker jeder akuten fieberhaften Krankheit unvergleichlich häufiger erliegen als Nichttrinker. Die schlechte Blutbeschaffenheit, die Schwäche des krankhaft veränderten Herzmuskels, die gesunkene Energie der nervösen Funktionen und die häufige Miterkrankung des Gehirns bedingen einen schlechten Verlauf jeglicher irgendwie nennenswerten Organerkrankung bei einem Trinker und erhöhen die Gefährdung seines Lebens. Jeder Chirurg hält die eventuell notwendig werdende Chloroformnarkose eines Trinkers von vornherein für schwierig und gefährlich, jeden größeren operativen Eingriff für gefahrdrohend. So kommt es, daß Trinker eine höhere Krankheits- und Sterblichkeitsziffer haben als Nichttrinker, daß ihre Lebensdauer eine kürzere ist als die von Nichttrinkern.

Diese Tatsache wird ziffermäßig bewiesen durch das Ergebnis einzelner englischer Lebensversicherungsgesellschaften, bei denen Personen, die der vollen Enthaltsamkeit ergeben sind, unter besonderen Bedingungen ihr Leben versichert haben. Die „United Kingdom Temperance and General Provident Association", eine auf dem System der Gegenseitigkeit beruhende Lebensversicherungsgesellschaft, besteht seit 1847 aus zwei Abteilungen, welche nach gleichen Grundsätzen und Bedingungen die Größe der Prämien und Dividenden auf die Policen verteilen und unter derselben Verwaltung stehen. Der einzige Unterschied besteht darin, daß in die eine Sektion nur solche Personen aufgenommen werden, welche gar keine alkoholischen

Getränke genießen (total abstainers), und in die andere Sektion alle Personen, welche diesem Prinzipe nicht huldigen. Im Auftreten der Sterbefälle in diesen beiden Sektionen hat sich nun gezeigt, daß bei den Abstainers die Zahl der wirklich eingetretenen Todesfälle viel kleiner ist, als sie nach der gemeinhin gültigen Berechnung hätte eintreten sollen, und daß sie stets viel kleiner ist als in der Sektion für Nicht-Abstainers, wie folgende Zusammenstellung seit 22 Jahren mit unanfechtbarer Deutlichkeit beweist:

Jahre	Enthaltsamkeits-Abteilung		Allgemeine Abteilung mit Alkoholgenuß	
	Erwartete Todesfälle	Eingetretene Todesfälle	Erwartete Todesfälle	Eingetretene Todesfälle
1866—1870 (5jähr.) . . .	549	411	1.008	944
1871—1875 („) . . .	723	511	1.268	1.330
1876—1880 („) .	933	651	1.485	1.480
1881—1885 („) . .	1179	835	1.670	1.530
1886—1890 („) . . .	1472	1015	1.846	1.750
1891—1895 („) . .	1686	1203	1.958	1.953
1896—1900 („) . . .	1900	1402	2.058	1.853
Summe (35 Jahre) . .	8442	6028	11.293	10.850

In der Enthaltsamkeitssektion sind von den erwarteten 8442 Todesfällen 6028 wirklich eingetreten, d. i. **71%** und in der allgemeinen Abteilung von 11.243: 10.850, d. i. **96%**. Es sind also von den ersteren 25%, d. h. ¼ Personen weniger gestorben als bei letzteren. Dieser geringeren Sterblichkeit entsprechend sind die Auszahlungen bei der ersteren geringer als bei letzteren, und demgemäß auch die materiellen Gewinnste, die Risikoprämien etc. erheblich günstiger. *Westergaard* schließt mit Recht, daß selbst nach Ausschaltung aller Fehlerquellen, welche bei Vergleichung der beiden Abteilungen gemacht werden könnten (Altersverteilung der Versicherten, Dauer der Versicherungen, besondere Sterblichkeit der Versicherten, bei welchen die betreffenden Beobachtungen gemacht worden sind), die Sterblichkeit in der Abteilung für Abstinente nur ¾ der Sterblichkeit in der allgemeinen Abteilung entspricht. Es ist dabei hervorzuheben, daß die Sterblichkeit in dieser Abteilung nach der Untersuchung für die Zeit von 1863 bis 1893 genau der Absterbeordnung der englischen Lebensversicherungsgesellschaften entspricht.[7a]) Bei der „Sceptre Life Association“ war das Verhältnis in den letzten 22 Jahren bei der Enthaltsamkeits-Abteilung 54% und bei der allgemeinen Abteilung 79·5% der eingetretenen zu den erwarteten Todesfällen.[7b]) Ähnliche Erfahrungen haben auch andere Gesellschaften gemacht, so daß einzelne von ihnen jedem Enthaltsamen bei einer Versicherung auf den Todesfall beim Eintritt den Vorteil einer Prämienverminderung (5—8%) gewähren, weil bei ihnen der Grundsatz gilt, daß derjenige, der nicht trinkt, nicht so schnell stirbt.[7])*)

---

*) Noch bis in die neueste Zeit hinein wird eine von Dr. *Isambard Owen*[8]) in London 1888 versuchte statistische Erhebung als Kampfmittel von den Gegnern der Antialkoholbewegung trotz aller Widerlegungen angeführt. Auf das Ansuchen von *Owen*

Die nachteilige Einwirkung des Alkoholgenusses auf die Lebensdauer beweist auch eine Vergleichung der Durchschnittssterblichkeitsziffer, welche Dr. *William Ogle* an den unter 64.641 im Lebensalter von 25—65 Lebensjahren verstorbenen Männern aus 100 verschiedensten Berufsarten angestellt hat. Wenn die Durchschnittssterblichkeitsziffer bei allen diesen Personen 1000 gesetzt wird, so beträgt sie für Geistliche 556, für Gärtner 599, für Landwirte und Viehzüchter 631; dagegen für Brauer 1361, für Schank- und Speisewirte 1521, für Bedienstete in Gasthäusern und Hotels 2205. Es zeigt sich also, daß diejenigen Beschäftigungsarten, mit welchen die häufige und unbeschränkte Gelegenheit zum Alkoholgenuß verknüpft ist, viermal so viele Sterbefälle aufweisen, als anerkanntermaßen nüchterne und enthaltsame Beschäftigungsklassen.[10])

Nach den Erfahrungen einer Versicherungsgesellschaft in Schottland waren unter 862 versicherten Gast- und Schankwirten 215 Sterbefälle eingetreten, während nach der Sterblichkeitstafel der Gesellschaft nur 142·90 Todesfälle zu erwarten waren, d. h. eine Übersterblichkeit von 50%.[9]) Auch wir haben nach einer Vergleichung von 14.176 gestorbenen männlichen Personen, welche als Schank-, Speise- und Gastwirte, Brauer, Brenner, Kellner usw. an den mißbräuchlichen Genuß berauschender Getränke mehr oder weniger gewohnt waren, mit den in demselben Lebensalter gestorbenen männlichen Personen, welche der Gesamtbevölkerung und

---

teilten 178 britische Ärzte ihre Beobachtungen über 4234 Todesfälle von Männern über 25 Jahre mit. Die Verstorbenen wurden in 5 Klassen geteilt, und zwar, je nachdem sie angeblich Alkohol genossen, in: 1. Total Abstainers; 2. Habitually Temperates (die immer nur bei den Mahlzeiten und nur wenig tranken); 3. Careless Drinkers (die häufig, aber nicht gewohnheitsmäßig tranken); 4. Free Drinkers (die ohne Einschränkung tranken) und 5. Decidedly Drinkers (Trunkenbolde). Von den Verstorbenen in diesen 5 Klassen wurde für jeden das Durchschnittsalter beim Tode berechnet und es stellte sich heraus, daß dieses sich wie nachstehend verhält:

Kl. I	122	Fälle	51	Jahre	80	Tage
„ II	1529	„	62	„	50	„
„ III	977	„	59	„	246	„
„ IV	547	„	57	„	216	„
„ V	603	„	52	„	14	„
Summa	3778	Fälle	58	Jahre	336	Tage

Nach diesem Ergebnis zeigt sich, daß die vollständigen Abstinenten (Kl. I) scheinbar früher sterben als die schwersten Trinker (Kl. V). Dieser Schluß ist aber falsch, erstlich weil die Grundzahlen dieser Statistik an sich zu klein und zu ungleich sind, dann weil die Zahl der Abstinenten im Verhältnis zu denen der Trinkerkategorien viel zu klein ist und endlich weil hier nur das durchschnittliche Alter der Gestorbenen berechnet werden konnte und keineswegs die eigentliche Lebenserwartung, worauf es einzig und allein ankommt. Wenn man schließlich weiß, daß Total Abstainers in England relativ viel häufiger in der jüngeren als in der älteren Generation vorkommen, so wird es einleuchtend, daß das Durchschnittsalter beim Tode unter den verstorbenen Abstinenten niedriger sein muß als bei den anderen älteren Trinkern aller Klassen. Dieser große Irrtum, welcher vielfach zurückgewiesen worden ist[10]), wird heute noch vorzugsweise von den Alkoholinteressenten dem unkritischen Publikum als statistische Wahrheit vorgeführt.

den relativ gesundheitsschädlichsten Beschäftigungsarten angehörten, gefunden, daß ein Individuum obigen Berufes in dem Alter von 30 Lebensjahren eine geringere Lebenserwartung hat als sie ein Eisenarbeiter hat, und im 35. Lebensjahre beinahe die eines Feilenhauers. Dieses Verhalten beweist, daß schon der gewohnheitsmäßige Alkoholgenuß, ohne ein exzessiv mißbräuchlicher zu sein, die Gesundheit schädigt und das Leben verkürzt. In einer amtlichen Untersuchung über die Sterblichkeitsverhältnisse der Gastwirte und anderer männlicher Personen in Preußen, welche mit der Erzeugung, dem Vertriebe und dem Verkaufe alkoholhaltiger Getränke gewerbsmäßig beschäftigt sind, im Vergleiche zu anderen wichtigen Berufsklassen, kommt *A. Guttstadt*[11]) zu nachstehenden Ergebnissen:

Es waren gestorben:	Im Alter von über 25—40 Jahren	über 40—60 Jahren	über 60 Jahren
1901 . . von 159.814 männlichen Personen in Preußen	15·55	32·54	51·91
1829—1878 „ 19.933 männlichen Versicherten .	18·16	36·05	45·79*)
darunter *a)* „ 1.052 Ärzten . .	21·20	34·22	44·58*)
b) „ 2.030 Geistlichen	9·16	25·03	65·81*)
c) „ 2.799 Elementarlehrern	19·04	31·16	49·80*)
d) „ 1.045 Gymnasiallehrern .	17·70	30·53	51·77*)
1883—1894 dagegen von 27.654 Gastwirten usw. zusammen	23·79	46·51	29·70
1895 „ „ 2.886 „ „ „	20·86	50·21	28·93
1901 „ „ 3.278 „ „ „	21·69	47·64	30·67
darunter			
a) 1883—1894 von 21.793 Gastwirten allein	16·87	49·69	33·49
1895 „ 2.290 „	14·85	51·83	33·37
1901 „ 2.410 „	14·69	49·92	35·39
b) 1883—1894 „ 2.528 Brauern usw.	47·31	36·00	16·69
1895 „ 277 „ „	39·35	44·77	15·88
1901 „ 381 „ „	35·96	45·67	18·37
c) 1883—1894 „ 975 Beschäftigten m. Branntwein	30·26	44·41	25·33
1895 „ 69 „ „ „	14·49	65·22	20·29
1901 „ 82 „ „ „	21·95	41·46	36·59
d) 1883—1894 „ 1.167 Kellnern, Hausknechten in Gastwirtschaften	66·97	28·13	4·90
1895 „ 214 Kellnern, Hausknechten in Gastwirtschaften	61·22	36·92	1·86
1901 „ 310 Kellnern, Hausknechten in Gastwirtschaften	55·81	37·10	7·09

Die vorstehenden Zahlen zeigen, daß das Brauer- und Kellnergewerbe bereits für das jugendliche Mannesalter lebensgefährlich wird. Daß die Gast- und Schankwirte vor dem 60. Lebensjahre so zahlreich sterben, wie die vorstehenden Zahlen ergeben, muß um so mehr auffallen, als gerade diese Personen bezüglich ihrer äußeren Lebensverhältnisse, insbesondere in Beziehung auf die Ernährung und sonstiges Berufsrisiko, gewiß durchwegs günstig gestellt sind.

Ebenso hat *Andrae*[12]) an Versicherten der deutschen Lebensversicherungsbank Gotha berechnet, daß Fabrikation und Vertrieb geistiger

---

*) Typen der nicht unmittelbar zum Alkoholgenuß verführenden Berufe aus den Zahlen der Gothaer Lebensversicherung.[12])

Getränke für die Beteiligten die Wahrscheinlichkeit eines verhältnismäßig frühen Todes bedingen. Nach *Andraes* Untersuchungen beträgt (die normale Sterblichkeit = 100 gesetzt) die Sterblichkeit

1. der Hoteliers, Gasthofbesitzer, Oberkellner 131
2. der Gastwirte 147
3. der Wirte, Schankwirte, Restaurateure, Kellner, Bierhändler 155
4. der Brauereibesitzer, Brauereidirektoren usw. 141
5. der Brauereibediensteten 162
6. der Brennereibesitzer, Brennereibediensteten und Destillateure 121
7. der Weinhändler, Weinbergbesitzer usw. 104
8. der Weinküfer und Kellermeister 144

Zu einem gleichen Ergebnis kommt *Sendtner* [13]), welcher das Sterberegister Münchens über die Sterblichkeit von Brauern, Wirten etc. durchforschte.

Wieviele Personen innerhalb einer bestimmten Zeit in einem bestimmten Lande unmittelbar und mittelbar durch akute und chronische Alkoholintoxikation erkranken und dem Tode verfallen, entzieht sich der genauen Berechnung. Die Angaben über die an Alkoholismus vorgekommenen Erkrankungsziffern enthalten zu allermeist nur die in den öffentlichen Krankenhäusern beobachteten Fälle; es fehlen fast alle außerhalb des Krankenhauses in der Familie und in der eigenen Behausung behandelten Fälle. Jene Zahlen geben ferner nicht gerade die unter den ärmeren Klassen einer Gegend herrschende Intensität des Alkoholismus wieder, weil nicht überall Krankenhäuser vorhanden sind, in welche die Aufnahme überhaupt und gleich leicht möglich ist. Auch dort, wo die Anmeldung der Todesursache und selbst die Leichenschau offiziell geboten ist, werden die Angaben über die an Trunksucht verstorbenen Personen von den Angehörigen aus Schamgefühl usw. absichtlich verheimlicht; viele dieser Todesfälle werden unter dem Namen der die Trunksucht begleitenden Krankheit amtlich angekündigt. Alle statistischen Angaben über Krankheits- und Sterbefälle durch Alkoholismus sind demnach tatsächlich unzuverlässig, einseitig und erheblich niedriger, als sie in Wirklichkeit sind. In diesem Sinne betrachtet, zeigen die folgenden Angaben trotz aller zahlenmäßigen Ungenauigkeit doch wenigstens andeutungsweise, wie groß der durch den Alkohol der Gesundheit und dem Leben zugefügte Schaden ist.

In England betrug die Zahl der Todesfälle (65. Annual Report of the Register General für 1902) durchschnittlich jährlich:

	auf je 1 Mill. Lebende	
an	1876—1880	1896—1900
Alkoholismus . . .	42·4	85·8
Leberschrumpfung	109·6	134·6

an	auf je 1 Mill. Lebende	
	1876—1880	1896—1900
Brightscher Krankheit . .	188·2	278·0
Lungenentzündung . . .	999·4	1202·6
Krebs	493·6	800·2

Nur die Zunahme der an Alkohol unmittelbar Gestorbenen beträgt mehr als 100%! In gleicher Weise haben auch die zu dem Alkoholismus in mittelbarer Beziehung stehenden Krankheitsgruppen eine wesentliche Steigerung erfahren. Nach dem amtlichen Bericht waren in den 28 Jahren von 1847—1874 an Delirium tremens 13.203, an Unmäßigkeit (Intemperance) 9520, zusammen also 22.723 gestorben[13]); in den 4 Jahren von 1875—1888 an Delirium trem. 2828 und an Unmäßigkeit 1702 Personen, zusammen 4530[14]), oder in den 32 Jahren zusammen 27.250 Personen. Nach *Farr* war die Todesursache an Delirium trem. auf eine Million Einwohner in den 5jährigen Perioden von 1850—1874: 29, 26, 24, 22, 16, während die Todesursache durch Unmäßigkeit von Durchschnitt 17 auf 24 stieg. — Nach einer anderen Quelle[15]) entfallen in England Todesfälle infolge von Alkoholismus und Delirium trem. im Durchschnitt in den Jahren 1856—1860 auf 1 Mill. Todesfälle überhaupt 1810 und auf je 1 Mill. lebende Personen 39·4; 1861—1865: 1838 und 41·8; 1866—1870: 1575 und 35·4; 1871—1875: 1711 und 37·6; 1876—1881: 2022 und 42·2. In London selbst sind von 1840—1852 an Unmäßigkeit und Delirium trem. 2294 Personen gestorben und 1876—1882: 1382 Personen. Auf je 10.000 Todesfälle mit ermittelten Todesursachen entfallen 1877—1881 in England 52·1 Fälle durch Alkoholismus bei Männern und 23·3 bei Frauen (unter 1,418.432 Todesfällen 5353 an Alkoholismus); in Schottland von 1875—1879: 78·7 bei Männern und 39·8 bei Frauen (unter 216.008 Todesfällen 1255 an Alkoholismus). Die pro Million Einwohner an Alkoholdelirium Zugrundegehenden stiegen von 39·4 (Durchschnitt von 1856—1860) auf 50·9 im Jahre 1887. *Rowntree* und *Sherwell* berechnen die Zahl der unmittelbar an Trunksucht gestorbenen Personen auf 10.220, d. h. p. a. 2044 von 1892—1896. — In den 5 Jahren von 1877—1881 sind in England 87.485 Unglücksfälle mit tödlichem Ausgange vorgekommen; von den Verunglückten waren 748 zur Zeit des Unfalles betrunken und 49 im Delirium trem. Es kamen auf je 1000 verunglückte Personen 7·9 männliche und 10·4 weibliche, zusammen 8·6 Betrunkene; 0·7 männliche und 0·1 weibliche, zusammen 0·8 mit Delirium trem. Behaftete. 1899 war Trunksucht in 4·7% aller tödlichen Unfälle bei Männern, in 3·9% aller tödlichen Unfälle bei Frauen die Todesursache. — Nach der von der Harveian Society in London angestellten Ermittlung, die *J. Ridge* noch für zu niedrig hält, sind 14% aller Todesfälle direkt und indirekt durch Alkoholismus bedingt, das gibt jährlich 39.000 Personen in England und Wales und zirka 52.000 im ganzen Königreich[16]), und *Kerr* glaubt nach den Erfahrungen aus seiner Praxis, in der er 23·5% aller Todesfälle durch unmäßigen Trunk eintreten sah, die Zahl dieser Todesfälle im ganzen Reiche auf 160.000 schätzen zu dürfen, wobei er für die gut situierten Klassen, welche dem Trunke nicht besonders ergeben sind, die entsprechende Reduktion eintreten läßt.

Der Konsum berauschender Getränke betrug im Vereinigten Königreich pro Kopf der Bevölkerung nach der Veröffentlichung des Reichsgesundheitsamtes (1906), die einer britischen Parlaments-Enquete (1904) entnommen ist:

Jahr	Wein 13%	Bier 5%	Branntwein 50%	Weinalkohol	Bieralkohol	Branntweinalkohol	Gesamtalkohol
	Liter			Liter			
1885	1·7	123·1	4·4	0·3	7·4	2·2	9·9
1886	1·6	122·2	4·3	0·2	7·3	2·2	9·7
1887	1·7	124·0	4·2	0·3	7·4	2·1	9·8
1888	1·6	163·6	4·2	0·2	9·8	2·1	12·1
1889	1·7	131·3	4·4	0·3	7·9	2·2	10·4
1890	1·8	136·3	4·6	0·3	8·2	2·3	10·8
1891	1·8	136·8	4·7	0·3	8·2	2·4	10·9
1892	1·7	134·9	4·7	0·3	8·1	2·4	10·8
1893	1·7	135·5	4·5	0·3	8·1	2·3	10·7
1894	1·6	133·6	4·4	0·2	8·0	2·2	10·4
1895	1·7	134·5	4·5	0·3	8·1	2·3	10·7
1896	1·7	139·9	4·6	0·3	8·4	2·3	11·0
1897	1·8	142·2	4·7	0·3	8·5	2·4	11·2
1898	1·8	144·5	4·7	0·3	8·7	2·4	11·4
1899	1·9	148·1	5·0	0·3	8·9	2·5	11·7
1900	1·9	143·6	5·0	0·3	8·6	2·5	11·4
1901	1·7	139·9	5·0	0·3	8·4	2·5	11·2
1902	1·7	137·7	4·8	0·3	8·3	2·4	11·0
1903	1·6	134·9	4·5	0·2	8·1	2·3	10·6

Die Zahl der Wirtschaften zum ausschließlichen Verkauf von Branntwein betrug 1879/80 in England und Wales 7997, von Bier 58.883, von allen Getränken 80.360; in Schottland 474, 738, 12.234; in Irland 610, 820., 17.481; auf je 10.000 Einwohner kommen im ganzen Königreich 26 Branntwein-, 173 Bier- und 338 Verkaufsstellen von Getränken aller Art.

Es waren Schanklokale aller Art:

	In England und Wales	In Schottland	In Irland	Zusammen
1879 .	147.240	12.972	18.301	178.513
1882	190.005	18.767	24.809	233.581
1888	185.026	19.004	24.983	229.013
1896 .	125.944	11.626	18.532	156.122

In London allein gab es 1887: 13.995 Schankstellen von berauschenden Getränken, d. h. je eine auf 275 Einwohner; ihr Grundwert und Miete betrugen 33·1 Mill. Mk.

Die Einnahme des Staates betrug an Zöllen und Steuern von Getränken am 31. März [17]):

1874	32,299.062 £	1885	30,770.161 £
1876	33,712.964 „	1887	29,356.19a „
1879	32,102.136 „	1888	[17, 18]) 29,744.188 „
1882	31,037.733 „	1889	29,956.150 „

	1902/03 [18]) [19])
Diverse Spirituosen	4,982.045
Wein	1,527.910
Bier	13,941.746
Branntwein	19,741.920
im ganzen	40,193.621 = ¼ der Gasamteinnahmen!

Der Alkoholkonsum scheint in den letzten Jahren in stetem Abnehmen zu sein. Seit 1899 nehmen nach *Dawson Burns* die Ausgaben für alkoholische Getränke ab. In diesem Jahre betrugen sie 185,927.227 £ (pro Kopf der Bevölkerung etwa 4 £), 1900 um 1,046.031 £ weniger, 1901 um 3,142.953 £; 1902 um 2,238.426 £; 1903 um 5,054.546 £; 1904 um 5,458.106; 1905 um 4,819.224 — in 6 Jahren also um 21,759.286 £. Die Bevölkerung hat seit 1899 um 2,659.834 = 6½% zugenommen; wäre die Ausgabe dieselbe geblieben, so hätte sie 1905 sich auf 198,012.495 £ belaufen müssen, sie betrug aber nur 164,167.941 £; die fiktive Ersparnis des gesamten Volkes kann man also auf 33,844.551 £, d. h. auf 689 Millionen Mark schätzen.

Schweden galt bis in die neuere Zeit als das trunksüchtigste Land Europas. Die Trunksucht wurde hier hauptsächlich durch die Unmassen von kleinen Hausbrennereien großgezogen und durch die äußerst geringe Branntweinsteuer befördert. Im Jahre 1829 gab es bei einer Bevölkerung von etwas mehr als 2 Millionen Einwohner nicht weniger als 173.124 Brennereien, sogenannte Pfannen, und von diesen waren 172.043 auf dem Lande. Die eingreifende Gesetzgebung von 1854 verminderte die Zahl dieser kleinen Brennereien progressiv; mit dem 1865 eintretenden gänzlichen Verbote derselben verschwanden sie gänzlich und gingen, wie nachstehende Tabelle zeigt, allmählich herunter. Es betrug die Zahl der Brennereien:

1829	173.124
1853	33.342
1855	3.391
1860	2.889
1865	564
1870/76	446
1875/76	411
1879/80	300
1884/85	207
1885/86	193

1886/87	184
1887/88	173
1897	123

Vorzugsweise war die später zu erwähnende Schankgesetzgebung geeignet, die Zahl der Schankstellen ganz ungemein zu vermindern. Diese Maßnahmen im Verein mit einer Erhöhung der Branntweinsteuer und insbesondere mit einer sehr intensiven Mäßigkeits- und Enthaltsamkeitsbewegung im ganzen Lande haben die Trunksucht sehr beträchtlich gemindert.

Der Branntwein- und Bierkonsum Schwedens gestaltete sich (Veröffentlichungen des Kaiserl. Gesundheitsamtes 1902 und „Reichsarbeitsblatts“ 1906):

Jahre	Branntwein 50%	Bier 5%	Jahre	Bier	Branntwein	Bieralkohol	Branntweinalkohol	Gesamtalkohol
				Liter				
1829	46	—	1885	20·3	8·4	0·8	4·1	4·9
1850	22	—	1886	22·1	7·8	0·9	3·9	4·8
1856—1860	9·5	—	1887	22·7	6·8	0·9	3·4	4·3
1861—1865	10·6	—	1888	27·2	7·3	1·1	3·7	4·8
1866—1870	10·3	—	1889	28·2	6·2	1·1	3·2	4·3
1870	10·5	—	1890	27·4	7·1	1·1	3·4	4·5
1871	8·8	—	1891	30·9	6·6	1·2	3·2	4·4
1872	10·9	—	1892	30·8	6·7	1·2	3·2	4·4
1873	11·8	—	1893	31·6	6·8	1·3	3·4	4·7
1874	13·5	—	1894	33·0	7·0	1·3	3·4	4·7
1875	12·4	16·4	1895	35·5	7·0	1·3	3·5	4·8
1876	12·4	15·9	1896	42·4	7·3	1·7	3·7	5·4
1877	10·6	17·0	1897	45·0	7·6	1·8	3·8	5·4
1878	10·5	20·5	1898	50·0	8·1	2·0	4·1	6·1
1879	8·8	16·4	1899	58·1	8·6	2·3	4·3	6·6
1880	8·1	16·2	1900	56·4	8·7	2·4	4·4	6·8
1881	8·8	18·3	1901	60·4	8·7	2·4	4·4	6·8
1882	8·0	15·8	1902	56·6	7·7	2·3	3·9	6·2
1883	6·8	16·8	1903	—	7·5	—	3·8	—
1884	8·0	20·8						

In Schweden gab es 1878 auf 12.626 Einwohner des flachen Landes 1 Branntwein-Schankstelle, 1896: 1 : 25.307 Einwohner; in ganz Schweden 1896 weniger als in Bremen, Königsberg oder in Stettin, nämlich 1026.

Nach Dr. *Gerhard Westfeld*[20]) waren in den 17 Jahren, von 1861 bis 1877, in Schweden (exkl. Stockholm) an Alkoholismus chron. erkrankt 3768 Personen (in Zivilhospitälern 2775, in Militärhospitälern 560) mit 135 Todesfällen, und an Delirium tremens 6519 mit 565 Todesfällen (Zivil: 5148, Militär: 650, in Armenhäusern und in Gefängnisanstalten 317), an beiden Krankheiten zusammen 10.287 Krankheits- und 700 Todesfälle (6·8% aller Verstorbenen). Auf je 100.000 Einwohner kamen in diesen 17 Jahren durchschnittlich pro Jahr 14 an Alkohol Erkrankte; von 1868 bis 1872 betrug der Alkoholkonsum durchschnittlich 9·4 Liter pro Kopf, 1873—1877 war er auf 12·1 Liter gestiegen, mit ihm auch die Zahl der auf 100.000 Einwohner an Alkoholismus Erkrankten von 8·8 auf 20. In Stockholm erkrankten in diesen 17 Jahren 2182 Personen an Alkoholismus chron. und 4196 an Delirium trem., zusammen 6378; es starben davon 416; auf je 100.000 Einwohner kamen im ganzen Lande im Durchschnitt 17 Erkrankungen, in Stockholm dagegen 312.

In den Jahren 1865—1885 wurden in den Krankenhäusern Schwedens an Delirium trem. und Alkoholismus chron. behandelt und starben [22]):

Jahr	Delirium tremens		Alkoholismus chronicus		Zusammen	
	behandelt	gestorben	behandelt	gestorben	behandelt	gestorben
1865	326	35	134	2	460	37
1870	180	20	98	20	278	30
1875	523	34	298	11	831	45
1880	242	11	295	4	537	15
1885	309	6	435	7	744	13

Die auffallende Steigerung dieser Erkrankungsfälle in den Jahren 1875 und 1885 fällt mit einer Zunahme des Konsums zusammen, doch kann letztere auch den günstigen ökonomischen Verhältnissen, welche in diesen Zeitabschnitten in Schweden herrschten, zugeschrieben werden.

Die unter dem Volke verbreitete Trunksucht wirkt auch auf die Zahl der zum Militärdienst untauglich Befundenen. Diese betrugen in Prozenten der zum Dienst Ausgehobenen: 1841—1850: 36·46; 1851—1860: 35·72; 1861—1870: 25·85; 1871—1880: 23·77; 1881—1890: 20·4. Die Zahl der Untauglichen nimmt ab mit der Abnahme des Alkoholkonsums.

Ähnliche Tatsachen lassen sich auch bei anderen Völkern zu bestimmten Zeiten und in bestimmten Gegenden wahrnehmen, so im nördlichen Frankreich und auch im östlichen Preußen. [23]) Es braucht nur darauf hingewiesen werden, daß die mit der Trunksucht einhergehende Verschlechterung der sozialen Zustände der großen Volksmassen und die durch jene hervorgerufenen schlechten hygienischen Verhältnisse an dieser Erscheinung den wesentlichsten Anteil haben.

Auch in Norwegen war eine schlechte Gesetzgebung an der Ausbreitung der Trunksucht in allen Schichten des Volkes schuld. Im Jahre 1833 soll der Branntweinkonsum pro Kopf der Bevölkerung Norwegens 16 Liter (50%) und 1843: 10 Liter betragen haben. Seit dieser Zeit findet eine ständige Abnahme statt:

1850—1854	6·3	1881—1885	3·4
1855—1857	5·5	1886—1890	3·0
1860—1864	4·4	1891—1895	3·5
1865—1869	4·8	1896—1900	2·8
1870—1874	5·2	1901	3·4
1871—1875	5·7	1902	3·4
1876—1880	4·9	1903	3·1

Auch der Bierkonsum hat abgenommen („Reichsarbeitsblatt" 1906):

Jahr	Branntwein 50%	Bier 4·5%
1885	3·5	17·1
1886	3·0	13·5
1887	2·8	13·3
1888	3·1	15·5
1889	3·2	15·5
1890	3·1	18·8
1891	3·7	21·7
1892	3·2	20·6
1893	3·5	20·8
1894	3·8	19·8
1895	3·5	17·7
1896	2·3	16·2
1897	2·2	17·8
1898	2·6	21·6
1899	3·3	23·2
1900	3·42	22·7
1901	3·45	20·0
1902	3·4	17·8
1903	3·2	14·1

In gleicher Weise wie in Schweden wurden durch das Branntweinfabrikationsgesetz von 1854 die kleinen, so gefährlichen Hausbrennereien unterdrückt. Es waren solcher 1840: 1387; 1848: 712; 1850: 40; 1865: 27; 1870: 25; 1874: 24; 1899: 24 (neben 45 Brauereien).

An Wein wurde früher pro Kopf der Bevölkerung zirka 1 Liter verzehrt, doch ist der Verbrauch seitdem langsam auf $2^1/_4$ Liter pro Kopf gestiegen (sog. Laddevin); der Laddevin ist ein Kunstprodukt und sehr alkoholreich.

Der Herabsetzung des Alkoholkonsums, diesem Erfolge des großen skandinavischen Mäßigkeitskampfes, entspricht auch weiterhin die Beseitigung der früheren Trunksuchtsschäden, wie solche kein Land der Welt aufzuweisen hat.

Die tödlichen Alkohol-Unglücksfälle betrugen in 10 Jahren, von 1870 bis 1880, im ganzen 30, also jährlich im Durchschnitt 3; sie fielen von 6 im Jahre 1870 auf 3 im Jahre 1877, auf 2 im Jahre 1878 und auf 1 im Jahre 1879.

In ganz Norwegen sind gestorben an Alkoholismus von 1870—1877: 267 Personen, und zwar 253 Männer, 14 Frauen, d. h. jährlich 33·47 Personen. Amtliche Mitteilungen[24]) über die Zahlen der an Alkoholismus in den Krankenhäusern Behandelten und Gestorbenen, sowie über die im ganzen Lande und in den Städten gestorbenen Personen besagen folgendes:

Jahr	Zahl der in den Krankenhäusern an Alkoholismus		Im ganzen Lande sind gestorben an Alkoholismus			
	Behandelten	Gestorbenen	überhaupt	Männer	Frauen	davon in den Städten
1878 . .	269	28	30	27	3	17
1879 . . .	204	15	23	21	2	15
1880 . .	202	15	15	14	1	9
1881 . . .	175	25	25	23	2	15
1882 . .	197	17	17	15	2	12
1883 . . .	184	15	15	14	1	8
1884 . .	152	15	15	14	1	9
1885 . . .	186	13	13	13	—	8
1886 . . .	180	11	11	11	—	7

Die Alkoholsterblichkeit hat nach *Dahl*[25]) in folgender Weise abgenommen:

	Alkoholismus und Delirium tremens
1853—1855 von 10.000 angegebenen Todesursachen . . .	33·8
1856—1860 „ „ „ „ . . .	33·4
1861—1865 „ „ „ „ . . .	22·1
1866—1870 „ „ „ „ . .	23·9
1871—1875 „ „ „ „ . . .	28·7
1876—1880 „ „ „ „ . . .	19·1
1881—1885 „ „ „ „ . . .	10·1
1886—1888 „ „ „ „ . . .	6·9

Wir sehen, wie die Zahl der Erkrankten und Gestorbenen abnimmt, wie gering die Trunksucht beim weiblichen Geschlecht ist und wie die allergrößte Zahl der Fälle auf die Bewohner der Städte fällt.

Mitte 1878 war die Zahl der Bevölkerung in Norwegen 1,865.527, 1886: 1,954.000; obschon die Bevölkerungszahl um 4·7% gewachsen ist, zeigt die Zahl der Erkrankungs- und Sterblichkeitsfrequenz durch Trunksucht ein konstantes und allmähliches Abnehmen.

In Dänemark ist in neuerer Zeit ebenfalls eine rührige Tätigkeit zur Bekämpfung der Trunksucht zu verzeichnen. Die verderblichen Folgen dieses von alters her tief eingewurzelten Lasters hat jene notwendig gemacht. Die Erscheinungen des Alkoholismus waren in der Tat erschreckender Art.

Der Branntweinverbrauch der erwachsenen Männer über 20 Jahren betrug pro Kopf 1874: 72·4 Liter, 1877: 65·4 Liter, 1880: 68·9 Liter. Der inländische Kornbranntwein war tägliches Getränk.

Der Bier- und Branntweinkonsum ist seitdem etwas gesunken, wie nachfolgende Tabelle dartut:

Jahr	Bier	Brannt-wein	Bier-alkohol	Brannt-wein-alkohol	Gesamt-alkohol
	Liter in Prozenten				
1885	keine Angaben	15·4	keine Angaben	7·7	—
1886	keine Angaben	15·0	keine Angaben	7·5	—
1887	keine Angaben	14·5	keine Angaben	7·3	—
1888	keine Angaben	14·1	keine Angaben	7·1	—
1889	keine Angaben	13·6	keine Angaben	6·8	—
1890	keine Angaben	13·6	keine Angaben	6·8	—
1891	keine Angaben	14·5	keine Angaben	7·3	—
1892	81·3	15·4	3·3	7·7	11·0
1893	84·1	15·9	3·4	8·0	11·4
1894	85·4	15·0	3·4	7·5	10·9
1895	86·8	15·4	3·5	7·7	11·2
1896	91·8	15·3	3·7	7·7	11·4
1897	94·5	15·0	3·8	7·5	11·3
1898	94·5	14·4	3·8	7·2	11·0
1899	100·0	15·3	4·0	7·7	11·7
1900	98·6	14·2	3·9	7·1	11·0
1901	97·2	14·7	3·9	7·4	11·3
1902	94·5	14·8	3·8	7·4	11·2
1903	94·5	14·0	3·8	7·0	10·8

Der Bierkonsum ist immer noch ein recht ansehnlicher; es wird ein alkoholreiches Bier, insbesondere in den Städten, in großen und steigenden Mengen konsumiert.

Die Zahl der Verkaufsstellen von berauschenden Getränken war 1860: 3492; 1870: 7709; 1880: 10.105, d. h. auf je 1000 Einwohner kommen Schankstellen 21, 43 und 51; in Kopenhagen 1107, d. h. auf 194 Personen eine Verkaufsstelle; inzwischen hat sich die Zahl der Schankstellen wieder vermindert.

In der 10jährigen Periode von 1871—1880 sind in den öffentlichen Hospitälern 9536 Personen an Trunksucht behandelt worden (4481 Alkoholismus chron., 3530 Delirium trem.) und 1525 mittelbar kranke Trinker; 7% der männlichen und 1% der weiblichen Kranken über 20 Jahren, die überhaupt in dänischen Krankenhäusern behandelt wurden, waren der Trunksucht ergeben. Von 187.225 Spitalkranken über 20 Jahren waren 9536 Trinker, und von diesen starben 1132. Von allen Behandelten waren 5·1% an Alkoholismus Erkrankte, von diesen letzteren starben 11·9%, von sämtlichen Kranken nur 7·4%.

In Kopenhagen selbst waren von 1826—1829 unter 9000 Kranken 456 Delirium trem., 1830—1832 unter 7000 Kranken 173, d. h. in den 6 Jahren 1 Fall von Delirium trem. auf je 25 Kranke; von 1862—1872 (11 Jahre) waren daselbst 364 an Delirium trem. gestorben, d. h. jährlich 3309 Personen.[26]) — Im Jahre 1888 sind in Kopenhagen selbst an

Alkoholismus chron. 25, an Delirium trem. 44 und an akuter Trunkenheit 14 = 83 Personen (76 Männer und 7 Frauen) gestorben. An Delirium trem. sind 422 und von diesen 348 im Krankenhause behandelt worden. Dr. *Tryde*, der städtische Medizinalreferent, bemerkte, daß dies seit 1876, wo die ärztlichen Anmeldungen beginnen, die höchste Zahl war. Durchschnittlich sind in den Jahren 1876—1887 jährlich 320 an Delirium trem. behandelt worden und von den Erkrankten dieser Art sind jährlich 63 gestorben.[27]) Nach *Westergaard* [28]) starben von 1890—1897 von 100 Menschen jeglichen Alters und Geschlechts 6·7 Männer und 0·8 Frauen am Alkohol.

In Rußland ist der Alkoholkonsum in den einzelnen Teilen des weiten Reiches verschieden groß; im ganzen ist er jedoch nicht so beträchtlich, wie man nach dem Auftreten der Erscheinungen des Alkoholismus erwarten sollte. Die Folgen des Alkoholmißbrauches sind hier zum großen Teile durch die klimatischen und sozialen Verhältnisse der großen Massen in eigentümlicher Weise mitbedingt. Neben dem rauhen Klima ist es die ungenügende schlechte, fast nur aus Vegetabilien bestehende Nahrung, die zum Branntwein treibt; und dieser wird nicht wie bei anderen Völkern in mehr regelmäßigen Zwischenräumen und in kleinen Mengen genossen, sondern relativ selten, dann aber in großen Quantitäten. An den vielen Feiertagen — deren es jährlich 96 gibt —, bei Familienfesten, an Lohn- und Markttagen usw. trinkt der kleine Mann und der Bauer viel und schnell bis zur sinnlosen Trunkenheit. Der Alkoholismus ist in den großen Städten am intensivsten vorhanden und ausschließlich durch den Genuß von Branntwein verursacht. Die Größe des Konsums ist mit Zuverlässigkeit nicht festzustellen; es ist jedoch wahrscheinlich, daß er auch in Rußland in neuerer Zeit etwas abgenommen hat. Er soll angeblich entsprechend der mehrfachen Steuererhöhung von 1·28 Vedro (1 Vedro = 12·29 Liter) im Jahre 1863 im europäischen Rußland auf 0·78 Vedro im Jahre 1882, und von 1·61 Vedro 1867 in Polen auf 0·63 im Jahre 1882 gesunken sein. Er betrug [15]) in 40% pro Kopf der Bevölkerung in den russischen Provinzen 1863: 15·7, 1864—1869: 9·8—11·1, 1877: 9·2, 1880: 10·1, 1882: 9·6 Liter; in den polnischen Provinzen 1867—1869: 18·5—19·8, 1870—1873: 14·8, 1875: 9·1, 1880: 7·6, 1882: 7·7 Liter. Amtlichen Angaben [29]) zufolge betrug die mittlere Verbrauchsziffer im russischen Reiche mit Ausschluß von Sibirien, Turkestan und Transkaukasien im Durchschnitt der 3 voraufgegangenen Jahre 1883—1885: 26,866.291 Vedro wasserfreien Spiritus, was bei einer Bevölkerung von 88,344.028 Seelen auf jeden Menschen 0·30 Vedro ausmacht. Im Abrechnungsjahre 1886 wurden im ganzen 24,301.382 Vedro wasserfreier Spiritus verbraucht, das gibt auf obige Bevölkerungsziffer verteilt 0·27 Vedró auf die Person.

Im Jahre 1886 wurden im ganzen Reich nicht mehr als 29,091.000 Vedro Bier (gegen 31,416.106 Vedro Spiritus) produziert; auf den Kopf der Bevölkerung kommt im Mittel ein Bierkonsum von 0·28 Vedro = 4 Liter.

Der Konsum beträgt („Reichsarbeitsblatt" 1906):

Jahr	Bier	Brannt-wein	Bier-alkohol	Branntwein-alkohol	Gesamt-alkohol
	Liter in Prozenten				
1885	—	6·6	—	3·3	—
1886	—	6·6	—	3·3	—
1887	—	6·6	—	3·3	—
1888	—	6·4	—	3·2	—
1889	3·5	6·1	0·1	3·1	3·2
1890	3·5	5·6	0·1	2·8	2·9
1891	3·2	5·4	0·1	2·7	2·8
1892	3·2	4·7	0·1	2·4	2·5
1893	2·8	4·4	0·1	2·2	2·3
1894	3·0	4·7	0·1	2·4	2·5
1895	3·8	4·7	0·2	2·4	2·6
1896	4·2	4·7	0·2	2·4	2·6
1897	4·3	4·9	0·2	2·5	2·7
1898	4·0	4·9	0·2	2·5	2·7
1899	4·4	5·1	0·2	2·0	2·8
1900	4·3	5·1	0·2	2·6	2·8
1901	4·2	4·7	0·2	2·4	2·6
1902	4·0	4·7	0·2	2·4	2·6
1903	—	—	0·2	—	—

Die Zahl der Verkaufsstellen hat durch Maßnahmen der Regierung abgenommen. Jene war für Rußland und Polen zusammengenommen 1867: 411.103, 1870: 259.997, 1874: 193.328, 1877: 178.154, 1878: 181.979. Im Gouvernement Petersburg kamen auf eine Schankstelle 608 Einwohner, Moskau 465, in den Mittelprovinzen 693, in den drei baltischen Provinzen 344, in der Provinz Warschau 196 Einwohner.

Von der Getränkesteuer vereinnahmte der Staat[30]):

1866:	121,518.857 Rubel	1884:	244,003.700 Rubel
1870:	163,859.514 „	1886:	250,553.280 „
1874:	200,922.000 „	1888:	264,982.749 „
1878:	213,001.000 „	1888—1891:	263,900.000 „
1881:	224,389.000 „	1892—1895:	281,300.000 „
1882:	251,887.000 „	1894:	297,400.000 „

Die Einnahmen der Branntweinsteuer betragen mehr als $^1/_3$ der gesamten Staatseinnahmen (1888: 888.028.110 Rubel), die des fiskalischen Branntweinverkaufs (Monopol) betrugen 1904 und 1905 je 525 Mill. Rubel = $^1/_4$ der Staatseinnahmen, für 1906 wurden sie angesetzt mit

568 Mill., denen an Monopolverwaltungs-Ausgaben = 166 Mill. Rubel gegenüberstehen.[31])

Seit 1894 ist in Rußland das staatliche Branntweinmonopol eingeführt und langsam im Laufe von 10 Jahren über die 64 Gouvernements verbreitet worden. Die Zahl der Verschleißstätten betrug 1901: 38.423 (staatliche und private); es kamen 1901 auf eine staatliche 4278, auf eine private 9950 Einwohner. 1889 zählte man noch 150.069, 1894 nur noch 130.720 Verschleißstätten.

In Finnland ist die Gesetzgebung über Herstellung und Verkauf von Spiritus (Gesetz vom Juli 1886) ganz der des Mutterlandes Schweden nachgeahmt. Die Brennerei und der Kleinhandel sind sehr eingeschränkt und der Alkoholverbrauch tatsächlich sehr beträchtlich reduziert. Es wurde in dem Großfürstentum produziert Spiritus (in Kannen = 2½ Liter):

1882	in 66	Brauereien	3·9	Millionen
1884	„ 71	„	4·3	„
1886	„ 66	„	4·3	„
1887	„ 51	„	2·1	„
1888	„ 35	„	7·6	„

Im Jahre 1887 entfällt pro Kopf der etwas über 2 Millionen Einwohner starken Bevölkerung ein Konsum von kaum einer Kanne = 2½ Liter.

Nur wenige Daten über die Folgen des Alkoholkonsums in Rußland sind als zuverlässig zu bezeichnen. Nach Aufhebung des ersten Branntweinmonopols (1863) soll nach *Herrmann*[33]) die Trunksucht und mit ihr die Zahl des Delirium trems. und des Alkoholismus chron. beträchtlich zugenommen haben. Von 1861—1865 sind in Petersburg 3241 Personen an Delirium trem. behandelt worden (2821 Männer und 420 Frauen) und von diesen sind 420 (9·04%) gestorben. In dem *Obuchoff*schen Hospital waren von 1857—1866 3033 (2597 Männer und 436 Frauen) an Säuferwahnsinn behandelt mit 310 Sterbefällen (=10·2222%); bei den Männern war die Sterblichkeit (288) 11·08 und bei den Frauen (22) 5·04%. Im Laufe der 6 Jahre von 1877—1882 waren in den 5 Zivilhospitälern in Petersburg 5396 Personen an Alkoholismus chron. und acutus behandelt worden.[34]) Nach einem Berichte des Medizinaldepartements, welcher nur über 52·19% der vorkommenden Krankheiten Angaben enthält, waren in sämtlichen Hospitälern in Rußland im Jahre 1876 behandelt worden an Delirium trem. 3145 Personen mit 3·72% Sterbefällen; unter 1466 Vergiftungsfällen, welche zur gerichtlichen Sektion gelangt sind, waren 1031 durch Alkohol verursacht.[35]) Im Gouvernement Tula waren nach *Smidenditsch*[36]) in den 6 Jahren 1879—1884 gewalttätige und zufällige Todesfälle vorgekommen 5568 (4353 Männer und 1215 Frauen), und unter diesen war die Ursache bei 1104 (1092 Männer und 102 Frauen) der Mißbrauch geistiger Getränke gewesen; und zwar in den Städten 131 Männer, 25 Frauen, in den Dörfern 961 Männer, 77 Frauen; von der Gesamtsterblichkeit kommt in ersteren 8·1‰ bei Männern, 1·7‰ bei Weibern; in letzteren 6·1‰ bei Männern und 0·5‰ bei Frauen auf die Trunksucht als Todesursache.

Holland mit seinem naßfeuchten Klima und der großen Zahl von Seehäfen hatte immer einen großen Alkoholkonsum, hauptsächlich an Branntwein (Jenever), Wein und Bier. Der Konsum an Branntwein (50% Alkohol) war pro Kopf der Bevölkerung im Jahre

1807: 9·80	1851: 7·42	1865: 7·45	1880: 9·87	1884: 9·44
1841: 8·86	1855: 7·51	1871: 7·78	1882: 9·46	1885: 9·26
1845: 7·75	1861: 7·90	1875: 9·37	1883: 9·49	

In den einzelnen alkoholischen Getränken betrug der Verbrauch („Reichsarbeitsblatt" 1906):

Jahr	Branntwein	Bier	Wein	Weinalkohol	Branntweinalkohol	Gesamtalkohol *)
1886	8·9	—	2·0	0·3	4·5	4·8
1887	9·0	35·0	2·0	0·3	4·5	4·8
1888	8·8	33·4	1·9	0·2	4·5	4·7
1889	8·8	—	1·9	0·2	4·4	4·6
1890	8·9	34·4	2·0	0·3	4·5	4·8
1891	9·0	—	2·0	0·2	4·5	4·7
1892	8·9	—	2·0	0·2	4·5	4·7
1893	8·9	—	2·0	0·2	4·5	4·7
1894	8·8	—	1·9	0·2	4·5	4·7
1895	8·6	—	1·9	0·2	4·4	4·6
1896	8·6	—	1·9	0·2	4·4	4·6
1897	8·4	—	1·8	0·2	4·3	4·5
1898	8·2	—	1·8	0·2	4·2	4·4
1899	8·0	zirka 34·0	1·8	0·2	4·1	4·3
1900	8·2	—	1·7	0·2	4·1	4·3
1901	8·2	—	1·7	0·2	4·1	4·3
1902	8·0	—	1·7	0·2	4·0	4·2
1903	7·8	—	1·6	0·2	3·9	4·1

Für erwachsene männliche Personen stellt sich der Konsum pro Kopf 1871: 46·26 Liter und 1872: 50·32 Liter Branntwein (50%). In den

*) Auf Bieralkohol fallen etwa 1·7 Liter, welche dem Gesamtalkohol noch zuzurechnen sind.

großen Städten war der Konsum bedeutend größer; pro Kopf sämtlicher Einwohner kamen in Amsterdam 10·37 Liter, in Rotterdam 15·67 Liter und in Groningen 21·71 Liter. Im Jahre 1870 wurden bei einer Bevölkerung von 3,618.323 Einw. 281.646 Hektoliter Branntwein (50%) verbraucht. Die Bevölkerung hatte gegen das Vorjahr um 0·96% zugenommen, der Branntweinkonsum um 3·28%; 1874 war die Zunahme jener 1·13% und die des letzteren 4·65%.

Im Jahre 1870 ergab die Branntweinsteuer 14,453.606 fl., 1875: 18,707.383 fl.; 1880: 22,541.929 fl.; 1881: 22,709.859 fl.; 1885: 23,511.000 fl. Die Bedeutung des derzeitigen Schnapsverzehrs geht aus der Tatsache hervor, daß 1905 rund 5,500.000 Einw. jährlich zirka 25,200.000 fl. an staatlichen Getränkesteuern aufbringen, d. h. über den siebenten Teil aller ordentlichen Staatseinnahmen.

Zur Verbreitung der Trunksucht hatte früher in sehr erheblichem Grade auch hier die übergroße Anzahl der Schankstellen beigetragen (1839: 37.589, 1850: 33.259, 1860: 35.422) und ganz besonders der Umstand, daß der Branntweinverkauf mit jedem anderweitigen öffentlichen Geschäft (Spezereiwarenhandlungen, Bäckerei, Frisierladen usw.) betrieben wurde.

Als Folge dieses sehr beträchtlichen Branntweinverzehrs traten, wie wir an einer späteren Stelle sehen werden, in steigender Zahl Fälle von Säuferwahnsinn und von Irrsinn durch Trunksucht auf. Es starben im ganzen Königreich an Delirium trem.:

1869:	60 Personen	(56 M.,	4 Fr.)	1872:	80 Personen	(71 M.,	9 Fr.)
1870:	75 „	(71 „	4 „)	1873:	67 „	(59 „	8 „)
1871:	96 „	(90 „	6 „)	1874:	78 „	(70 „	8 „)

Auf je 100.000 Einw. kommen 1·847 Todesfälle durch Delirium trem. im Durchschnitt der Jahre 1869—1874. Im Durchschnitt der Periode 1872 bis 1880 waren 44·66% Militärpflichtige wegen körperlicher Unzulänglichkeit dienstuntauglich.

Belgien. Schon im Jahre 1868 hatte in Belgien eine von dem damaligen Finanzminister Frère-Orban eingeleitete Untersuchung die Notwendigkeit ergeben, der überhandnehmenden Trunksucht entgegenzutreten. Letztere hatte unter den Arbeiterklassen des industriereichen Landes zu schweren Verheerungen der Wohlfahrt und der Gesundheit geführt. Der Konsum berauschender Getränke, nicht nur von Branntwein, sondern auch von Bier, hat indessen in den letzten Jahrzehnten noch steigend zugenommen — und mit ihm in gleichem Maße alle Folgen des Alkoholmißbrauches. Nach amtlichen Quellen war derselbe im Durchschnitt der einzelnen 10jährigen Perioden:

Jahres-durchschnitt	Bevöl-kerung	Konsumtion in Hektolitern			Konsum pro Kopf der Bevölkerung in Litern		
		Wein	Bier	Branntwein (50%)	Wein	Bier	Brannt-wein
1831—1840	3,912.590	77.253	5,361.966	269.396	2·0	137·0	6·9
1841—1850	4,292.297	88.000	5,242.891	263.218	2·1	122·1	6·1
1851—1860	4,586.341	104.222	5,941.728	283.083	2·3	129·6	6·2
1861—1870	4,923.320	143.182	7,205.639	296.028	2·9	146·4	8·0
1875	5,402.938	249.454	9,760.006	534.098	4·6	180·6	10·1
1880	5,520.009	204.686	9,341.671	508.436	3·7	169·2	9·2
1881	5,585.846	189.060	9,392.699	528.731	3·4	168·2	9·5

Und nach der Statistik des „Reichsarbeitsblattes“:

Jahr	Wein	Bier	Brannt-wein	Wein-alkohol	Bier-alkohol	Brannt-wein-alkohol	Gesamt-alkohol
	Liter pro Kopf						
1885 . .	3·4	162	9·2	0·4	6·5	4·6	11·5
1886 .	3·1	162	8·8	0·4	6·5	4·5	11·4
1887 . . .	3·2	171	9·1	0·4	6·8	4·5	11·7
1888 . . .	3·3	170	8·9	0·4	6·8	4·5	11·7
1889 . .	3·3	175	8·5	0·4	7·0	4·3	11·7
1890 . .	3·5	178	9·3	0·4	7·1	4·7	12·2
1891 . . .	4·1	178	9·7	0·5	7·1	4·9	12·5
1892 .	3·8	181	9·8	0·5	7·2	4·9	12·6
1893 .	3·4	182	9·8	0·4	7·3	4·9	12·6
1894	3·9	183	9·9	0·5	7·3	5·0	12·8
1895	4·1	192	10·0	0·5	7·7	5·0	13·2
1896 .	4·7	198	8·4	0·6	7·9	4·2	12·7
1897 .	3·9	202	8·9	0·5	8·1	4·5	13·1
1898 .	4·0	207	8·5	0·5	8·3	4·3	13·1
1899 . .	4·1	213	8·4	0·5	8·5	4·2	13·2
1900 .	4·6	219	9·4	0·6	8·8	4·7	14·1
1901 .	4·7	219	9·9	0·6	8·8	5·0	14·4
1902 . .	4·6	214	8·5	0·6	8·6	4·3	13·5
1903 . . .	4·9	217	5·4	0·6	8·7	2·7	12·0

Nach *Cauderlier* war der Konsum innerhalb der 3 Jahre von 1879 bis 1881 im jährlichen Durchschnitt weit höher als oben angegeben:

Bier . .	13,216.000	Hektoliter und	240	Liter pro Kopf
Branntwein .	718.800	„ „	13	„ „
Wein . . .	217.150	„ „	3·90	„ „ „

In den Jahren 1870—1872 betrug nach ihm der Alkoholverbrauch jährlich 39 Millionen; 1873—1878 stieg er auf 49 Millionen und 1884 bis 1885 sogar auf 64 Millionen Liter. Der Branntweinkonsum ist 1886 auf 521.391 Hektoliter und 1887 auf 542.215 Hektoliter gestiegen. Von 1867 bis 1869 (3 Jahre) betrug er 40,800.000 Liter und 1885—1887: 53,500.000, so daß mit Anrechnung der Bevölkerungszunahme alljährlich ein Verbrauch von 30 Liter auf jeden männlichen Einwohner entfällt. In derselben Periode hat die Staatssteuer von berauschenden Getränken alljährlich betragen 474,323.000 Frcs. (312 Millionen von Bier, 134 Millionen von Branntwein und 28 Millionen von Wein). Von Branntwein allein war die Einnahme:

1840:	2.800.000 Francs	1870:	15,420.000 Francs
1850:	4,180.000 „	1875:	26,550.000 „
1860:	9,030.000 „	1880:	27,500.000 „
1865:	12,970.000 „		

1905: Zoll auf ausländischen Wein . .	8,500.000 Francs
„ „ inländischen Branntwein	60,600.000 „
„ „ Bier und Essig . . .	20,700.000 „
	89,800.000 Francs

d. i. 1/8 der Staatseinnahmen.

Zu diesem abnormen Gebrauch berauschender Getränke hat die übergroße Anzahl ihrer Verkaufsstellen sehr wesentlich beigetragen. Die Anzahl derselben war für destillierte Getränke allein:

1841:	45.276	1870:	100.763 oder 1:49 Einw.
1845:	45.583	1877:	128.807
1851:	55.575	1880:	125.000 „ 1:44 „
1855:	55.899	1886:	140.000
1861:	77.254	1887:	135.000
1865:	91.527	1888:	159.000 „ 1:38 „
1869:	99.214		(Weitere Zahlen cfr. S. 53)

Im Jahre 1880 gab es im ganzen Lande auf je 44 Einwohner oder auf je 10 erwachsene Männer eine Schankstelle; 1887 kommt eine Schankstelle auf je 8 erwachsene Männer. Von 1850—1870 hat die Bevölkerung um 25% zugenommen und die Zahl der Schankstellen um 90%.

In Brüssel gab es

1868	bei	165.098	Einw.	2458	Schankstellen allerlei Art
1871	„	167.313	„	2588	„ „ „
1877	„	173.670	„	2823	„ „ „
1881	„	165.350	„	3437	„ „ „
1882	„	166.351	„	3412	„ „ „
			1889:	4033	
			1903:	3866	

1853 entfällt in Brüssel auf 90 Einwohner eine Schankstelle und 1881 auf 48 je eine solche; in einer Straße hatte 1890 jedes dritte Haus, in dem Dorfe des Hennegaus jedes zweite eine Kneipe; 1889 gab es in Brüssel 4039 (auf 45 Einwohner eine), 1901: 3866 Schankstellen (auf 56 Einwohner eine). Im Jahre 1889 war eine schärfere Schankgesetzgebung in Kraft getreten und die Zahl der Branntweinschenken sank, die der Bierwirtschaften hingegen stieg, wie beifolgende Tabelle zeigt:

Jahr	Schankstätten für Branntwein und gegorene Getränke	Schankstätten nur für gegorene Getränke	Zusammen
1889	185.036	6.089	191.125 = 1:32
1890	173.073	13.510	186.583
1891	162.616	23.148	185.764
1892	156.284	30.977	187.261
1893	150.755	38.055	188.810
1894	147.327	43.879	191.206
1895	144.357	50.176	194.533
1896	142.594	55.402	197.996
1897	139.235	61.464	200.699 = 1:32·8

Am 1. Januar 1898 betrug die Zahl der Schenken wieder 1 : 32 wie im Jahre 1889. Im Jahre 1901 wurden 175.000 Wirtshäuser und Schankstätten für alkoholische Getränke, 2900 Brauereien und 225 Brennereien gezählt. Die Zahl der Branntweinschenken hat zwar infolge des neuen Gesetzes abgenommen, dahingegen hat sich die Zahl der Bier- und Weinrestaurants verzehnfacht!

Wie der Alkoholkonsum sind auch dessen Folgen ungemein abschreckend. Die Todesfälle an Delirium trem. haben eine sehr beträchtliche Ausdehnung angenommen. Dieses wurde Todesursache

1851—1860	bei 292 M.	und 56 Fr.,	zusammen	bei 348	Individuen
1861—1870	„ 1023 „	„ 160 „	„	„ 1183	„
1871—1880	„ 3380 „	„ 471 „	„	„ 3851	„

Cauderlier[37]) führt an, daß 80% der in Antwerpen im Hôpital St. Jean obduzierten Männer an Alcoholismus chron. gelitten, und daß in Belgien bei jährlich 125.000 Sterbefällen wenigstens 15.000 Personen im besten Lebensalter durch den unmäßigen Genuß berauschender Getränke zugrunde gehen.

Nach den wertvollen Angaben von *Vandervelde*[39]) steigt neuerdings in Belgien, wie auch obige Tabelle zeigt, der Konsum von Bier langsam, dahingegen sinkt der Branntweinverbrauch deutlich; diese Besserung beruht nach ihm lediglich darauf, daß die Arbeiterschaft in Belgien gelernt hat, den Schnaps mit seiner degenerierenden, verrohenden Wirkung zu bekämpfen. Es ist eine Art Alkoholstreik, welcher von dieser geführt wird. Allerdings, meint er, hat im Jahre 1896 eine Erhöhung der Steuer von 64 Frcs. pro Hektoliter 50gradigen Branntweins auf 100 Frcs. und im Jahre 1903 abermals eine solche auf 150 Frcs. stattgefunden, aber diese lediglich fiskalische Maßnahme hatte nur den Erfolg, daß die Fabrikation in geheimen Brauereien zugenommen, daß die Wirte Branntwein von schlechter Qualität und geringem Alkoholgehalte, sehr verdünnt und in dicken Gläsern verkauften, und daß an die Stelle des Branntweins andere alkoholische Getränke (Wein und Bier) traten.

Hervorgehoben zu werden verdient, daß im April 1905 ein Gesetz angenommen wurde, welches die Herstellung, den Verkauf und den Ausschank von Absinth verbietet. (Der jährliche Verbrauch an letzterem belief sich auf ca. 1500 Hektoliter.)

Die zweimalige Erhöhung der Branntweinsteuer im Laufe eines Jahrzehntes hat sich als ein vorzügliches Mittel zur Eindämmung der Trunksucht erwiesen. Wie aus dem Jahresbericht des belgischen Finanzministeriums hervorgeht, betrug der Jahreskonsum an Branntwein von 1890—1895 ungefähr 10 Liter pro Kopf, sank infolge der Steuererhöhung vom Jahre 1896 auf etwa 9 Liter und fiel infolge der neuerlichen Steigerung der Branntweinsteuer vom Jahre 1903 unter 6 Liter. Im Jahre 1894 belief sich der Jahreskonsum von 50gradigem Alkohol pro Kopf in Dänemark auf 15, Ungarn auf 11, Österreich 10, Belgien 9·98, Holland 8·91, Deutschland 8·82, Frankreich 8·09, Schweden 7, in der Schweiz 5·81, in Rußland 4·68, England 4·4 und Norwegen 3·82 Liter; im Jahre 1903 in Dänemark 13·95, Ungarn 8, Österreich 12, Belgien 5·94, Holland 7·82, Deutschland 8, Frankreich 7·09, Schweden 7·5, in der Schweiz 4·18, in Rußland 4·68, England 4·5 und Norwegen 3·18 Liter. Demgemäß war Belgien im Jahre 1894 an vierter Stelle und steht jetzt an achter Stelle in bezug auf den Branntweinkonsum. Gleichzeitig mit dem Rückgang der Trunksucht zeigte sich eine Erhöhung der Sparkasseneinlagen. Auch läßt sich feststellen, daß der verminderten Frequenz der Kneipen eine Steigerung des Sportlebens und der Freude an Ausflügen entspricht.

Auch in Spanien hat in den letzten 15 Jahren der Alkoholkonsum erheblich und bedenklich zugenommen. Liköre und Spirituosen, die sonst den Eingeborenen ganz unbekannt waren und ausnahmsweise nur von Fremden genossen wurden, sind jetzt überall zu haben. Sie fangen an, die nichtalkoholhaltigen Getränke, insbesondere die Schokolade, die zu jeder Zeit auf den öffentlichen Plätzen genossen wurden, zu verdrängen. Viele Spanier genießen jetzt Brandy oder Rum und in bedeutenden Mengen.[40])

Der Alkoholkonsum betrug (Veröffentlichung des Kaiserlichen Gesundheitsamtes 1901) in Litern:

Jahr	Branntwein 50%	Bier	Wein 13%	in absol. Alkohol Branntwein	Bier	Wein
1887	5·5	keine Angaben, weil sehr unbedeutend	85	2·80	keine Angaben, weil sehr unbedeutend	11·05
1888 . .	3·8		107	1·9		13·91
1889	3·0		29	1·5		3·77
1890	4·3		68	2·15		8·84
1891	3·8		72	1·9		9·36
1892	2·3		79	1·15		10·27
1893 . . .	3·12		91	1·56		11·89
1894	2·8		97	1·4		12·61
1895	2·3		89	1·15		11·57
1896	—		127	—		17·51
1897 . .	—		55	—		7·15
1898	—		74	—		9·62
1899	—		88	—		11·04

Frankreich. In diesem Lande der größten Weinproduktion waren die Erscheinungen des Alkoholismus bis vor einigen Jahrzehnten wenig bekannt. Solange in allen Schichten der Bevölkerung und in allen Teilen des Landes der Wein und der aus diesem bereitete Alkohol das wesentlichste alkoholische Genußmittel bildete, solange waren die Folgen dieses Konsums von nichtbedenklicher Art. Erst als die Weinausfuhr aus Frankreich sehr erheblich gesteigert wurde, als die Weinkreszenz durch Oidium und Phylloxera aufs schwerste gelitten und gleichzeitig die Alkoholerzeugung aus Rüben, Getreide, Mais und Kartoffeln zugenommen, da nahm der Branntweinverbrauch in immer steigendem Grade zu und von dieser Zeit an entstanden die schweren Folgen des Alkoholmißbrauches. Schon 1877 wies *Lunier* nach, daß die Fälle von Selbstmord, Irrsinn, Verunglückung infolge von Trunksucht in den Départements am häufigsten sind, in welchen am meisten Branntwein und besonders Industriealkohol (aus Rüben etc. im Gegensatz zu dem aus Wein destillierten) genossen wird, und daß diese Zahlen im direkten Verhältnisse zur Zunahme des Konsums steigen.

Der Verzehr an absolutem Alkohol (100%) gestaltet sich pro Kopf der Bevölkerung nach *Claude*[41]) in folgender Art:

Jahr	Besteuerte Menge (Hektoliter)	Konsum pro Kopf	Vereinnahmte Steuer (Francs)
1830 . .	365.182	1·12	20,241.000
1850 .	585.200	1·46	24,420.000
1855 . .	714.813	2·00	35,983.000
1860 .	851.825	2·27	63,637.000
1870 . .	882.790	2·32	84.043.000
1875 .	1,019.052	2·82	170,787.000
1880 . .	1,313.829	3·64	220,944.000
1885	1,444.342	3·85	238,333.000

Der Konsum hat, wie wir sehen, sich innerhalb der 55 Jahre mehr als verdreifacht. Und dabei geben diese Zahlen den tatsächlichen Konsum nicht ganz wieder, weil für die kleinen landwirtschaftlichen Betriebe Steuerfreiheiten bestanden und auch recht viel Alkohol eingeschmuggelt wurde. Im Durchschnitt der 8 Jahre von 1878—1885 schätzt man die Zahl dieser Hausbrennereien (bouilleurs du cru), die anhaltend oder nur zu bestimmter Zeit arbeiten, auf 439.831. Von diesen haben im Durchschnitt dieser Zeit jährlich 156.975 tatsächlich gearbeitet und jährlich 62.593 Hektoliter Alkohol produziert. Auch die eingeschmuggelte Alkoholmenge soll nicht unbeträchtlich sein. Nach *Lunier* soll sie $^1/_6$ der Gesamtproduktion betragen, nach der Meinung anderer sogar $^3/_4$ der Totalproduktion erreichen. Die Zahl der Hausbrennereien beläuft sich gegenwärtig (1904) auf 760.000.[43]) Diese massenhaften privilegierten, nicht besteuerten Hausbrennereien produzieren nach *Korn*[42]) wenigstens $^1/_3$ des versteuerten Fabrikates, so daß sich der wirkliche Verbrauch sehr erheblich steigert.

Der Verbrauch der einzelnen alkoholischen Getränke war in den Jahren 1880—1885 pro Kopf (Liter):

	1880	1881	1882	1883	1884
Wein . .	71	77	73	74	77
Obstwein .	11	9	13	12	19
Branntwein .	3·64	3·91	3·88	3·96	4
Bier.	23	23	22	23	23

In neuerer Zeit gestaltet sich der Konsum („Reichsarbeitsblatt" 1906) in Litern pro Kopf:

Jahr	Wein (12%)	Bier (4·5%)	Branntwein (abs. Alk.)	Insgesamt (abs. Alk.)
1885	97	21	3·86	16·44
1886	87	22	3·53	14·96
1887	89	21	3·84	15·46
1888	104	20	3.87	17·25
1889	82	23	4·00	14·87
1890	94	22	4·35	16·62
1891	105	21	4·37	17·91
1892	95	24	4·56	17·04
1893	141	23	4·32	22·27
1894	109	22	4·04	18·11
1895	111	23	4·07	18·42
1896	108	23	4·19	18·18
1897	111	24	4·28	18·68
1898	112	25	4·70	19·16
1899	113	27	4·59	19·36
1900	117	28	4·60	19·90 (Ausstellungsjahr)
1901	153	25	3·52	22·90
1902	108	22	3·26	17·60
1903	101	—	3·54	—

Der Konsum dieser Getränke ist in den einzelnen Landesteilen Frankreichs ein sehr verschiedener; es zeigt sich, daß dort am meisten Branntwein konsumiert wird, wo der Weinverbrauch am geringsten ist, und wiederum am meisten dort, wo sehr viel Obstwein oder Bier konsumiert wird. Wie diese Verteilung vor sich geht, zeigt eine für das Jahr 1873 von *Lunier* gemachte Zusammenstellung für den Verzehr pro Kopf der Einwohner in Litern:

Nach Regionen	Branntwein	Wein	Bier	Obstwein
Nordwest	4·3	14·9	3·8	123·9
Nord	5·9	87·8	65·2	15·8
Nordost	3 4	126·3	46·8	0·6
West	1·1	163·6	4·1	1·7
Zentrum	1·4	118·1	4·0	0·5
Ost	1·5	125·9	6·1	0·1
Südwest	0·9	165·1	3·0	0·0
Süd	0·8	190·8	7·8	0·0
Südost	1·3	168·9	3·2	0·0
	2·8	119·2	21·1	19·6

Und noch deutlicher werden diese Unterschiede, wenn man die Konsummenge in den einzelnen Getränken in Betracht zieht. Im Jahresdurchschnitt der Jahre 1870—1880 war diese in Hektolitern:

Regionen	Alkohol	Wein	Bier	Obstwein
Nordwest	200.578	612.666	116.619	6,196.812
Nord (ohne Paris)	412.864	3,312.799	5,178.780	1,952.872
Paris (Stadt)	110.743	3,928.968	228.175	—
Nordost	80.547	2,930.360	1,031.705	—
West	46.723	5,719.780	133.041	110.654
Zentrum	42.996	3,177.418	129.841	—
Ost	73.546	6,329.452	289.433	—
Südwest	32.535	4,927.763	198.134	—
Süd	27.855	3,336.840	115.866	—
Südost	36.221	3,099.580	92.267	—
Total . .	1,064.608	37,375.626	7,423.861	8,260.338

Sehr beträchtlich ist der Konsum an alkoholischen Getränken in den großen Städten. Er betrug pro Einwohner in Litern beispielsweise in:

Stadt	Wein		Branntwein 100%		Bier	Zahl der Einwohner (1884)
	1884	1900	1884	1900		
Paris .	207	217	6·7	8·2	13	2,210.951
Lyon . . .	215	178	5·2	5·96	9	323.298
Marseille . .	193	166	6·8	7·81	10	254.456
Bordeaux .	223	213	4·8	4·24	9	208.182
Lille . .	31	28	7·3	8·07	312	138.401

In Paris ist der Branntweinverbrauch im Abnehmen, seitdem in neuerer Zeit das Oktroi auf Wein aufgehoben worden. Er betrug 1900: 8·2 Liter; 1901: 4·5; 1902: 4·4; 1903: 4·3; 1904: 3·8 Liter. — Im Jahre 1902 wurden in Frankreich (inkl. Hausbrennereien) erzeugt 1,602.860 Hektoliter Alkohol; 1903: 2,047.040; 1904: 2,257.248. In 68 Departements ist der Konsum in Zunahme, in 16 in Abnahme, bei 3 bleibt er stationär. —

Die Zahl der Schankstellen hat in letzter Zeit stetig zugenommen. Es war die Zahl derselben (ohne Paris mit zirka 30.000):

1829:	297.812	1875:	342.622 mit 1 Sch. auf 109 Einw.
1839:	288.904	1880:	356.863 „ „ „ 104 „
1850:	350.424	1882:	372.587 „ „ „ 101 „
1860:	306.308	1884:	386.855 „ „ „ 96 „
1869:	364.875	1885:	399.145 „ „ „ 94 „
1874:	342.980		

Die Zahl der Schankwirtschaften betrug 1902: 464.556; 1903: 461.967, d. i. 1 Schankstelle auf 82 Einwohner; die Bevölkerung nahm um 1·15% von 1886—1901 zu, die Schankstellen um rund 40%! Wenn man bedenkt, daß unter dieser Einwohnerzahl Frauen und Kinder mit berechnet sind, so dürften auf je eine Schankstelle sicher kaum 30—40 Personen kommen. Die Anzahl der Schankstellen ist in den einzelnen Gegenden des Landes sehr verschieden verteilt (1885 waren 136 Einwohner im Département Yonne das Maximum und 46 das Minimum im Département Nord). Allein für Branntwein gibt das französische Volk jährlich 1.800.000.000 Frcs. aus; die Einnahmen der Getränkesteuer betrugen pro 1905 416½ Mill. Frcs., d. i. fast 1/9 der Gesamteinnahmen.

Ungemein groß ist in Frankreich[45]) der Gebrauch von Absinth (Wermut, Bitter etc.). Dieser Konsum ist in stetem Wachsen trotz der großen Gefahren, die mit ihm verbunden sind. Es wurden konsumiert:

1884 . . .	49.335 Hektoliter	
1894	125.078 „	
1897	192.708 „	
1899	220.500 „	
1900	238.467 „	(Ausstellungsjahr)
1901	173.462 „	
1903	186.326 „	

Außer diesen schweren Absinthsorten werden noch große Mengen ähnlicher Liköre konsumiert; auch hierbei ist die eingeschmuggelte und heimlich fabrizierte Menge kaum zu schätzen.

Die nachteiligen Folgen dieses Konsums berauschender Getränke sind in Frankreich seit Jahrzehnten mit Eifer verfolgt und von einsichtsvollen Stimmen wiederholt in dem Kampfe gegen diese Flut von Verderben vor dem Volke und vor der herrschenden Gewalt dargelegt worden. In einer vielleicht etwas übertriebenen Weise schreibt man diesem Alkoholmißbrauch die Abnahme der Geburten, die Verminderung der Bevölkerung in einzelnen Gegenden des Landes zu, und in gleicher Weise die Zunahme der Sterblichkeit der Kinder unter einem Lebensjahre.

Der Einfluß des Alkoholkonsums auf die Zahl der Militärpflichtigen hat sich, soweit die Gesamtzahl derselben in Betracht kommt, nicht geltend gemacht. Die Zahl der wegen Mangel der Körpergröße (1·54 *m*) Zurückgesetzten war 1872: 2·29%, 1875: 2·60%, 1880: 2·35%, 1883: 2·21%. Im Durchschnitt dieser Jahre waren von 3,909.480 Militärpflichtigen 87.802 = 2·25% aus dem obigen Grunde zurückgesetzt; die Zahl dieser letzteren ist im Durchschnitt fast die gleiche geblieben, während seit 1872 der Alkoholkonsum sich fast verdoppelt hat. Anders ist es, wenn man diejenigen Départements, in welchen der Alkoholismus schon sehr lange eingewurzelt ist, mit solchen vergleicht, in denen er erst neueren Datums ist. Es zeigt sich keine scheinbar besondere Differenz, wenn man die durchschnittliche Summe vergleicht. Im Département Seine inférieure war im Durchschnitt der Jahre 1873—1886 die Zahl der Zurückgesetzten 17%, in Somme 16%, in den Départements mit neuerem Alkoholismus wie Vosges 16%, Meurthe und Moselle 10%. Vergleicht man aber, wie *Claude*[15]) hervorhebt, die einzelnen Jahrgänge, so zeigt sich ein gewaltiger Unterschied. In dem Département Seine inférieure war die Zahl der Untauglichen 1873 6%, 1886 aber 24%, 1882 sogar 26%; in Somme war diese Zahl 1885 26%, in Ille et Villaine 1882 sogar 29% und 1883 40%. In den Départements mit neuerem Alkoholismus treten solche Zahlen niemals auf. Nichtsdestoweniger trägt *Claude* mit Recht ernste Bedenken, diese Erscheinung lediglich dem Alkoholkonsum und nicht vielmehr anderen lokalen Verhältnissen zuzuschreiben.

Sicher konstatiert ist, daß die Zahl der tödlichen Verunglückungen durch Alkoholmißbrauch stetig zugenommen hat. In dem Bericht von *Claude* finden sich folgende Angaben. Die Zahl dieser Verunglückungen waren in den 5jährigen Perioden:

1836—1840	226	1866—1870	489
1841—1845	267	1871—1875	409
1846—1850	296	1876—1880	447
1851—1856	226	1885	538
1857—1860	254	1896	473
1861—1865	345		

Die Bevölkerung hat nur um ein Viertel innerhalb 50 Jahren zugenommen, die Unglücksfälle haben sich verdoppelt. *Lunier* wies schon 1877 nach, daß die meisten dieser Verunglückungen dort vorkommen, wo am meisten Branntwein und besonders Industriebranntwein genossen wird, daß sie in den eigentlichen Weingegenden fast ganz fehlen. Das läßt sich aus folgender Vergleichszusammenstellung erkennen:

Region	Durchschnittlicher Konsum von Alkohol (100%) pro Kopf	im Jahre 1880	
		Zahl der Verunglückungen durch Alkoholmißbrauch	Prozent der Gesamtzahl der Verunglückungen
Nordost	6 Liter	98	22
Nord	6 „	136	30
Nordwest	3 „	39	9
West	4 „	40	9
Zentrum	2 „	23	5
Ost	4 „	89	20
Südwest	3 „	5	1
Süd	2 „	5	1
Südwest	2 „	14	3

Frankreich steht hinsichtlich des Alkoholismus nach dem Urteile auch der französischen Sachkenner an der Spitze der Nationen.

Italien. In Italien war bislang der Alkoholgenuß im ganzen ein geringer; er ist in den nördlichen Provinzen immer etwas größer gewesen als in den südlichen. In der Neuzeit werden jedoch die Erscheinungen der Trunksucht in jenen merklich und drohend, so daß auch hier mit der Abnahme des Weinkonsums die Folgen des Branntweinverbrauches sich kenntlich machen.

Nach amtlichen Angaben war in Italien die Produktion von Alkohol (100%): 1871: 82.376 Hektoliter, 1875: 210.244, 1880: 267.280, 1882: 297.049 Hektoliter.

Der Konsum gestaltet sich im ganzen Lande auf ca. 1 Liter (100%) pro Kopf nach der Produktion berechnet. Er war:

1871: 0·307 Liter	1880: 0·938 Liter
1873: 0·946 „	1881: 1·005 „
1875: 0·765 „	1882: 1·402 „
1877: 0·699 „	1883: 1·08 „
1879: 0·802 „	1884: 1·07 „

In neuerer Zeit beträgt der Konsum der einzelnen alkoholischen Getränke (Veröffentlichungen des Kaiserl. Gesundheitsamtes 1902):

Jahr	Branntwein 50%	Bier 4·5%	Wein 13%	Insgesamt in absol. Alkohol
1885	2·82	0·8	81	61·63
1886	1·44	0·8	123	11·98
1887 . .	1·62	0·8	105	18·75
1888 . . .	0·69	0·8	104	14·50
1889 . . .	0·93	0·8	68	13·91
1890 . .	1·43	0·9	95	9·34
1891 . .	1·44	0·8	110	13·10
1892 . .	1·49	0·6	103	16·10
1893	1·11	0·5	97	14·16
1894	1·23	0·5	97	13·18
1895 . . .	1·00	0·5	73	13·24
1896 . .	1·10	0·5	87	10·01
1897 . .	1·20	0·5	74	11·88
1898 . . .	1·11	0·5	92	10·24
1899 . . .	1·16	0·6	93	12·53
1900	1·23	0·6	88	13·00
1901	1·23	0·67	133	16·65
1902 . . .	1·24	0·71	122	15·25
1903 . .	1·28	0·77	106	13·37

Dieser Konsum war in den einzelnen Provinzen des Landes ein sehr verschiedener. Nach *Raseri*[46]) beträgt er in Sizilien kaum 0·55 Liter, in Neapel 1·7, in Venedig dagegen 3·4 und in der Lombardei 4·1 pro Kopf. *Sormani*[47]) gibt an, daß die schweren Folgen des Alkoholismus in Italien ganz unbekannt seiën, daß in dem Jahrzehnt von 1868—1877 infolge des Alkoholismus in ganz Italien 475 Personen gestorben sind, d. h. 1·77 Todesfälle auf 1 Million Einwohner. Diese Zahl wird aber im industriereichen Norden größer, so in der Provinz Genua 10·88; Padua 6·31; Sondrio 6·29; Verona, Tesano 3—4; Turin, Pavia etc. 2—3. In Mailand wurden ins Ospedale maggiore aufgenommen Trinker 1868: 158; 1870: 141; 1871: 148; 1872: 163; 1873: 124; 1874: 196.[48])

1893—1894 betrug die Zahl der Alkoholtodesfälle auf 1 Million Einwohner: 20. Doch stieg der 5jährige Durchschnitt 1887—1891 von 14·8 auf 18·8 in den Jahren 1892—1896. Im Jahre 1897 starben 16, und der vierte Teil davon in der Lombardei. 1899 stieg die Zahl auf 18·1 (in Venetien 33·8, in der Lombardei 30·9, in Kalabrien 5·9, in Sizilien 5·5).

Im ganzen Königreich waren tödliche Verunglückungen durch Trunksucht in den Jahren 1871—1880 eingetreten 435, oder jährlich im Durchschnitt 43·5; Nach *Terzi* soll es 1875 in Italien bei einer Bevölkerung von 26,801.104 Einw. 15.895 Trinker gegeben haben oder 0·55 auf 1000 Einw. (Venezia 1·00, Alto Po 1·20, Sicilia 0·36, Sardegna 0·24).

Während der Jahre 1881—1884 sind in 284 Hauptgemeinden mit 7,073.601 Einw. und 860 Zivilhospitälern im ganzen 1343 Personen an Alkoholismus gestorben oder auf je 100.000 Einw. 47 Todesfälle, und im Jahre 1883 sind in den 860 Krankenhäusern 996 an Alkoholismus erkrankte Personen behandelt worden oder auf je 1000 Kranke 32 Alkoholisten.

In Italien sind gestorben an Alkoholismus:

1896: 557 Personen	1898: 541 Personen	1900: 523 Personen
1897: 504 „	1899: 555 „	1901: 414 „

Eine 1885 von dem Minister Depretis eingeleitete Enquete[49]) über den hygienischen und sanitären Zustand der Gemeinden in Italien ermittelte, daß im ganzen Lande 85 Millionen Hektoliter Wein oder 86 Liter pro Einwohner jährlich konsumiert werden, etwas mehr wie 1 Liter Branntwein (100%) und etwas weniger als 1 Liter Bier. 1884 gab es 167.472 Verkaufsstellen von berauschenden Getränken oder eine Schankstelle auf 166 Einw. 1894: 177.483, d. i. 1 Schankstelle auf 180 Einw. 1899 rechnete *Rochat* 180.000 Schankstellen oder 1 : 170 Einw. aus. Mailand hatte 1867 : 1523, 1878 : 2272, 1895: 3884 Schankstellen oder eine auf 112 Einwohner. Bari, Foggia, Lecce im Süden hatten nur 1 : 250. „Der Alkoholismus“, heißt es in dem Bericht, „gewinnt täglich an Terrain, namentlich zeigt sich die nachteilige Wirkung des Alkohols auf das Nervensystem in sehr bedenklicher Weise.“

Schweiz. In einzelnen Kantonen der Schweiz wurde über die Trunksucht und ihre Folgen schon seit Jahrzehnten geklagt. Auch hier zeigt sich ein gewaltiger Unterschied, je nachdem in den einzelnen Gegenden des Landes die eigene Weinproduktion einen reichlichen Weingenuß zuließ, oder in anderen die Bewohner auf den Genuß des heimischen oder eingeführten Branntweins angewiesen waren. In den Kantonen dieser letzten Gattung haben die Erscheinungen des Alkoholismus in einem bedenklichen Maße zugenommen. 1863 ist im Kanton Bern 25mal mehr Branntwein konsumiert worden als 1811; in Graubünden schätzte man 1861 den jährlichen Konsum von Branntwein auf 5 Quart und in Genf ist der Branntweinkonsum in 20 Jahren um zwei Drittel gestiegen.

Über den wirklichen Konsum der einzelnen Getränke in dem gesamten Lande und dessen einzelnen Teilen in früherer und auch in neuerer Zeit fehlen genaue Angaben. *Loetscher* schätzte den jährlichen Konsum von 1870—1879 pro Kopf auf 100 Liter Wein, 8 Liter Bier und 7·5 Liter Branntwein. Amtlich gibt man die Konsummenge an für Branntwein (50%) zu 9·40 Liter, Wein 55·00 Liter und Bier 37·50 Liter. *Kummer*[50]), der frühere Direktor des eidgenössischen statistischen Bureaus, berechnet den

Konsum der 2,900.000 Einw. Schweizer auf ca. 2 Millionen Liter Wein jährlich, auf über 100 Millionen Liter Most, über 100 Millionen Liter Bier und 2·27 Millionen Liter Branntwein. Während die Bevölkerung der Schweiz von 1850—1880 sich um ein Sechstel vermehrt hat, ist der Konsum von Wein gestiegen von 19½ auf 67 Millionen Liter; während der Branntweinkonsum in den fünfziger Jahren durchschnittlich 7½ Mill. Liter betrug, beläuft er sich jetzt auf 27 Millionen Liter. Nach den Angaben in dem Bericht von *Claude* ist für 1885 ein Konsum von wenigstens 150.000 Hektoliter berechnet, oder 10 Liter (50%) jährlich pro Kopf der Bevölkerung.

Der Alkoholkonsum war in neuerer Zeit:

Jahr	Wein	Bier	Brannt-wein	Wein-Alkohol	Bier-Alkohol	Brannt-wein-Alkohol	Gesamt-Alkohol
	Liter						
1885	keine Angaben	33	keine Angaben	keine Angaben	1·3	—	—
1886		keine Angaben			—	—	—
1887					—	—	—
1888					—	—	—
1889		41			1·6	—	—
1890		45	6·3		1·8	3·2	—
1891		48	6·3		1·9	3·2	—
1892		50	6·4		2·0	3·2	—
1893		52	6·4		2·1	3·2	—
1894	71	51	5·8	7·1	2·0	2·9	12·0
1895	62	57	5·7	6·2	2·3	2·9	11·4
1896	75	63	6·0	7·5	2·5	3·0	13·0
1897	68	67	6·2	6·8	2·7	3·1	12·6
1898	64	70	6·2	6·4	2·8	3·1	12·3
1899	64	70	6·1	6·4	2·8	3·1	12·3
1900	96	67	keine Angaben	9·6	2·7	—	—
1901	70	61		7·0	2·4	—	—
1902	70	62		7·0	2·5	—	—
1903	—	—		—	—	—	—

Zur Verbreitung der Trunksucht in der Schweiz, besonders des Branntweintrinkens, hat in erster Linie die große Reihe der kleinen Hausbrennereien beigetragen. Im Kanton Bern, sagte *Bodenheimer*, gab es (1880) noch 12.000 Brennblasen oder auf je 42 Einw. eine Destillieranstalt; in fast doppelter Menge sind sie im Kanton Aargau, in Solothurn und Luzern vorhanden. „Alkohol", sagt er, „ist der Fluch der Schweiz. In jedem Landhause, in jeder Dorfstube wird Branntweinbrennen als eine logische Folge der ländlichen Beschäftigung angesehen. Kartoffel werden für die Brennereien gebaut und die Blase steht an der Feuerstelle. Während der Ehemann und die Arbeiter auf dem Felde sind, sind Mutter und Söhne beim Destillierapparate beschäftigt. Die Familienglieder trinken von dem neuen Destillate, bieten ihn zu jeder Zeit jedem Besuche an, und diese anerworbene krankhafte Neigung und Leidenschaft ist über das ganze Land verbreitet." Und zu dieser ungeheuerlichen Menge von kleinen Hausbrennereien kam noch die hohe Zahl der Schankstellen. Von diesen kamen:

Kanton	Zahl der Schankstellen				1882 auf 100 Einw.
	1871	1875	1880	1882	
Zürich	2109	2259	2679	2527	8
Bern	2006	2254	2424	2406	4
Schwyz	578	611	694	665	12
Thurgau	1233	1285	1234	1209	12
Basel (Stadt)	232	315	415	424	6
Neuenburg	868	848	910	903	9
Genf	1229	1545	1657	1535	15

Dem Alkoholkonsum entsprechend waren die Folgen desselben in den einzelnen Kantonen schon früh in beträchtlicher Weise hervorgetreten. Im Kanton Genf hat *Marc d'Espine* für die Zeit von 1838—1858 in 3·5‰ Todesfälle den Alkoholismus als Todesursache gefunden; 1879 waren nach *Roulet* unter 19.907 Sterbefällen in 9 Kantonen 676 Fälle, welche direkt und indirekt durch Alkoholismus verursacht waren. Er schätzt für die ganze Schweiz jährlich 2889 Todesfälle durch Alkoholismus oder 4·54‰ der Todesfälle. Diese Ziffer war in Thurgau 0·44, Schaffhausen 1·22, Basel (Stadt) 2·84, Zug 3·75, Zürich 4·24, Genf 6·63, Unterwalden 7·27, Neuschatel 11·08.

Nach einer von *Blocher* gemachten Zusammenstellung ist in den 18 größten städtischen Gemeinden in der Schweiz von den über 20 Jahre alten verstorbenen Männern immer der Zehnte als Alkoholiker gestorben. „In den Jahren des besten Lebensalters, zwischen dem 40. und 59. Altersjahre, ist von den in diesem Alter Gestorbenen der 6. und 7. Mann als Alkoholiker gestorben." Nach *Schlub*[52]) stirbt in den größeren Städten jeder neunte Mann an den mittelbaren und unmittelbaren Folgen der Trunksucht; und rechnet man die Mittel- und Kleinstädte über 5000 Einwohner noch ein, so stirbt im Alter von 20 bis 40 Jahren jeder siebente bis achte Mann, im Alter von 40—60 Jahren jeder sechste und über 60 Jahre — die meisten Alkoholiker bringen es nicht so weit — jeder siebzehnte Mann durch Alkohol oder durch direkte Mitwirkung desselben.

Von 1877—1882 waren in der Schweiz jährlich 1525 Sterbefälle als unmittelbare Folge von Alkoholgenuß vorgekommen (100 Alkoholvergiftung, 1425 Alkoholmißbrauch), d. i. 4·75 der bescheinigten Todesursachen (Bern 8·3, Solothurn 10·1, Neuenburg 10·2, Genf 7·5, Tessin 1·3, Glarus 1·9). Noch stärker sind die Wirkungen des Alkoholmißbrauches, wie wir sehen werden, bei der Entstehung der Geistesstörungen in der Schweiz ausgeprägt.

Nach der offiziellen Statistik waren in den 7 Jahren von 1877—1883 unter 3422 jährlich im Durchschnitt dem Heere angehörigen Mannschaften 35 wegen Alkoholismus dienstunbrauchbar, und unter 29.247 jährlich untersuchten Rekruten waren 9585 = 32·8% dienstuntauglich (Neuenburg 35·0, Bern 38·8, Freiberg 42·8).

Die Schweiz hat im Jahre 1885 das Branntweinmonopol eingeführt; sie hat hierzu die rechtliche und sittliche Begründung aus dem im zweiten Artikel der Bundesverfassung umschriebenen Zweck des Bundes: „Wohlfahrt der Eidesgenossen" hergeleitet. Die Schnapspest sollte beseitigt werden; die Alkoholfrage war lediglich die Schnapsfrage.

Der Alkoholkonsum hat, wenn man die zehnjährige Periode vor und die nach der Einführung des Monopols vergleicht, nach *Milliet* im allgemeinen zugenommen, aber nur in den gegorenen Getränken; der der spirituosen Getränke hat abgenommen. Es wurden konsumiert im jährlichen Durchschnitt (in Hektoliter):

	1880—1884	1893—1902
Wein	2,850.000	2,005.000
Bier	1,640.000	1,975.000
Branntwein (50%)	270.000	184.000 (50%)
Cider	640.000	900.000

Berechnet man diese Getränke auf absol. Alkohol (100%), so gibt das (in Hektoliter):

Wein	190.000	275.000
Cider	32.000	45.000
Bier	50.000	90.000
Gegorene Getr. . . .	272.000	410.000
Destill. „	135.000	92.000
Summa . .	407.000	502.000

Nimmt man die Bevölkerung von 1880—1884 = 2,840.000 Einwohner und die von 1893—1902 = 3,180.000 Einwohner, so gibt das einen jährlichen Konsum per Kopf:

	1880—1884	1893—1902
Wein . . .	6·69 Liter	8·65 Liter
Cider .	1·13 „	1·41 „
Bier	1·76 „	2·83 „
Gegorene Getr. . . .	9·58 Liter	12·89 Liter
Destill. „	4·75 „	2·89 „
Summa . .	14·33 Liter	15·78 Liter

Der Konsum des Alkohols hat in den beiden Perioden in allen seinen Formen zugenommen, und zwar um 10%, der der destillierten Getränke hat dagegen um 39·2% abgenommen. Der Konsum des Bieres ist um 60·8%, der des Weines um 29·3%, der des Ciders um 24·8% gestiegen. Nach dem letzten amtlichen Bericht wird für das Jahr 1904 der Konsum von Trinkbranntwein auf 148.939 Hektoliter 50gradigen angegeben bei einer mittleren Bevölkerung von 3,427.626 Seelen, d. i. pro Kopf der Bevölkerung 4·3 Liter.

Was die Wirkung des Monopols auf den Konsum der einzelnen Getränke anbetrifft, so hat dasselbe den Weinkonsum kaum gesteigert, weder die Erzeugung noch die Einfuhr, wohl aber hat es dieses Getränk besser verteilt. Dagegen hat der Bierkonsum auch in der Schweiz in den Monopoljahren dauernd von 38 Litern pro Kopf im Jahre 1884 bis zu 69 pro Kopf im Jahre 1898 zugenommen. Der Branntweinkonsum ist zwar nicht zurückgegangen oder nur vorübergehend, aber eine Steigerung desselben wurde durch das Monopol verhindert.

Österreich-Ungarn. In allen Teilen des Reiches werden Klagen über die Zunahme der Trunksucht laut. Die Produktions- und Steuerverhältnisse lassen bis in die neueste Zeit nur einen annähernd zuverlässigen Nachweis über den Konsum der alkoholischen Getränke in den verschiedenen Ländern gewinnen.

In Österreich selbst, wenn wir zunächst von Ungarn absehen, gibt es Länder, in denen vorzugsweise Wein gewonnen und auch konsumiert wird (Niederösterreich, Dalmatien, Küstenland, Krain), andere, in denen besonders große Mengen Bier verzehrt werden (Salzburg, Ober- und Niederösterreich, Böhmen, Steiermark) und endlich solche, in denen fast nur Branntwein und sehr wenige Mengen der anderen berauschenden Getränke verbraucht werden (Schlesien, Bukowina, Böhmen, Niederösterreich, Galizien, Mähren). Nach neueren Feststellungen [55]) hat der Weinverbrauch in Österreich von 1875 bis 1886 abgenommen, so daß der Wein als tägliches Getränk auf einen verhältnismäßig kleinen Teil der Einwohner Österreichs beschränkt ist; es ergibt sich ferner die Tatsache, daß der Bierverbrauch merklich und fortwährend abnimmt, daß hingegen der Verbrauch von Branntwein in starker Zunahme begriffen ist.

Nach der Ausgleichung der Produktion mit Ein- und Ausfuhr verblieben nach *Kral* für den Konsum in Österreich in 1000 Hektolitergraden (1 Hektolitergrad = 1 Liter):

Jahr	Bier	Branntwein
1875/76 . .	11.489·3	?
1878/79 .	10.460·9	70.405·2
1881/82 . .	11.460·9	70.088·9
1884/85 . ..	12.279·9	77.583·9
1885/86 . .	11.757·5	78.685·7

Eine Vergleichung der Einwohnerzahl mit der Konsumgröße zeigt die Zunahme des Branntweinkonsums pro Kopf. Die Einwohnerzahl betrug: 1875: 21,105.317, 1878: 21,614.206, 1881: 22,136.223, 1884: 22,707.845, 1886: 23,070.688. *C. Presl* berechnete pro Kopf:

	1881/82	1892/93	1885/95
Branntwein (100%) . .	2·7 Liter	4·5 Liter	3·8 Liter
Wein . .	15·0 „	18·9 „	22·0 „
Bier	50·0 „	63·5 „	32·0 „

Nach einer anderen Quelle war für Österreich und Ungarn zusammen nach Abzug des Im- und Exports das Quantum des produzierten und zum Konsum verbleibenden Branntweins (in Hektolitern à 100°):

Jahresdurchschnitt	Branntweinproduktion		Konsum
	Österreich	Ungarn und seine Nebenländer	
1865—1869	632.764	662.062	1,184.396
1870—1874	755.207	689.628	1.411.471
1875—1879	737.836	678.762	1,292.919
1880	677.214	560.459	1,090.600
1881	702.966	626.912	1,416.169
1882	739.597	658.253	1,328.620 (?)

Im Jahre 1880 waren verzehrt bei einer Bevölkerung von 37,882.710 Seelen 2·88 Liter Alkohol à 100% oder 5·76 Liter à 50% pro Kopf. Der Konsum ist jedoch auch für Österreich-Ungarn nicht genau festzustellen, da die Produktion nur nach dem Steuerertrag und die Steuer selbst nach einer Pauschalierung oder Abfindung geschicht. Indessen können obige Konsummengen als Minima angesehen werden. Von Sachkundigen wird jedoch der jährliche Verbrauch auf 6½ Liter absol. Alkohol = 13 Liter 50%igen Branntweins angenommen, d. i. bei 22 Millionen Einwohner in Österreich ein Verbrauch von 286 Millionen Liter, entsprechend einer Ausgabe von zirka 57 Millionen Gulden.

Die Erzeugung der geistigen Getränge betrug im Jahre 1880:

Länder	Biererzeugung		Weinernte		Branntwein		Branntweinsteuer pro Kopf 1879
	im ganzen Hektoliter	pro Kopf Liter	im ganzen Hektoliter	pro Kopf Liter	im ganzen Hektoliter	pro Kopf Liter	
Salzburg	249.718	152·0	—	—	678	0·4	5
Niederösterreich	2,274.691	97·0	174.570	7·5	89.756	3·0	43
Oberösterreich	679.182	89·0	—	—	6.925	0·9	8
Böhmen	4,807.534	86·0	3.900	0·7	242.129	4·4	45
Mähren	940.106	43·0	34.920	1·6	63.907	3·0	40
Steiermark	507.174	41·0	206.210	17·0	14.502	1·2	13
Schlesien	216.740	39·0	—	—	37.718	6·7	102
Tirol und Vorarlberg	212.740	23·0	90.950	10·0	4.556	0·5	6
Kärnten	103.856	21·0	360	0·1	6.391	1·8	23
Galizien	467.947	8·0	—	—	179.863	3·0	46
Krain	30.510	7·0	28.950	17·2	724	0·2	4
Bukowina	36.638	7·0	192	—	37.547	6·6	62
Küstenland	1.238	0·2	199.120	30·7	514	0·1	2
Dalmatien	—	—	937.800	197·0	—	—	—
Österreich zusammen	10,530.226	47·9	1,731.002	7·8	685.210	3·1	39
Ungarn u. Siebenbürgen	—	3·0	2,426.799	—	—	—	—
Kroatien u. Slawonien	—	1·0	700.000	—	—	—	—
Ungarn zusammen	—	3·0	3,126.799	20·0	574.123	3·6	4·5
Österreich und Ungarn zusammen	10,957.378	29·0	4,857.801	12·8	1,259.333	3·6	—

Der Branntwein war das einzige Getränk in Galizien und in der Bukowina, wo gar kein Wein und Bier konsumiert wurde; er wurde aber auch in Schlesien, Böhmen und selbst in Ungarn neben diesen Getränken in nicht unbedeutenden Mengen verzehrt. Es zeigt sich ferner, daß dort, wo weniger Wein respektive Bier, um so mehr Branntwein konsumiert wurde. In neuerer Zeit haben sich diese Verhältnisse etwas verschoben.[54])

Der Gesetzentwurf betreffend „die Erhöhung der Branntweinabgabe" beziffert für Österreich den größten Jahreskonsum im Zeitraum 1896 bis 1899 mit 1,016.287 Hektoliter reinen Alkohol. Es würde sich also in den Jahren 1896—1899 der durchschnittliche Verbrauch auf 1,014.695 Hektoliter stellen. Für den Konsum in den einzelnen Kronländern sind folgende Zahlen angegeben:

	Hektoliter	Einwohner
Böhmen . . .	202.455	6,318.220
Dalmatien	5.391	591.597
Galizien	305.088	7,295.538
Niederösterreich . . .	115.892	3,086.382
Oberösterreich	9.382	809.918
Salzburg	5.825	193.247
Steiermark	33.498	1,356.058
Kärnten	26.117	367.344
Krain	16.444	508.348
Bukowina	33.895	729.921
Mähren .	169.882	2,435.081
Schlesien	57.145	680.529
Tirol	21.721	850.062
Vorarlberg .	2.117	129.816
Küstenland .	11.435	755.183

Wenn diese Tabelle dem tatsächlichen Verhältnisse des Branntweinkonsums der verschiedenen Länder zueinander gerecht wird, so ständen Schlesien, Mähren und Kärnten mit 8—7 Liter absolutem Alkohol pro Kopf obenan, diesen würde sich die Bukowina und Galizien mit $4^1/_2$ bis 4 Liter pro Kopf anreihen, dann Niederösterreich, Böhmen, Steiermark und Krain mit nur 3 Liter pro Kopf und zuletzt Tirol mit $2^1/_2$ Liter pro Kopf.

Der einheimische Bierverbrauch ist weniger zuverlässig als der Branntweinverbrauch festzustellen. Es betrug:

In den Erzeugungsperioden (1. September bis 31. August)	die inländische Erzeugung	die Einfuhr aus dem Zollausland	die Ausfuhr nach dem Zollausland
	Hektoliter	Hektoliter	Hektoliter
1879/80	10,530.226	(7.308?)	188.524
1880/81	11,530.280	(9.174?)	200.490
1881/82	11,655.480	(10.667?)	196.332
1882/83	11,877.088	(9.169?)	214.177
1883/84	12,392.195	(27.501?)	218.773
1884/85	12,485.784	(24.459?)	221.811
1885/86	11,961.496	(24.582?)	223.823
1886/87	12,717.535	(28.180?)	241.821
1887/88	12,620.565	(36.642?)	243.017
1888/89	12,937.752	(43.004?)	273.905
		Meterzentner	
1889/90	13,570.339	(45.175?)	305.690
1890/91	14,038.234	50.373	320.890
1891/92	15,151.357	54.524	354.285
1892/93	16,247.666	60.333	412.431
1893/94	16,514.662	60.362	446.171
1894/95	17,275.348	63.841	495.520
1895/96	18,621.469	61.200	570.221
1896/97	19,060.498	67.570	571.148
1897/98	19,206.585	70.966	548.698
1898/99	19,573.547	66.834	594.164

Vernachlässigt man einerseits die nicht festzustellenden Mengen des in Ungarn und im Okkupationsgebiet verzehrten österreichischen Bieres und andrerseits den Anteil dieser Länder an der Produktion des ins Zollausland ausgeführten Bieres, so ergibt sich für die drei letzten Erzeugungsperioden (1896—1899) ein Durchschnittsverbrauch von jährlich 18,877.330 Hektoliter Bier, d. i. bei Abnahme von 26 Millionen Einwohnern (1900) für den Kopf 72·2 Liter Jahreskonsum oder 2 Deziliter Tageskonsum.

An der Biererzeugung sind die Länder Böhmen mit 45%, Niederösterreich mit 19%, Mähren mit 10%, Oberösterreich und Galizien (letzteres Land in lebhaft steigendem Maße) mit je zirka 5% beteiligt. In fast allen Ländern hat sich die Bierproduktion seit 1879 nahezu verdoppelt, in Mähren, Galizien und im Küstenlande fast verdreifacht; in Wien wurden konsumiert 1875: 1,195.410 Hektol. Bier oder 190 Liter pro Kopf, 1880: 977.680 Hektol. oder 135 Liter und 35·5 Liter Wein pro Kopf; 1882: 1,002.481 Hektol. Bier oder 138 Liter pro Kopf. — In Prag beträgt der Bierkonsum 1872: 191 Liter pro Kopf; 1878: 233·8 und 1881: 264·1 Liter. Der Branntweinkonsum pro 1881 beträgt dort 13·3 Liter pro Kopf; in dem Industriebezirk Mährisch-Ostrau stellte *Wlassak*[56]) fest, daß auf den Kopf der Bevölkerung 14 Liter absol. Alkohol und 150 Liter Bier kommen (Internat. Kongr. zu Wien). In der Brauperiode 1904/05 ist ein Rückgang der österreichischen Bierproduktion gegenüber dem gleichen Zeitabschnitt im Vorjahr zu verzeichnen. Die Biererzeugung in Österreich betrug 1904/05: 19,098.540 Hektol. gegen 19,820.898 Hektol. in der Zeit von 1903/04; der Steuerertrag 1904/05 bezifferte sich mit 73,022.628 Kronen gegen 74,674.451 Kronen 1903/04, somit ein Minus von 722.358 Hektol. Bier, bzw. 2,651.823 Kronen.

Nach den Motiven zum Gesetzentwurf zur Hintanhaltung der Trunkenheit vom 1. Mai 1885 kommen auf die nach der Volkszählung von 1880 in Österreich lebenden 22 Mill. Einwohner 97.814 Branntweinschankstellen, d. h. 1 Schenke auf je 220 Einwohner. Die Zahlen und die Verteilung dieser Verkaufsstellen ist in den einzelnen Ländern eine sehr verschiedene. Nach *Krals* Ausführungen ist in den meisten Ländern die Tendenz vorherrschend, die Gastgewerbe mit Wein- und Bierschank als Hauptsache in ausschließliche Branntweinschenken oder doch in solche umzuwandeln, wo der Branntwein die erste Rolle spielt, und mit dieser Erscheinung geht nach ihm die Abnahme des Wein- und Bierverbrauches parallel. Nur in Oberösterreich, Salzburg, Steiermark und Tirol mit Vorarlberg zeigt sich eine sehr bedeutende Zunahme der eigentlichen Gasthäuser. Höchst interessant ist die Verteilung der Branntweinschenken, Gastwirtschaften u. dgl. in den einzelnen Kronländern. Von je 100 Branntweinverkaufsstellen entfallen auf Galizien 95 Branntweinschenken und 5 Gastwirtschaften; auf die Bukowina 93 und 7; auf Schlesien 87 und 13; auf Kärnten 85 und 15; auf Mähren 82 und 18; auf Küstenland 74 und 26; auf Krain 70 und 30; auf Dalmatien 60 und 40; auf Böhmen 53 und 47; auf Niederösterreich 25 und 75; auf Tirol 20 und 80; auf Steiermark 13 und 87; auf Salzburg 5 und 95; auf Oberösterreich 2 und 98.

Nach neueren amtlichen Angaben schwankt die Anzahl der Branntweinschankkonzessionen, bei deren Verleihung die Behörde das Bedürfnis zu prüfen hat, in den Jahren 1882 bis 1899 für ganz Österreich zwischen 83.555 (im Jahre 1886, I. Semester) und 95.802 (1887), von da an sank sie bis 1893 auf 88.933 und stieg wieder bis 1898 auf 91.708, für 1899 betrug sie 90.877.

Werden die 1899 in den einzelnen Ländern bestehenden Schenken auf die Bevölkerungszahl (nach der Zählung von 1900) verteilt, so entfällt eine Schenke in Salzburg schon auf 138, in Tirol auf 183, in Oberösterreich auf 197 Einwohner, in Kärnten auf 220, Krain 228, Böhmen 262, Mähren 270, Schlesien 283, Niederösterreich 291, Bukowina 347, Galizien 368, Dalmatien 455, Küstenland 470 Einwohner. Es ist hierbei zu bemerken, daß in Galizien der Branntwein das Hauptgetränk in sehr vielen Wirtshäusern bildet, weshalb die Anzahl der eigentlichen Schenken verhältnismäßig gering ist. Auf 287 Einwohner Gesamtösterreichs entfällt e i n e Branntweinschenke.

Die Zahl der Handelsstätten, in denen Branntwein in verschlossenen Gefäßen verkauft, aber nicht getrunken werden darf, beträgt in ganz Österreich:

1888	12.154
1889 .	11.614

1890 . . . . . 13.037
1891 . . . . . 14.559
1892 . . . . . 16.229
1893 . . . . . 18.098
1894 . . . . . 20.025
1895 . . . . 22.396
1896 . . . . 24.797
1897 . . . . 26.414
1898 . . . . . 28.962
1899 . . . . . 31.346

Dieser Verdreifachung dieser Handelsstätten seit 1886 wird die Hauptschuld an der Ausbreitung der Trunksucht zugeschrieben. Im ganzen kommt nach dem Stande von 1899 auf je 833 Einwohner Österreichs eine Branntweinhandelsstätte. Sie verteilen sich jedoch sehr ungleich auf die Länder. So kommt in Niederösterreich, wo es (1899) 8864 Handelsstätten gab (wohl hauptsächlich wegen der Überfüllung der Hauptstadt mit Branntweinläden) schon auf 348 Einwohner eine solche Stelle, in Böhmen, wo es 8520 gab, auf 741 Einwohner, in Galizien gar erst auf 6000 Einwohner, in Kärnten kommen 553, in Steiermark 584, dagegen in Tirol (wo es eine besonders große Anzahl kleiner bäuerlicher Brenner gibt) 1126 Einwohner erst auf eine Handelsstätte. Das kleine Schlesien mit 680.529 Einwohnern hat 2241 Branntweinkleinhändler, so daß auf beiläufig 300 Einwohner eine Handelsstätte fällt, obwohl schon für 283 dieser 300 eine Branntweinschenke vorgesehen ist.

Eine im Jahre 1887 veröffentlichte Erhebung ergab folgende Konsumtion von geistigen Getränken pro Jahr und Kopf in Ungarn: an Wein 18·6 Liter, an Branntwein 16·4, an Bier 4·4 Liter.

Für die Zeit von 1893—1903 ergeben sich folgenden Zahlen:

Jahr	Weinproduktion	Einfuhr	Ausfuhr	Verbleiben zum inländischen Konsum
	Hektoliter			
1894	1,607.711	943.631	577.626	1,973.716
1895	2,191.359	645.968	651.545	2,185.782
1896	1,571.742	873.794	661.723	1,783.813
1897	1,307.616	1,081.785	654.432	1,734.969
1898	1,304.749	1,064.540	582.941	1,786.348
1899	2,041.086	1,033.546	508.865	2,565.767
1900	1,943.397	766.608	617.166	2,092.839
1901	3,102.808	616.884	582.342	3,137.350
1902	3,229.000	523.455	598.582	3,153.873
1903	2,948.000	649.364	761.991	2,835.373
			Zusammen	23,249.830

Es ergibt sich ein Jahresdurchschnitt des Weinkonsums von 2,324.983 Hektolitern. Die Bevölkerung des ungarischen Reiches betrug bei Gelegenheit der Volkszählung im Jahre 1900: I. In den ungarischen Landesteilen 16,721.574, II. in den kroatisch-slawonischen Landesteilen 2,400.672, zusammen 19,112.246. Es ergibt sich somit pro Kopf der Bevölkerung als durchschnittlicher Jahreskonsum an Wein 12 Liter.

Der Branntweinkonsum ist von 1894—1903 von 991.000 Hektol. auf 825.000 insgesamt gefallen, also auch pro Kopf der Bevölkerung gesunken.

In 35gradigem Branntwein ergibt sich ein Quantum von 2,697.104 Hektoliter und ein Konsum pro Jahr und Kopf der Bevölkerung von 14·1 Liter Trinkbranntwein.

Die Bierkonsumtion stellt sich für dasselbe Jahrzehnt folgendermaßen:

Jahr (Für die Produktion gelten die Produktionsjahre, für die Verkehrszahlen die Kalenderjahre.)	Bierproduktion	Einfuhr	Ausfuhr	Verbleiben zum inländischen Konsum
	Hektoliter			
1893—94 (1894)	1,586.561	172.292	19.528	1,739.325
1894—95 (1895)	1,415.956	169.122	18.293	1,566.785
1895—96 (1896)	1,676.471	147.868	21.358	1,802.981
1896—97 (1897)	1,597.086	148.115	33.780	1,711.421
1897—98 (1898)	1,604.464	142.158	40.993	1,705.629
1898—99 (1899)	1,566.251	130.193	35.397	1,661.047
1899—900 (1900)	1,448.252	146.122	36.979	1,557.395
1900—901 (1901)	1,414.720	150.049	33.718	1,531.051
1901—902 (1902)	1,238.023	143.231	30.650	1,350.604
1902—903 (1903)	1,316.676	159.656	30.006	1,446.326
			Zusammen	16,072.464

Danach entfällt auf je einen Kopf der Bevölkerung ein Durchschnittsjahreskonsum von 8·4 Liter Bier. Der Gesamtkonsum Österreich-Ungarns betrug („Reichsarbeitsblatt“ 1906):

Jahr	Wein	Bier	Branntwein	Weinalkohol	Bieralkohol	Branntweinalkohol	Gesamtalkohol
	Liter						
1885	20	32·5	keine Angaben	2·4	1·3	—	—
1886	16	keine Angaben		1·9	—	—	—
1887	22			2·6	—	—	—
1888	18			2·2	—	—	—
1889	19	32	9	2·3	1·3	4·5	8·1
1890	14	33	9	1·7	1·3	4·5	7·5
1891	10	34	10	1·2	1·4	5·0	7·6
1892	11	38	11	1·3	1·5	5·5	8·3
1893	16	40	11	1·9	1·6	5·5	9·0
1894	14	41	11	1·7	1·6	5·5	8·8
1895	15	42	10	1·8	1·7	5·0	8·5
1896	13	45	11	1·6	1·8	5·5	8·9
1897	12	45	10	1·4	1·8	5·0	8·2
1898	15	45	10	1·8	1·8	5·0	8·6
1899	15	45	11	1·8	1·8	5·5	9·1
1900	18	45	11	2·2	1·8	5·5	9·5
1901	18	45	11	2·2	1·8	5·5	9·5
1902	18	45	11	2·2	1·7	5·5	9·4
1903	19	—	—	2·3	—	—	—

Die durch den Alkoholmißbrauch entstehenden Krankheits- und Todesfälle sind in Österreich nur für die in Hospitälern Behandelten nachweisbar. Es sind in den öffentlichen Krankenhäusern behandelt worden an chronischem Alkoholismus:

1874: 739	1880: 1139
1875: 624	1881: 1149
1876: 746	1882: 1259
1877: 863	1883: 1584
1878: 829	1884: 1668
1879: 979	

In das Beobachtungszimmer des Wiener allgemeinen Krankenhauses wurden aufgenommen mit Delirium tremens 1872: 185, 1876: 220, 1877: 236, 1878: 265, 1879: 315 Personen.

In Prag wurden in den inneren Krankenabteilungen (1896—1900) im Durchschnitt 30‰ an Alkoholismus oder dessen Folgen behandelt; die Zahl der Trinker in Böhmen betrug nur 4·3%; nach *Przibram* zeigten:

	Von 520 Branntweintrinkern	von 483 schweren Biertrinkern		Von 520 Branntweintrinkern	von 483 schweren Biertrinkern
Delirium tremens . .	21	29	Herzhypertrophie .	3	36
Neuritis u. Pseudotabes	13	19	Myokarditis.	1	37
Tabes.	8	12	Chron. Nephritis . .	11	35
Progressive Paralyse .	8	1	Leberzirrhose (interst. Hepatitis) . .	3	39
Epilepsie.	3	7	Fettleber und Leberschwellung . . .	11	25
Halluzinationen .	2	1			
Chron. Alkoholismus	41	25			
Arteriosklerose . . .	7	28			

Die Zahl der an Alkoholismus behandelten Individuen ist überwiegend in den Landeshauptstädten, dagegen relativ gering auf dem Lande. Von 100 behandelten Alkoholisten kommen 1876: 88·2 auf die ersteren und 11·8 auf die letzteren; 1880: 85·4 und 14·6; 1884: 83·7 und 16·3. Sicher ist auch hier die Zahl der zur Verfügung stehenden öffentlichen Krankenhäuser eine nicht geringe Ursache dieser auffallenden Differenz zwischen den Hauptstädten und dem Lande.

Nach dem Ungarischen Statistischen Jahrbuch 1902 und 1903[58]) verteilen sich die Unfälle in folgender Weise auf die verschiedenen Wochentage:

	Sonn- und Feiertage		Montage		Tage nach Feiertagen		Sonnabende		Die übrigen Wochentage		Unbekannte Tage	
	Unfälle	Prozente	Unfälle	Prozente	Unfälle	Prozente	Unfälle	Prozente	Unfälle	Prozente	Unfälle	Prozente
					1902							
In Ungarn zusammen . 13.212	688	5·2	2121	16·1	372	2·8	2142	16·2	7876	59·6	13	0·1
Kroatien u. Slawonien zusammen 477	17	3·6	88	18·4	14	2·9	64	13·4	294	61·7	—	—
Königreich Ungarn 13.689	705	5·2	2209	16·1	386	2·8	2206	16·1	8170	59·7	13	0·1
					1903							
In Ungarn zusammen . 14.328	874	6·1	2212	15·4	509	3·6	2238	15·6	8470	59·1	25	0·2
Kroatien u. Slawonien zusammen . 635	27	4·3	110	17·3	35	5·5	95	15·0	366	57·6	2	0·3
Königreich Ungarn 14.963	901	6·0	2322	15·5	544	3·6	2333	15·6	8836	59·1	27	0·2

Wir sehen, daß in Kroatien und Slawonien der Montag, der Tag nach den sonntäglichen Exzessen, durch Unfälle überwiegt; in Ungarn selbst aber der Sonnabend, der Tag der Lohnauszahlung, der sonst an zweiter Stelle steht, dem Montage ziemlich gleich kommt. Auf Montage und Sonnabende zusammen fällt beinahe der dritte Teil aller Unfälle, wobei zu erwägen ist, daß der Sonntag, an dem alle gewerbliche Arbeit ruht, nur wenig in Betracht kommt. Doch figuriert der Sonntag mit der (im Vergleich zu anderen ähnlichen Statistiken) auffällig hohen Zahl von 5·2% resp. 6%. Die Tage, welche auf Feiertage folgen, sind in Anbetracht des Umstandes, daß ihre Zahl verhältnismäßig sehr gering ist, mit 2·8% sehr stark belastet, die übrigen vier Wochentage dagegen (Dienstag bis Freitag), von denen durch die Feiertage und die auf Feiertage folgenden Tage nur sehr wenige im Jahre abgehen, mit 59·7% resp. 59·1% (oder 14·9% resp. 14·8% pro Tag) nur verhältnismäßig schwach

Auch will man in den einzelnen Kronländern einen Zusammenhang der Zahl der bei den Rekrutierungen wegen zu geringen Körpermaßes und wegen körperlicher Gebrechen Zurückgestellten mit dem Konsum der berauschenden Getränke wahrnehmen.

Die entsetzlichste Branntweinpest wütet in Industrieorten. So ist, wie bekannt, Mährisch-Ostrau ein Herd des schlimmsten Alkoholismus. Nicht allein Branntwein trinken die Bergarbeiter, nicht selten mit ihren Familien, sondern auch Bier mit Branntwein (Rum) gemischt. Schon des Morgens trinkt die Familie schwarzen Kaffee mit Kvit (1 Teil 96gradiger Spiritus mit 2 Teilen Wasser versetzt). Von 80 Schulkindern bekamen nur 2 Milchkaffee, alle anderen mit Rum oder Kvit versetzten Kaffee oder Tee.

Deutsches Reich. Der Verbrauch alkoholischer Getränke ist auch in den Ländern des Deutschen Reiches ein sehr ungleicher, sowohl nach der Art als der Menge derselben. Im Osten und Nordosten (Posen, Schlesien, Ost- und Westpreußen, Pommern, Brandenburg) wird viel Branntwein und wenig Bier, im Westen und Nordwesten (Hannover, Oldenburg, Provinz Sachsen und Westfalen, Thüringen, Mecklenburg, Königreich Sachsen, Schleswig-Holstein) relativ viel Bier und auch viel Branntwein verzehrt, in einigen Bezirken (Rheinprovinz, Hessen, Elsaß-Lothringen) wenig Branntwein, dabei aber große Mengen Bier und Wein; im Süden durchgehends erheblich weniger Branntwein, dafür aber sehr viel Bier (Bayern) und auch große Mengen Wein und Obstmost (Baden, Württemberg). Tatsächlich hat in den letzten Jahrzehnten der Branntweinkonsum in den Branntwein produzierenden Ländern Deutschlands in sehr großen Proportionen zugenommen, in neuerer Zeit aber auch in gleichmäßig merklichem Maße in allen anderen Teilen des Deutschen Reiches, und fast dasselbe läßt sich auch von dem Bierkonsum erweisen. An der Zunahme des Branntweinverbrauches ist zweifellos in erster Reihe die übergroße Produktion desselben und seine ungeheure Billigkeit schuld; in den östlichen Teilen vornehmlich auch der Rückgang der Hausbrauerei auf dem Lande.

Der Gesamtkonsum Deutschlands an alkoholischen Getränken betrug („Reichsarbeitsblatt“ 1906):

Jahr	Wein	Bier	Branntwein	Weinalkohol	Bieralkohol	Branntweinalkohol	Gesamtalkohol
	Liter						
1885	8·8	88·0	—	0·9	3·5	—	—
1886	3·8	94·6	—	0·4	3·8	—	—
1887	5·8	98·0	—	0·6	3·9	—	—
1888	6·9	97·9	7·2	0·7	3·9	3·6	8·2
1889	5·3	106·3	9·0	0·5	4·3	4·5	9·3
1890	7·1	105·9	9·4	0·7	4·2	4·7	9·6
1891	2·6	105·5	8·8	0·3	4·2	4·4	8·9
1892	4·6	107·8	8·8	0·5	4·3	4·4	9·2
1893	8·6	108·5	9·0	0·9	4·3	4·5	9·7
1894	6·5	106·8	8·8	0·7	4·3	4·4	9·4
1895	4·8	115·8	8·6	0·5	4·2	4·3	9·0
1896	10·4	116·0	8·8	1·0	4·6	4·4	10·0
1897	6·1	123·0	8·6	0·6	4·9	4·3	9·8
1898	3·5	124·2	8·4	0·4	5·0	4·2	9·6
1899	4·7	125·0	8·8	0·5	5·0	4·4	9·9
1900	6·7	125·1	8·8	0·7	5·0	4·4	10·1
1901	5·2	124·1	8·6	0·5	5·0	4·3	9·8
1902	5·2	116·0	8·4	0·5	4·6	4·2	9·3
1903	7·3	116·6	8·0	0·7	4·7	4·0	9·4

Der Branntweinkonsum läßt sich bis in die neueste Zeit nur aus der erlegten Steuer, und da diese nicht das Fabrikat selbst, sondern den Maischbottichraum betrifft, nur annähernd berechnen. Noch weniger genau ist die Ermittlung der Konsumgröße für die einzelnen Landesteile; hier gibt die Größe der Produktion nach Abzug des Exports den einzigen immerhin sicheren Anhalt für die Größe des Verzehrs an.

Nicht nur in den Städten, sondern auch und vielleicht noch mehr auf dem Lande ist der Branntweinkonsum ein althergebrachter und weitverbreiteter. Besonders tief einheimisch und fest eingewurzelt ist er dort, wo die Ernährung des ländlichen Arbeiters eine schlechte ist, wo das Hauptnahrungsmittel dic Kartoffel bietet. Schnaps wird in solchen Gegenden als ein unentbehrliches Lebens- und Stärkungsmittel angesehen. So war es seit vielen Jahrzehnten in den armen ländlichen Gegenden in Schlesien, Posen, Ost-, Westpreußen, Pommern gewesen und in anderen armseligen Gebirgsgegenden mit ländlicher Heimindustrie. In einem Kreise des Herzogtums Sachsen-Meiningen wurde bei den ärztlichen Untersuchungen der Schulkinder festgestellt, daß die Kinder vor dem Schulgang morgens kein warmes Getränk, wohl aber Schnaps erhielten.[55])

Nach den amtlichen Angaben gestaltet sich die jährliche Konsummenge von reinem Alkohol im Branntweinsteuergebiet in folgender Weise:

Branntweinverbrauch im Branntweinsteuergebiet.

(„Vierteljahrshefte zur Statistik des Deutschen Reichs“, 1905, I.)

Betriebsjahre (1. Oktober beginnend)	An Alkohol wurden						Überhaupt Branntweinverbrauch	
	1. gegen Entrichtung der Verbrauchsabgabe oder des Eingangszolls in den freien Verkehr gesetzt				2. zu gewerblichen usw. Zwecken steuerfrei verabfolgt			
	inländischer Branntwein *)	ausländischer Branntwein	zusammen	auf den Kopf der Bevölkerung	im ganzen	auf den Kopf der Bevölkerung	zusammen 1 und 2	auf den Kopf der Bevölkerung
	1000 Hektoliter			Liter	1000 Hektol.	Liter	1000 Hektol.	Liter
1889/90	2260·3	30·7	2291·0	4·7	531·4	1·1	2822·4	5·7
90/91	2150·4	46·8	2197·2	4·4	519·1	1·0	2716·3	5·5
91/92	2159·6	30·3	2189·9	4·4	551·3	1·1	2741·2	5·5
92/93	2212·3	40·2	2252·5	4·5	606·7	1·2	2859·2	5·6
93/94	2223·5	37·3	2260·8	4·4	664·4	1·3	2925·2	5·7
1894/95	2182·0	37·2	2219·2	4·3	718·8	1·4	2938·0	5·7
95/96	2248·4	38·0	2286·4	4·4	808·3	1·5	3094·7	5·9
96/97	2244·5	36·3	2280·8	4·3	867·4	1·6	3148·2	5·9
97/98	2258·8	35·9	2294·7	4·2	889·4	1·6	3184·1	5·9
98/99	**)2409·0	37·0	2446·0	4·4	989·9	1·8	3435·9	6·2
1899/1900	2374·5	***)75·3	2449·8	4·4	1043·1	1·9	3492·9	6·3
1900/01	2402·8	14·6	2417·4	4·3	1155·8	2·0	3573·2	6·3
01/02	2375·8	23·4	2399·2	4·2	1110·0	1·9	3509·2	6·1
02/03	2326·6	26·3	2352·9	4·0	1278·7	2·2	3631·6	6·2
03/04	2326·4	25·5	2351·9	4·0	1391·9	2·4	3743·8	6·3
04/05	2202·7	26·2	2228·9	3·7	1398·5	2·3	3627·4	6·0

*) Abzüglich der gegen Vergütung der Verbrauchsabgabe ausgeführten Trinkbranntweine und Branntweinfabrikate.

**) Vor Schluß des Betriebsjahres sind aus Furcht vor Preiserhöhung größere Mengen als sonst in den freien Verkehr gesetzt worden.

***) Wegen Erhöhung des Eingangszolls vom 1. Juli 1900 ab sind vor diesem Zeitpunkt ausnahmsweise große Branntweinmengen eingeführt worden.

Der Verbrauch von Trinkbranntwein ist zurückgegangen („Zeitschrift für Spiritusindustrie“, Nr. 21, 1905):

vom 1.	Oktober	1900 bis	1.	Mai	1901:	1,467.266	Hektoliter à 100%	Alkohol
„ 1.	„	1901 „	1.	„	1902:	135.207	„ „ „	„
„ 1.	„	1902 „	1.	„	1903:	1,409.387	„ „ „	„
„ 1.	„	1903 „	1.	„	1904:	1,411.176	„ „ „	„
„ 1.	„	1904 „	1.	„	1905:	1,304.589	„ „ „	„

und zwar teilweise infolge der gestiegenen Branntweinpreise, teilweise infolge der Bekämpfung der Unmäßigkeit.

Über den **Bierverbrauch in den deutschen Steuergebieten** gibt folgende Tabelle („Vierteljahreshefte zur Statistik des Deutschen Reichs“, 1904, IV) eingehende Auskunft:

Rechnungsjahre*)	Berechneter Verbrauch											
	überhaupt						auf den Kopf					
	1000 Hektoliter						Liter					
	Brausteuergebiet	Bayern	Württemberg	Baden	Elsaß-Lothringen	Deutsches Zollgebiet (einschließlich Luxemburg)	Brausteuergebiet	Bayern	Württemberg	Baden	Elsaß-Lothringen	Deutsches Zollgebiet (einschließlich Luxemburg)
Durchschnitt 1874/78	20.965	12.181	3938	1168	608	38.727	65	241	196	77	39	91
Durchschnitt 1879/83	21.681	11.300	3153	1202	761	38.169	63	213	160	77	49	85
Durchschnitt 1884/88	26.787	11.615	3186	1378	797	43.846	75	213	159	86	51	94
Durchschnitt 1889/93	34.545	12.506	3544	1685	1054	53.447	89	222	173	102	66	107
Durchschnitt 1894/98	40.816	13.907	3898	2294	1258	62.318	98	237	186	132	76	117
1899	45.505	15.042	4139	3091	1450	69.449	104	248	193	170	85	125
1900	46.947	15.134	3885	2988	1425	70.619	106	246	180	161	83	125
1901	47.092	15.240	4026	2986	1433	70.995	105	245	184	158	83	124
1902	44.192	14.816	3810	2988	1460	67.486	97	235	172	156	83	116
1903	45.375	14.841	3772	3054	1556	68.826	98	232	169	157	88	117
1904	46.122	15.215	3701	3078	1632	69.981	98	237	163	156	91	117

Im 16jährigen Durchschnitt, von 1872—1888, hat der Bierkonsum in Bayern betragen 247 Liter, in Württemberg 279, in Baden 75, in der Brausteuergemeinschaft 65, in Elsaß-Lothringen 53. In Berlin hat der Bierkonsum von 159 Liter pro Kopf im Jahre 1883 sich auf 182 im Jahre 1888 vermehrt.[55])

*) Für das Brausteuergebiet und Elsaß-Lothringen 1874/76 Kalenderjahre, von 1877 ab Rechnungsjahre; für Bayern Kalenderjahre; für Württemberg 1874/77 Finanzjahre (1. Juli bis 30. Juni), dann Rechnungsjahre; für Baden bis einschl. 1895 Steuerjahre (1. Dezember bis 30. November), 1896 die 13 Monate 1. Dezember 1895 bis 31. Dezember 1896, von 1897 ab Kalenderjahre.

Die **Biergewinnung im Brausteuergebiet** gestaltete sich („Vierteljahrshefte zur Statistik des Deutschen Reiches", 1904, IV):

Rechnungsjahre (1. April beginnend)	Zahl der im Betriebe gewesenen Brauereien*)	Darunter gewerbliche Brauereien	Menge der verwendeten steuerpflichtigen Braustoffe		Menge des gewonnenen Bieres				Für Herstellung von 1 Hektoliter Bier wurden durchschnittlich nebeneinander verwendet	
			Getreide (Malz, Schrot usw.)	Malzersatzstoffe **)	obergäriges	untergäriges	zusammen		Getreide und Reis	Malzersatzstoffe
							1000 Hektoliter	auf den Kopf Liter		
			Tonnen		1000 Hektoliter				Kilogramm	
1884	10.520	9.461	493.281	2.843	8.384	16.229	24.613	70	20·07	0·09
1885	10.365	9.326	487.501	3.045	8.081	16.210	24.291	68	20·09	0·10
1886	9.708	8.690	532.964	3.635	8.715	17.850	26.565	74	20·09	0·11
1887	9.639	8.605	550.390	4.331	8.504	18.972	27.476	76	20·07	0·12
1888	9.556	8.540	573.350	4.953	8.396	20.259	28.655	77	20·05	0·13
1889	9.275	8.352	632.641	7.117	8.989	23.200	32.139	85	19·72	0·16
1890	8.969	8.054	630.624	9.365	8.327	23.952	32.279	84	19·64	0·19
1891	8.672	7.785	630.751	8.754	7.841	24.791	32.632	84	19·47	0·14
1892	8.460	7.571	633.077	8.716	7.665	25.506	33.171	84	19·24	0·11
1893	8.243	7.405	653.379	9.154	7.523	26.862	34.385	86	19·15	0·12
1894	8.029	7.225	643.564	10.909	7.111	26.863	33.974	84	19·15	0·12
1895	7.847	7.068	702.927	11.938	7.884	29.849	37.733	92	18·83	0·12
1896	7.682	6.938	711.844	12.106	7.545	30.811	38.356	92	18·76	0·12
1897	7.542	6.818	759.088	14.208	7.777	33.659	47.436	98	18·55	0·12
1898	7.312	6.638	764.437	15.760	7.567	34.702	42.269	98	18·33	0·13
1899	7.083	6.441	781.073	15.766	7.281	35.928	43.209	99	18·30	0·14
1900	6.903	6.283	800.727	14.981	7.429	37.305	44.734	101	18·10	0·13
1901	6.674	6.113	796.468	14.962	7.323	37.718	45.041	100	17·88	0·14
1902	6.581	6.072	745.809	13.444	6.467	35.759	42.226	92	17·84	0·14
1903	6.404	5.908	771.169	13.665	6.273	27.091	43.364	93	17·96	0·14
1904	6.204	5.784	775.563	14.200	6.445	37.745	44.190	94	17·72	0·16

Erwähnenswert ist, daß der Bierkonsum in München abgenommen hat. Er betrug daselbst pro Kopf[55]):

1886—1896 . . . 487 Liter
1891—1895 . . 412 „
1896 . . 401 „
1895 . . . 395 „
1894 . . . 391 „
1893 . 364 „

1892 . 356 Liter
1901 . . . 341 „
1902 . . . 298 „
1904 . . . 291 „
1905 . 271 „

Über die Zunahme und die Gefahren des Flaschenbierhandels[59]) wird neuerdings lebhaft geklagt; mit Recht behaupten viele, daß er zur Ausbreitung des Konsums besonders in den Häusern und auf den Arbeits-

*) Betriebe, in denen Bier lediglich als steuerfreier Haustrunk bereitet wird, sind nicht berücksichtigt.

**) Darunter Reis 1884: 622 Tonnen, 1885: 655, 1886: 680, 1887: 968, 1888: 1274, 1889: 2065, 1890: 3259, 1891: 4305, 1892: 5077, 1893: 5107, 1894: 6781, 1895: 7578, 1896: 7596, 1897: 9367, 1898: 10.225, 1899: 9809, 1900: 8957, 1901: 8737, 1902: 7614 und 1903: 7538 Tonnen.

stätten außerordentlich viel beigetragen habe. Das Bier wird von den Händlern der Bevölkerung aufgedrängt, besonders in industriellen Bezirken. Von den Flaschenbierwagen werden besonders die Lohn- und Abschlagszahlungstage benutzt, um Bier zu verkaufen. Der Handel sollte unbedingt konzessionspflichtig gemacht werden.

Der Bierkonsum („Vierteljahrsschr. f. d. Statistik d. Deutschen Reiches", 1904) betrug in den einzelnen Landesteilen:

	Preußen gem.	Bayern	Württemberg	Baden	Elsaß-Lothringen	Deutsches Reich
			Liter			
1900 . .	106·0	246·1	179·6	161·2	83·1	125·1
1901 . .	104·8	244·8	184·2	158·4	82·7	124·1
1902 . .	96·7	234·1	172·4	156·1	83·4	116·0
1903 . .	97·7	231·9	168·9	157·2	88·1	116·5

Es ist von Interesse zu sehen, wie sich in den einzelnen Ländern des Deutschen Reiches der Konsum der einzelnen Getränke früher gestaltet hat. *Laves*[60]) gibt hauptsächlich nach Berechnung der Produktion folgende Zusammenstellung für das Ende der achtziger Jahre.

Der Verbrauch pro Kopf der Bevölkerung betrug jährlich in Litern:

Land	Absol. Alkohol (Rohware)	Bier	Weinproduktion (Liter)
Posen	13·0	24	—
Schlesien	13·0	57	—
Brandenburg mit Berlin	12·8	94	—
Pommern	10·8	35	—
Ost- und Westpreußen	9·2	36	—
Hannover, Braunschweig, Oldenburg	7·8	47	—
Provinz Sachsen und Thüringen	7·4	115	—
Westfalen und Lippe	7·2	68	—
Mecklenburg	6·4	54	—
Königreich Sachsen	6·4	120	—
Schleswig-Holstein	5·1	59	—
Elsaß-Lothringen	4·8	45	79
Beide Hessen	4·5	84	14
Rheinprovinz	4·0	65	8
Baden	2·8	78	41
Bayern	2·7	209	9
Württemberg	1·8	144	23
Ganz Deutschland	7·14	88	9

Dieser Konsum alkoholischer und ganz besonders spirituöser Getränke war vornehmlich auch durch die rapide Zunahme der großen Anzahl von Verkaufsstellen gefördert. Durch die neue Gewerbeordnung (1869) hat sich die Zahl derselben ungemein vermehrt. In der neueren Zeit von 1879—1903 jedoch haben die Schankwirtschaften mit und ohne Branntwein und auch die Branntweinkleinhandlungen erheblich abgenommen.

	Auf je 10.000 Einw. kommen	Davon waren		
		Schankwirtschaften		Branntwein-
	Gastwirtschaften	mit Branntwein	ohne Branntwein	kleinhandlungen
1879	15·8	31·6	5·0	16·8
1893	13·5	26·5	4·1	12·8
1903	12·1	24·2	2·0	10·1

Am 1. Oktober 1869 waren in Preußen vorhanden 42.187 Gastwirt- und 62.612 Schankwirtschaften = 104.799 Wirtschaften; am 1. Januar 1877 betrug diese Zahl 60.912 Gast- und 69.305 Schankwirtschaften, zusammen 130.217. Es haben die ersteren in diesen Jahren um 44%, die letzteren um 11%, beide zusammen um 24% zugenommen. In diesen Zahlen sind außerdem die Kleinhandlungen mit geistigen Getränken nicht inbegriffen. 1893 betrug die Zahl der Gastwirtschaften 65.923 und die der Schankwirtschaften 78.637.

In Bayern waren am 1. Januar 1872, dem letzten Jahre vor Einführung der Gewerbeordnung, 11.228 Gast- und 10.611 Schankwirtschaften, zusammen 21.839, nach 5 Jahren dagegen 13.862 Gast- (mehr 25%) und 15.609 Schankwirtschaften (mehr 47%), zusammen 29.471 (mehr 34%). In Mecklenburg hat die Zahl der Wirtschaften von 1872—1876 sich von 16.591 auf 21.150 vermehrt, in 5 Jahren also um 28%; in Baden stieg von 1871—1878 die Zahl der Gastwirtschaften von 4977 auf 5426 (= 9%), dagegen die der Schankwirtschaften von 2400 auf 4023 (= 67%).

Im Königreiche Sachsen waren nach *Viktor Bohmert* („Zeitschrift des k. Sächs. stat. B.“, 1893) vorhanden am 1. Januar:

	Absolute Zahlen		Auf 10.000 Einw.	
	1879	1893	1879	1893
1. Gastwirtschaften . .	4550	4887	15·8	13·5
2. Schankwirtschaften				
a) mit Branntweinausschank	9136	9574	31·6	26·5
b) ohne Branntweinausschank	1459	1149	5·0	3·2
3. Branntwein-Kleinhandlungen	4866	4605	16·8	12·7

In Preußen hatte sich die Zahl der Gastwirtschaften besonders abnorm vermehrt, weil die Erlaubnis zum Betriebe dieser den Ausschank jeder Art von geistigen Getränken ohne weiteres einschließt; in den anderen erwähnten Staaten tritt die Zunahme der Schankwirtschaften ebenfalls über Gebühr auf, und immer war die unverhältnismäßige Steigerung dem Branntweinabsatze zugute gekommen. Das neue Schankgesetz von 1879 macht den Ausschank und Kleinhandel von Branntwein durchweg und die Erlaubnis zum Betrieb der Gastwirtschaft oder zum Ausschank von Wein, Bier usw. in Ortschaften mit weniger als 15.000 Einw. von dem Nachweis eines vorhandenen Bedürfnisses abhängig, und dasselbe auch in größeren Ortschaften, wenn dies durch Ortsstatut festgesetzt wird. Es zeigte sich nun nach *Lammers*, daß die Zahl der Verkaufsstellen in den Städten vorzugsweise sehr ungleichmäßig verteilt ist. So kommen auf 1 Wirtschaft in

Braunschweig 534, in Düsseldorf 414, München 235, Kiel 214, Berlin 169, Danzig 159, Straßburg 116, Hamburg 71 Einw. In Berlin gab es 1884: 8171, 1885: 8255, 1886: 8573 Verkaufsstellen von berauschenden Getränken.[61]) Im ganzen preußischen Staate hatte sich, wie die preußische Vorlage von 1880 über eine Schanklizenzsteuer nachweist, die Zahl aller Verkaufsstellen von berauschenden Getränken vom 1. Oktober 1869 bis 1880 gesteigert von 119.945 auf 165.640, d. h. um 38% gegen 13% der Bevölkerungszunahme (Branntweinwirtschaften 1880 rund 93.000, Bierwirtschaften 82.000 und Weinvertriebe 25.000).

In Berlin gab es Gast- und Schankwirtschaften (Stat. Jahrb. d. Stadt Berlin 1905):

Ende des Jahres	Ausschänke aller Art	1 auf Einw.	Kleinhandlungen mit Branntwein	1 auf Einw.	Wirtschaften mit Branntwein	1 auf Einw.	Ausschank von Bier	1 auf Einw.	Ausschank von Wein	1 auf Einw.
1885	8.671	152	1491	885	690	1907	5372	245	164	6578
1890	10.913	145	2304	685	823	1918	6243	253	253	5424
1895	12.569	134	2995	561	616	2726	7194	233	272	4407
1900	14.247	132	3218	587	517	3653	8419	224	302	4234
1904 . .	15.585	128	3372	593	529	3779	9266	216	298	4139

Die Folgen dieses Konsums von alkoholischen Getränken sind in den einzelnen deutschen Staaten ungemein verschieden, bedingt von der Menge und der Art des gemeiniglich gebrauchten Getränkes. Wir sind nur imstande, hierüber aus der neueren Zeit genauere Angaben anzuführen.

Es sind zugegangen in die allgemeinen Krankenhäuser der Hauptländer an chronischem Alkoholismus und Säuferwahnsinn in den Jahren (nach den statistischen Zusammenstellungen von *Raths, G. Heimann, Waldschmidt, Hoppe* u. A.):

3jährige Periode	Deutsches Reich	Preußen	Bayern	Württemberg	Sachsen	Baden
1877—1879 . . .	12.863	8.672	804	139	749	217
1880—1882 . . .	13.346	8.983	524	165	796	226
1883—1885 . . .	26.354	20.668*)	729	230	1.075	238
1886—1888 . . .	34.767	28.137	876	272	1.087	289
1889—1891 . .	33.065	28.149	688	246	726	292
1892—1894 . .	35.733	29.378	787	313	910	405
1895—1897 . .	40.792	32.810	1053	437	1.359	688
1899—1900 . .	48.959	37.942	1381	562	1.711	964*)
bis 1901 . . .	16.474	12.803	477	237	640	298

*) Es ist hier zu bemerken, daß von dem Jahre 1883 an die Zahlen in Preußen so erheblich gestiegen sind nur deshalb, weil die Nachweisungen dieser Krankheitsfälle von diesem Jahre ab auf Erlaß des Unterrichtsministers erheblich genauer ermittelt worden sind und die Gewohnheitstrinker auf allen Zählkarten mit einem „P" vermerkt werden mußten (Veröffentlichungen des Reichs-Gesundheitsamtes, Bd. X, H. 1).

Noch deutlicher ist der Anteil des Alkoholismus an der Morbiditätsfrequenz in den einzelnen Ländern aus folgender, den amtlichen Quellen entnommener Zusammenstellung zu ersehen.

Von je 100.000 Einwohnern kamen in Zugang in die allgemeinen Krankenhäuser an chronischem Alkoholismus und Säuferwahnsinn im Jahre in den Hauptstaaten (nach der Volkszählung von 1875 und 1880 berechnet):

Staat bzw. Landesteil	1877	1878	1879	1880	1881	1882	1833	1884
Ostpreußen	16·3	9·5	10·9	8·9	7·3	8·5	15·0	17·9
Westpreußen	8·6	11·0	9·5	7·8	10·3	11·0	19·3	45·2
Brandenburg inkl. Berlin	23·7	15·6	21·4	17·6	19·7	23·5	30·3	39·8
Berlin	—	34·8	48·3	35·6	41·4	49·9	52·6	60·7
Pommern	10·1	13·7	13·9	10·8	10·4	14·3	22·2	34·3
Posen	10·8	11·4	21·2	12·8	14·7	18·4	20·7	26·9
Schlesien	11·3	12·0	13·6	11·9	11·2	13·5	26·7	36·2
Sachsen	5·5	7·0	10·0	8·2	7·1	8·5	10·1	13·5
Schleswig-Holstein	23·0	17·3	12·1	13·8	19·6	17·9	24·8	32·9
Hannover	10·0	6·7	5·9	6·3	7·5	8·5	16·3	15·8
Westfalen	3·7	6·7	7·2	7·4	6·2	7·6	13·5	13·2
Hessen-Nassau	6·7	7·9	5·7	7·0	4·7	6·6	7·9	8·0
Rheinland	7·1	7·4	8·9	7·1	6·5	8·9	14·4	20·1
Hohenzollern	1·5	—	—	3·0	1·5	3·0	7·4	4·4
Preußen	11·4	10·3	12·0	10·0	10·3	12·4	19 1	25·7
Bayern	5·7	5·3	5·2	3·5	2·9	3·6	3·7	4·4
Sachsen	8·5	9·4	9·2	9·0	8·5	9·2	11·2	10·7
Württemberg	2·6	3·2	1·6	2·8	2·5	3·0	3·6	3·1
Baden	5·4	4·0	5·0	5·2	5·5	3·7	4·1	5·6
Hessen	7·8	6·2	6·0	3·2	4·9	6·7	7·9	11·6
Mecklenburg-Schwerin	11·6	13·0	11·0	7·6	8·3	6·1	7·5	11·6
Anhalt	12·2	9·4	12·2	10·7	9·3	7·3	10·7	13·8
Hamburg	70·8	98·6	107·6	108·6	93·0	141·2	152·2	173·4
Elsaß-Lothringen	6·3	5·7	6·1	4·7	6·0	5·2	6·3	6·3
Deutsches Reich	10·0	9·5	10·6	9·3	9·2	11·1	15·6	19·8
Darunter weibl. Personen	—	—	0·6	0·7	0·6	0·8	1·1	1·5

Die Zahl der Betten in den allgemeinen Krankenhäusern (öffentlichen und privaten) ist (Statistisches Jahrbuch für das Deutsche Reich, 1904, S. 259) von 72.219 im Jahre 1877 auf 165.236 im Jahre 1900, also etwa ums $2^1/_7$fache gestiegen; wenn man aber nur die öffentlichen Krankenhäuser nimmt, die allein für unsere Zahlen in Betracht kommen, so ist das Verhältnis 62.140 zu 115.524, also eine kaum 2fache Zunahme. Die Zahl der in allgemeinen Krankenhäusern 1877/79 wegen chronischen Alkoholismus aufgenommenen Kranken betrug 12.863, in den Jahren 1898/1900 hingegen 48.959, also das Vierfache! Der Promillesatz (das heißt: wieviel von je 1000 überhaupt eingelieferten Kranken waren chronische Alkoholiker?) ist in den 20 Jahren von 9·68 auf 14·68 gestiegen! Eine gleich starke Zunahme weisen noch u. a. die Herzkrankheiten auf, die von 15.017 (1877/79) auf 61.004 stiegen, in Promille der Summe (s. o.) von 11·30‰ auf 18·29‰; — eine fast ebenso starke die Nervenkrankheiten, die von 58.981 auf 200.303 gestiegen sind, in Promille von 44·38‰ auf 60·04‰.

Es wurden an Delir. potat. ferner eingeliefert:

1886/88	1889/91	1892/94	1895/97	1898/1900
4435	3809	4454	5250	5421

Während des Jahres 1903 starben in Preußen an Del. trems. unter 110.568 Personen 875, und zwar im Alter von 15—20 Jahren: 43; von 30—60: 653; 60—70: 127; über 70: 33 (Stat. Jahrb. d. preuß. Staates, 1904, S. 24). Die Sterblichkeit an Säuferwahnsinn betrug 1900: 739; 1901: 715; 1902: 698; 1903; 857; 1904: 1001 (900 M., 181 F.).

Es sind zugegangen im ganzen Deutschen Reich in die allgemeinen Heil- und Irrenanstalten an chronischem Alkoholismus in den Jahren:

1877: 5058	1882: 6.421	in den 3 Jahren:	1886/88: 39.202
1878: 5055	1883: 8.584		1889/91: 36.874
1879: 5579	1884: 10.401		1892/94: 40.190
1880: 5208	1885: 11.974		1895/97: 46.042
1881: 5291			1898/1900: 54.380

Nach einer anderen amtlichen Quelle war die Zahl der in den allgemeinen Heilanstalten des preußischen Staates an chronischem Alkoholismus und Säuferwahnsinn

Jahr	Erkrankten		Gestorbenen	
1883 . .	5188 M.	417 F.	305 M.	26 F.
1884	6932 „	626 „	282 „	18 „
1885 . . .	8226 „	593 „	296 „	31 „
1886	9727 „	558 „	358 „	124 „

Von 1886—1895 sind in den allgemeinen Heilanstalten des preußischen Staates jährlich durchschnittlich an Alkoholismus behandelt worden:

1895: 10.983; 1896: 12.455; 1897: 12.256; 1898: 12.816; 1899: 14.386.

Es waren bei durchschnittlich 94% Männer und nur 6% Frauen Kranke, während unter den gesamten Kranken sich 65% Männer und 35% Frauen befanden.

Unter sämtlichen Sterbefällen im preußischen Staate entfallen auf den Säuferwahnsinn:

1877: 1077 M. und 88 F.	1882: 1100 M. und 90 F.
1878: 1160 „ „ 105 „	1883: 1131 „ „ 146 „
1879: 1095 „ „ 92 „	1884: 1154 „ „ 138 „
1880: 960 „ „ 120 „	1885: 1281 „ „ 158 „
1881: 1152 „ „ 98 „	1886: 1213 „ „ 121 „

Gestorben sind in Preußen:

In den Heilanstalten an Alkoholismus und Delirium trem.		In den Heil- und Irrenanstalten nur an Delirium trem.	
1877—1879	960	1877—1879	3617
1880—1882	910	1880—1882	3529
1883—1885	985	1883—1885	3998
1886—1888	1072	1886—1888	3024
1889—1891	805	1889—1891	1847
1892—1894	790	1892—1894	1827
1895—1897	819	1895—1897	1115

In den Jahren 1895—1897 sind gestorben in den Irren- und allgemeinen Krankenanstalten an Alkoholismus und Säuferwahnsinn in Deutschland 1572 und davon in Preußen, wie wir oben sahen, 1115. Auf je 100 Krankheitsfälle, welche zur Anstaltsbehandlung gekommen waren, entfielen in den 3 Jahren 1895—1897 auf chronischen Alkoholismus und Delirium tremens:

Im Deutschen Reiche	1·4	In Bayern	0·3
In Ostpreußen	2·0	„ Sachsen	0·9
„ Westpreußen	2·7	„ Württemberg	0·3
„ Berlin	2·0	„ Baden	0·5
„ Brandenburg	5·8	„ Hessen	0·4
„ Pommern	3·3	„ Mecklenburg	0·7
„ Posen	2·7	„ Oldenburg	0·7
„ Schlesien	2·7	„ Braunschweig	0·6
„ Sachsen	1·4	„ Anhalt	1·2
„ Schleswig-Holstein	2·8	„ Sachsen-Weimar	0·7
„ Hannover	1·5	„ Lübeck	1·8
„ Westfalen	1·3	„ Bremen	1·3
„ Hessen-Nassau	0·8	„ Hamburg	2·0
„ Rheinprovinz	1·0	„ Elsaß-Lothringen	0·4

Wegen Trunkenheit wurden in Berlin sistiert (Stat. Jahrb. l. c.):

1899	5738 M.,	756 Fr.	1902	5341 M.,	702 Fr.
1900	5250 „	818 „	1903	5544 „	656 „
1901	5218 „	807 „	1904	5057 „	531 „

Diese Zahlen dürfen als ein Vergleichsmoment hinsichtlich der Trunksuchtsfolgen dienen und entsprechen teilweise der Größe des Alkoholkonsmus in den betreffenden Landesteilen und in einem gewissen Grade auch der Art des gebräuchlichen alkoholischen Getränks.

In den Jahren 1869—1870 sind im preußischen Staate bei einer Durchschnittsbevölkerung von 24,603.661 Einwohnern durchschnittlich jährlich 6548 Verunglückungen vorgekommen, und unter diesen waren 284 Trinker.

In Bayern sind an Alkoholismus und Säuferwahnsinn gestorben von 1871—1879 im ganzen 1102 Personen (1006 Männer und 96 Weiber) oder 0·76‰ sämtlicher Todesfälle (1·32 Männer und 0·14 Weiber).

In Baden kommen auf je 10.000 Todesfälle im Jahre 1880: 22·7 und 1881: 18·8 solche an Alkoholismus.

In Elsaß-Lothringen war von jeher der Wein das eigentliche Volksgetränk, erst in neuerer Zeit hat der Genuß des Bieres auch hier außerordentlich zugenommen und ganz besonders der des Branntweins. Die hauptsächlichen Gründe liegen darin, daß nach 1870 die billigen französischen Rotweine durch den Zoll und der einheimische Wein durch die Verheerungen der Reblaus sowie durch vielfache Mißernten sehr verteuert wurden. Der Branntweinverbrauch hat besonders in den Industriezentren und in den Städten zugenommen; so ist er in Mülhausen von 311 *hl* 1872 auf 2347 *hl* im Jahre 1885 gestiegen und in Straßburg von 235 *hl* 1871 auf 5426 *hl* im Jahre 1885. In Straßburg selbst kommen nach *Krieger* auf 1 Einwohner von den einzelnen berauschenden Getränken Liter:

Jahr	Alkohol 100%	Wein zu 9%	Bier
1866—1869	1·23	97	125
1873—1877	2·58	50	170
1879/80—1883/85	3·06	40	170
1885/86—1888/89	3·06	52	183

Vereinigte Staaten von Nordamerika. Der Kampf gegen den Alkoholmißbrauch und gegen den Alkoholgenuß überhaupt wird in den nordamerikanischen Staaten seit Jahrzehnten von der Gesetzgebung und von großen Volksparteien mit extremen Maßnahmen und mit abwechselndem Erfolge geführt.

Daß ein so hartnäckiger Kampf notwendig geworden, und daß er tatsächlich einen beständigen Schwerpunkt in der Stellungnahme zu dem öffentlichen und politischen Leben in der Gemeinde und im Staate bildet, beweist zur Genüge, wie bedeutend der Konsum der berauschenden Getränke in den einzelnen Staaten der Union ist und welche verderblichen Folgen er für die öffentliche Wohlfahrt mit sich bringt.

Nach offiziellen Angaben waren in den Gesamtstaaten der Union an berauschenden Getränken konsumiert in Gallonen (1 Gall. = 3·785 *l*):

Jahr	Bevölkerung	Branntwein (50%)	Wein	Bier
1840 .	17,069.453	43.060.884	4,873.096	23,310.843
1850	23,191.876	51,833.473	6.315.871	36,563.009
1860	31,443.321	89,968.651	11,059.141	101,346.669
1870	38,558.371	79,895.708	12,525.067	204,756.156
1875 .	43,949.000	66,119.541	19,991.330	294,953.157
1880 .	50,155.783	63,525.335	28,329.541	414,220.165
1883	54,163.000	78,425.687	25,778.180	551,497.340
1884 . .	55,554.000	81,128.581	20,508.345	590,016.517
1885 .	57,093.000	70,600.677	20,881.635	596,131.866

Es entfällt pro Kopf der Bevölkerung ein Konsum in Litern:

1870	7·84 (50%) Branntwein	2·25 Wein	20·1 Bier
1880	4·79 (50%) „	2·64 „	31·1 „

Eine andere Tabelle weist folgende Zahlen auf:

Alkoholkonsum in Nordamerika[62])

in Litern pro Kopf.

Jahr	Branntwein 57%	Bier 4·5%	Wein 13%
1840	9·54	5·14	1·09
1850	8·44	5·98	1·02
1860	10·83	12·11	1·32
1870	7·83	20·09	1·21
1877	4·84	24·80	1·78
1878	4·13	25·28	1·78
1879	4·20	26·78	1·89
1880	4·81	31·26	2·28
1881	5·21	32·73	1·78
1882	5·30	37·96	1·86
1883	5·53	38·87	1·81
1884	5·60	40·73	1·40
1885	4·78	40·19	1·48
1886	4·78	42·39	1·69
1887	4·58	42·50	2·08
1888	4·78	48·44	2·30
1889	4·99	48·04	2·12
1890	5·30	54·12	1·74
1891	5·37	57·83	1·69
1892	5·68	45·79	1·66
1893 . .	5·72	69·86	1·82
1894	5·02	57·45	1·17
1895	4·24	55·78	1·06
1896	3·78	57·38	0·98
1897 . .	3·86	56·54	2·04
1898 . . .	4·24	60·40	1·01
1899	4·43	57·83	1·32
1900	4·81	60·94	1·51

Was den Verzehr an Branntwein anlangt, so darf für ältere Zeiten, etwa bis 1870, nicht vergessen werden, daß, wie der schweizerische eidgenössische Bericht erwähnt, „bei der kolossalen Ausdehnung von Schmuggel, heimlicher Fabrikation und Defraudation, die versteuerten Mengen, welche obigen Zahlen zugrunde liegen, immerhin nur Minima sind, die durch den wirklichen Verzehr namhaft überschritten werden". Der Branntweinkonsum hat von 1870 an eine sehr merkliche Abnahme erfahren infolge der gleichzeitigen bedeutenden Zunahme des Biergebrauches.

Die jährliche Ausgabe für alkoholische Getränke beläuft sich auf 700 Millionen Dollars; bei 57,082.500 Einw. entfällt pro Kopf eine Ausgabe für Getränk von 15·26 Dollars. Der Staat hat eine jährliche Einnahme von berauschenden Getränken = 95,963.144 Dollars, das macht 25% sämtlicher Ausgaben der Vereinigten Staaten. — Am Ende April 1886 waren 190.121 Kleinhandlungen und 4290 Großhandlungen mit Branntwein vorhanden; 8403 Kleinhandlungen mit Bier und 3012 Großhandlungen; 1887 gab es 193.731 Branntwein- und 14.263 Bierverkaufsstellen; 1888: 173.658 und 13.490.

Mit Rücksicht darauf, daß weibliches Dienstpersonal in amerikanischen Salons fehlt, so betrug in ganz Preußen 1895 das in Schank- und Speisewirtschaften tätige Personal 73.000 weibliche und 61.000 männliche Personen, in den United States 172.750, davon nur 2526 weiblichen Geschlechts; konzessionierte Wirtschaften gab es in Preußen (1895) Stadt und Land 64.917, in den United States (nur in den Städten mit zusammen 16 Millionen Einwohnern) 56.660.

In den Vereinigten Staaten von Nordamerika waren die Ausgaben für stimulierende Getränke 1903/04 auf die Höhe von 1.498,622.715 Dollars gestiegen = pro Kopf 18·33 Dollars pro Jahr (auf Kaffee, Tee und Kakao 2·70 Dollars, **auf alkoholische Getränke 15·63 Dollars**).

Seit zirka 50 Jahren ist der Branntweinkonsum zurückgegangen, jetzt ist eine Stockung eingetreten, in den letzten 8 Jahren hat er wieder zugenommen. Zwischen 1840—1890 war er von 2·52 Gallonen pro Kopf auf 1·80 herabgegangen, während **Wein** von 0·29 auf 0·46 Gallonen und **Bier** von 1·36 auf 13·67 stiegen. Im Jahre 1896 war der Branntweinkonsum 1·01 Gallonen und jetzt wieder 1·48 Gallonen. Und doch scheint die Unmäßigkeit nicht zugenommen zu haben, die Zahl der Verhaftungen wegen Trunkenheit ist geringer als früher. Im Eisenbahnwesen werden nur Abstinenten angestellt. Der wirtschaftliche Aufschwung seit 1896 mag den Konsum begünstigt haben.[63])

Über die Folgen dieses Alkoholkonsums liegen nur spärliche unzuverlässige Angaben vor. Im Jahre 1870 sind unter 2351 Vergiftungsfällen 1410 durch Alkohol geschehen = 60% und von diesen betreffen 249 (18%) Weiber. Solche direkte akute Alkoholintoxikationen kamen auf je 100.000 Todesfälle überhaupt 1850: 294; 1860: 382; 1870: 287. — Im Staate Massachusetts sind im Durchschnitt der Jahre 1857—1881 unter 28.402 jährlichen Todesfällen mit bekannten Todesursachen nur 29 infolge von Delirium trem. und 67 durch Trunksucht bedingt gewesen (?). In den Jahren 1877—1881 kamen 0·25% aller Todesfälle auf diese Ursache. Bei diesen Zahlen, hebt der Bericht zutreffend hervor, ist daran zu denken, daß die Altersstufen unter 20 Jahren für diese Todesursache nicht in Betracht kommen und daß zirka 45·33% aller Todesfälle auf diese Altersstufen entfallen. — In New-York waren an Delirium trem. und Intemperance gestorben 1870: 302 Personen = 1·10% aller Todesfälle und in den Jahren 1871—1878 durchschnittlich alljährlich 192 (80 Männer, 33 Weiber). In dem Sezessionskriege von 1861—1866 sind in der nordamerikanischen Bundesarmee bei 431.237 Iststärke und 37.038 in den

Hospitälern befindlichen Kranken (weiße Truppen) 10.253 an Delirium trem. und Alkoholismus erkrankt gewesen mit 605 Todesfällen, und in den vier Jahren von 1870/71—1873/74 waren in der Vereinigten Staaten-Armee bei einer durchschnittlichen jährlichen Iststärke von 25.320 Mann mit jährlich 41.444 Krankheits- und 256 Todesfällen 1182 an Alkoholismus Erkrankte und 8 Gestorbene.

Die Zahl der durch die Unmäßigkeit mittelbar bedingten Erkrankungs- und Sterbefälle ist nach ärztlichem wohlberufenen Urteile sehr groß. *Eduard Mann* behauptet, daß in New-York $33^1/_3$% aller Todesfälle direkt oder indirekt dem Mißbrauch alkoholischer Getränke zuzuschreiben sind; *Crothers* schätzt die Zahl der Säufer in den Vereinigten Staaten augenblicklich (1887) auf mindestens 1% der gesamten Bevölkerung, so daß sie etwa 500.000 Individuen umfassen würde. Dr. *Evrest* gibt für bestimmt an, daß in den Vereinigten Staaten von Amerika in der Zeit von 8 Jahren über 300.000 Menschen an den Folgen des Alkoholismus zugrunde gegangen sind, und *William Parker* meint, daß das gelbe Fieber ein sehr mildes Leiden für die Menschheit gegenüber der Trunksucht sei.

Trunksucht und Entartung.

Wir haben uns bei der Ausführung des Alkoholkonsums und dessen Wirkung auf Gesundheit und Leben über Gebühr aufgehalten, weil diese allein ein greifbares Bild von Ursache und Wirkung und von der großen Tragweite dieses Zusammenhanges geben. Und dabei gilt es zu bedenken, daß, so groß auch diese Zahlen der unmittelbaren Einwirkungen der Unmäßigkeit auf das physische Leben, auf Erkrankungs- und Sterblichkeitshäufigkeit sind, so gering sind sie gegenüber den Schäden, welche sie mittelbar verursacht. Dieses kommt nicht allein, wie schon oben angedeutet, durch die Verschlechterung der individuellen Konstitution und durch die Verminderung der eigenen Widerstandsfähigkeit zustande, sondern in einem viel höheren Grade noch durch die Verschlechterung der Qualität der Nachkommenschaft. Kinder von Trinkern bringen, wie schon ältere Beobachter bemerken, eine allgemeine Lebensschwäche und Keime von Krankheiten mit, die sie einem frühzeitigen Tode oder einem langen Siechtum überliefern. Kinder von Eltern, welche dem Trunke ergeben sind, werden, wie *Huss* u. A. bestätigen, schwach und kränklich und sterben oft schon im frühen Alter. Kinder von trunksüchtigen Eltern leiden oft an Geistesschwäche, Idiotie und Imbezillität; sie tragen jene Zeichen der Entartung an sich, welche sie schwer belastet und zu Nervenkrankheiten, Geistesstörungen, zum Selbstmord, zur sittlichen Verderbnis und, was ganz besonders hervorgehoben werden muß, auch zur Trunksucht (Alcoholisme héréditaire) disponiert.

Daß die Trunksucht der Eltern degenerierend auf ihre Nachkommenschaft einwirkt, haben die Beobachtungen aus alter und neuerer Zeit vielfach dargetan (*Morel* u. A.); dasselbe hat man auch auf dem Wege des

Tierversuches zu erweisen versucht. Wie schon früher *Féré, Hodge* u. A., hat auch *Laitinen* in neuester Zeit gezeigt, daß die Jungen alkoholisierter Eltern, abgesehen von der verhältnismäßig großen Zahl von Tod- und Mißgeburten, schwächlich, kränklich, geistig und körperlich schlecht entwickelt sind und äußeren Einflüssen leicht zum Opfer fallen.[64])

Bekannt sind die Beobachtungen von *Demme*[65]) u. A. aus neuester Zeit. Von 57 Kranken aus 10 Trinkerfamilien fand ersterer nach einer 12jährigen Beobachtung nur bei 10 eine normale Anlage und normale Entwicklung; 25 von jenen waren bereits in den ersten Lebenswochen und -monaten an Lebensschwäche gestorben; 6 waren Idioten, 5 später epileptisch, 5 waren auffallend im Wachstume zurückgeblieben; bei 5 bestanden angeborene Erkrankungen (Wasserkopf, Klumpfuß, Hasenscharte).

An einem ausgedehnteren und größeren Beobachtungsmaterial hat *Legrain*[66]) diese Degenereszenz durch eine Reihe von Generationen hindurch erwiesen. Nur Weniges aus den lehrreichen Ergebnissen sei hier angeführt. Von den 814 Nachkommen aus 215 Trinkerfamilien sind 37 vorzeitig geboren, 16 tot geboren, 121 früh meist durch Krämpfe gestorben, 38 waren schwächlich, 55 tuberkulös; 547 waren körperlich normal. — Von den 640 überlebenden Nachkommen litten 173 in der Kindheit an Krämpfen (21·1%), waren 197 Trinker (24·2%), waren 322 (39·6%) degeneriert (Imbezille, Idioten), 62 moralisch pervers, Verbrecher, 131 (16·1%) Epileptiker und Hysteriker, 145 (17·8%) Geisteskranke.

Dr. *Plaut* hat in München in jüngster Zeit bei 29 Familien, in denen Vater oder Mutter trunksüchtig gewesen waren, 33 Fehlgeburten gefunden, 183 lebende Kinder, von denen jedoch 60 = 32·7% im ersten Lebensjahre starben. Von 98 persönlich untersuchten Kindern waren 58 = 59·0% psychisch nicht ganz gesund (35 waren nervös und psychopathisch, 8 epileptisch, 12 imbezill und 3 idiotisch). Von den 40 psychisch gesunden Kindern erwiesen sich 6 als schwächlich, in der Entwicklung zurückgeblieben, 7 als rachitisch, 3 als skrofulös, 1 als tuberkulös. Es waren mithin nur 23 Kinder als geistig und körperlich gesund anzusehen; von diesen waren auch noch 8 mit Entartungsparesen behaftet (Münchner med. Wochenschr., 1906, S. 739). „Berücksichtigen wir," meint *Kraepelin* an derselben Stelle, „daß die Schicksale der Nachkommenschaft natürlich nur bei den ersten Lebensabschnitten verfolgt werden konnten, so entrollt sich uns hier ein Ausblick, der die entartende Wirkung des Alkohols auf das künftige Geschlecht mit unheimlicher Deutlichkeit erkennen läßt."

Auffallend ist das häufige Vorkommen von Totgeburten in Trinkerfamilien. So sah *Arrivé* 1899 in 81 Alkoholikerfamilien 5·2% Totgeburten gegenüber 2·8 in normalen Familien; 11·54% Aborte gegenüber 0·64% in normalen Familien. — *Sullivan* fand unter 600 Kindern von 120 Trinkerinnen 10·8% Totgeburten.[67])

Piper (Dalldorf) hat nachgewiesen, daß bei 9% aller Fälle von idiotischen Kindern durch Trunksucht des Vaters oder der Mutter bedingt ist. Diese Zahl bleibt sicher hinter der Wahrheit zurück, weil bei vielen Fällen der Arzt nicht in der Lage ist, die Trunksucht des Vaters feststellen zu können. Es scheint, daß die Trunksucht des Vaters verderblicher auf die Nachkommenschaft einwirkt als die der Mutter. *Bareneville* gibt an, daß unter von ihm beobachteten Idioten und Epileptikern in 35·8% der Fälle die Väter allein, in 3% die Mütter der Trunksucht verfallen waren, in 1·5% beide Eltern.[68])

Man nimmt an, daß diese Degenereszenz der Trinkernachkommenschaft zustande kommt durch eine direkte Einwirkung des Alkohols auf das Keimplasma. Durch diese Keimverderbnis, meint *Forel,* erklärt es sich, daß die Nachkommenschaft trinkender Eltern körperlich und geistig minderwertig ist, daß Fehl- und Mißgeburten, erhöhte Kindersterblichkeit, Wahnsinn und Verbrechen, Konstitutionskrankheiten bei ihr außerordentlich häufig sind, selbst dann, wenn andere degenerativ wirkende Faktoren mit Sicherheit ausgeschaltet werden können.

Wie bei den Nachkommen einzelner Trinkerfamilien zeigt sich der verderbliche Einfluß der Trunksucht in der physischen und auch psychischen Degeneration der ganzen Rasse, wie von vielen Seiten behauptet wird, wenn die Trunksucht in weiten Volksmassen exzessiv verbreitet ist.[69]) Eine Sonderstellung nehmen neuere Forschungen ein, welche die Beziehungen des Alkohols zur Rassenhygiene zum Gegenstand haben.

Das Leben einer Rasse erhält sich nach *Alfred Ploetz*[70]) durch die Erhaltung der Zahl und der Leistungen ihrer Individuen, und diese durch die Erhaltung und eventuelle Vervollkommnung ihrer erblichen Eigenschaften.

Innerhalb einer bestimmten Rasse hat der jeweilige Alkoholkonsum, welcher alle möglichen Grade gleichzeitig umfaßt, die Tendenz, die Geburtenziffer in geringem Maße herabzusetzen, die Sterbeziffer in höherem Maße zu steigern, also die Geburtenüberschüsse zu vermindern.

Der Alkohol bewirkt eine Vermehrung der inneren Widerstände im Lebensprozeß der Rasse. Verminderung der Arbeitsleistung, Vermehrung der Verbrechen, der geistigen und körperlichen Krankheiten, der Unfälle, der frühzeitigen Invalidität etc. Er schädigt dadurch die Spannkraft der Rasse nach außen im Kampf ums Dasein mit anderen Rassen.

Die Erhaltung und Vervollkommnung der erblichen Anlagen hängt ab von den günstigen oder ungünstigen Verhältnissen der Vererbung und Abänderung bei den Nachkommen, sowie von dem Betrage und der Richtung der Ausmerzung, welche durch Einflüsse der Umgebung auf die Nachkommen unter ihnen Platz greift.

Der Alkohol scheidet einen verhältnismäßig kleinen Teil der Individuen aus ohne Rücksicht auf die Qualität ihrer Anlagen: sog. wahllose Ausmerzung, die stets eine unnötige Belastung des Rassenprozesses bedeutet. Er eliminiert einen bei weitem größeren Teil auf Grund von Anlagen, die verschieden sind von den Anlagen der verschonten Individuen: selektorische Elimination. Diese Verschiedenheiten der Anlagen der Ausgemerzten bestehen hauptsächlich in einem stärkeren Verlangen nach Berauschungsmitteln, speziell Alkohol, in schwächeren geistigen Hemmungen gegen die Aufnahme schädlicher Mengen davon und in schwächeren körperlichen Regulationen gegen die Wirkungen des aufgenommenen Quantums. — Die Ausjätung erfolgt oft erst mit Hilfe anderer Schädlichkeiten und im Laufe mehrerer Generationen.

Die Ausjätung durch den Alkohol führt zur Auslese von Körpern, die stärkere Schutzvorrichtungen gegen die stofflichen Wirkungen des Alkohols besitzen, und zur Auslese von Gehirnen, die weniger Sucht nach Berauschungsmitteln, speziell Alkohol, haben und über stärkere Hemmungen verfügen.

Dieser an sich wertvollen Auslese arbeitet aber entgegen der ungünstige Einfluß, den der Alkohol auf Vererbung und Variabilität ausübt. Ganz mäßiger Genuß beeinflußt nicht nachweislich oder erschließbar die Qualität der Nachkommen. Aber da unmäßiger Genuß ausgesprochen entartend wirkt, muß trotz mangelhafter Beobachtungen über die Wirkung mittelmäßigen Genusses bei ihm auf einen, wiewohl geringeren, degenerierenden Einfluß geschlossen werden, wenn er vielleicht oft auch nur regenerative oder progressive Variationstendenzen hemmt. In den ärmeren Klassen kann der Alkohol mittelbar dadurch zur Entartung der Nachkommen beitragen, daß er durch Beschlagnahme eines Teils des Budgets die ausreichende Ernährung der Eltern in Frage stellt.

Da die stark entarteten Nachkommen der Säufer früher oder später doch eliminiert werden, so hat auf die Dauer der mittelmäßige individuelle Alkoholkonsum mit seinen leichter degenerierenden und regenerationshemmenden Folgen den praktisch wichtigsten Einfluß auf Vererbung und Variabilität, um so mehr, als bei mittelmäßigem Genuß die Fruchtbarkeit nicht nachweislich beeinflußt wird und der Prozentsatz der wahllos Betroffenen im Verhältnis zu den selektorisch Betroffenen bedeutend größer ist als bei den Säufern.

Da sich aber gerade die leichteren Degenerationen nur langsam wieder aus der Rasse herausschaffen lassen, weil sie der Ausjätung nur eine geringe Handhabe bieten; da sie ferner bei einer großen Steigerung ihrer Zahl den Prozentsatz der erzeugten tüchtigen Varianten so herabdrücken können, daß keine Regeneration und keine Ausmerzung mehr das Tüchtigkeitsniveau der Rasse wiederherstellen können; da andrerseits auch die Tüchtigkeit unseres Organismus nur in einem äußerst langwierigen Kampf ums Dasein zahlreicher früherer Generationen erworben worden ist, so muß gegen jede Abbröckelung von dem Kapital unserer Tüchtigkeit aufs schärfste vorgegangen werden. Der degenerierende Einfluß des Alkohols fällt deshalb schwerer in die Wagschale, als sein auslösender, der ersetzbar ist.

Rassenhygienisch muß somit vor allem eine Beseitigung des mittelmäßigen Trinkens erstrebt werden, in zweiter Linie dann auch die des unmäßigen. Die Ausjätung, die durch den Alkohol bewirkt wird, wird zum Teil selbsttätig durch andere ausmerzende Faktoren übernommen, könnte zu einem anderen Teil ersetzt werden durch Hindernisse, die man den Ehen Minderwertiger in den Weg legt, und zu einem dritten Teil überflüssig gemacht werden durch Aufbesserung der allgemeinen Verhältnisse der Vererbung und Variabilität.

Literaturverzeichnis zu Teil II.

[1]) *Montesquieu*, Des lois qui ont rapport à la sobriété des peuples. Oeuvres de Montesquieu. Paris 1826, II, S. 177.

[2]) Annual Report of State Board of Health of Massachusetts. 1871/72 (Correspondence concerning the Effects of Intoxicating Drinks und Analysis of Correspondence concerning the Use and Abuse of Intoxicating Drinks).

[7]) Medical Temperance Journal, 1884, S. 72.

[7a]) „Die Alkoholfrage", 1904, S. 232.

[7b]) Medical Temp. Review, 1906, S. 116.

[9]) Supplement to Registrar General, 1885, S. XXXII und *Helenius*, Die Alkoholfrage. S. 59/60, Jena 1903.

[10]) Mitteilungen des Deutschen Vereins gegen den Mißbrauch geistiger Getränke. 1888, S. 39 und The Insurance Record, 20. April 1888.

[11]) Klinisches Jahrbuch, Jena 1904, Bd. XII.

[12]) Aus der Praxis der Gothaer Lebensversicherungsbank. Vgl. Intern. Monatsschrift, Juli 1905.

[13]) *Sendtner*, Über Lebensdauer u. Todesursachen bei den Biergewerben. München 1891.

[14]) Thirty-seventh Annual Report of the Regist. General Abstracts of 1874. London 1876, S. 228 ff. und Journ. of Statist. Soc., 1881, XLIV, S. 444.

[15]) Zur Alkoholfrage. Vergl. Darstellung der Gesetze und Erfahrungen einiger ausländischer Staaten. Zusammengest. vom eidgen. Statist. Bureau. Bern 1884, S. 428.

[16]) Medical Temp. Journ., 1879, S. 112.

[17]) Revenue from the liquor traffic. By *J. A. Gibson*. The National Temp. League's Annual for 1889, S. 93.

[18]) *Meyers* Konversationslexikon. 6. Aufl., 1904, Bd. VIII, Art. Großbritannien.

[19]) Vgl. auch das während des Drucks erschienene Werk von *Rowntree* u. *Sherwell*, The Taxation of the Liquor Trade. London 1906.

[20]) *Baer*, Der Alkoholmißbrauch. Deutsche Vierteljahrsschr. für öffentliche Gesundheitspflege, 1882, XIV, Heft 2. (Om Dryckenskapenstillstand och fysika foljder under åren 1861—1877 etc. Svenska Läkare-Sällskapet. Nya Ser. II, Del VII, 2.)

[22]) Le tarif des boissons fortes en Suède. Par *M. Senny Rubenson*. Bullet. de la commission pénitentiaire internationale. Congr. pénitent. internat. de Rome. 1884, S. 595.

[23]) *Baer*, Der Alkoholismus, seine Verbreitung und Wirkung auf den individuellen und sozialen Organismus etc. Berlin 1878, Hirschwald, S. 275.

[24]) Norges officielle Statistik. *Ny Raeke*. Beretning om Sundhetstilstanden og Medicinalforholdene i Nørge i Aaret 1878—1886. Udgiven af Direktören for det civile Medicinalvaesen. Christiania.

[25]) *L. Dahl*, Geistige Getränke als Krankheits- und Todesursache in Norwegen. III. intern. Antialkohol-Kongreß zu Christiania 1890.

[26]) Drinkfaeldigheden i Danmark etc. Fordrag af *Harald Westergaard*. Kjoebenhavn 1888.

[27]) Kjoebenhavn. Stadslaegens aarsberetning for 1888.

[28]) *Westergaard*, Morbilität und Mortalität. II. Aufl., Jena 1902.

[29]) Russische Revue. St. Petersburg 1888, S. 218.

[30]) Graf *L. Skarczynsky*, L'alcool et son histoire en Russie. Paris 1902.

[31]) *Martin*, Die Zukunft Rußlands und Japans. Berlin 1905 und *Lippert*, Das Alkoholmonopol. Wien 1904.

[33]) St. Petersburger Wochenschr., 1867, S. 66.

[34]) Zentralblatt für Neurologie von *Mendel*, 1884, S. 161.

[35]) Mitteilungen aus dem Bericht des med. Depart. des Minist. des Innern in Rußland für das Jahr 1876. Von Dr. *Jul. Uecke*. Vierteljahrschr. für gerichtl. Medizin, 1879, XXXI, S. 173.

[36]) Münchner med. Woch., 1888, Nr. 23.

[37]) Les Boissons alcooliques. Brüssel 1883.

[38]) *Hoppe*, Die Tatsachen über den Alkohol, S. 33/34.

[39]) *Vandervelde*, Alkoholgenuß und Arbeitsbedingungen in Belgien. Wien 1900 und Intern. Monatsschr., Augustheft 1905.

[40]) Temp. Record, 1905, S. 540.

[41]) La Tempérance, 1877, S. 271.

[42]) *André Korn*, L'Alcoolisme en France. Dijon-Paris 1901, S. 12.

[43]) Bulletin de la Société Médicale belge de Tempérance. Nov. 1904, S. 589.

[44]) Ligue nat. contre l'Alc. Etoile bleue. Mai 1906, S. 14.

[45]) Parlamentarische Alkohol-Enquete b. Senat von *M. N. Claude*. Paris 1888.

[46]) Annali di statistica, 1879, Ser. 2*a*, VIII, S. 75.

[47]) Geografia nosologica dell' Italia. Cap. XVII.

[48]) Dell' Ubriachezza in Milano, 1878.

[49]) Dell' Ubriachezza in Italia, Mailand 1878.

[50]) *J. J. Kummer*, Sachliche Mitteilungen zur Alkoholfrage. Bern 1885.

[52]) Schweizer ärztl. Korrespondenzblatt, 1899.

[54]) *Daum*, VIII. intern. Antialkohol-Kongreß zu Wien.

[55]) *F. Kral*, Die Alkoholfrage in Österreich. Leipzig 1888.

[57]) *J. v. Maday*, Die Alkoholfrage in Ungarn, Budapest 1905 und Intern. Monatsschrift, 1905.

[58]) *Leubuscher*, Ther. Rundschau, 1901, Nr. 41 (bezieht sich auf die im Text S. 76, Z. 12 erwähnte Anm. 55).

[59]) Erfurter und Berliner Verhandlungen des D. V. g. d. Mißbrauch geist. Getr. (bezieht sich auf die im Text S. 77, Z. 1 v. u. und S. 78, Z. 10 v. u. erwähnte Anm. 55).

[60]) Entwicklung der Brauerei- und Branntweinbesteuerung. Leipzig 1888.

[61]) Vierteljahrschr. f. öffentl. Gesundheitspflege, Bd. XIX, 3. Heft.

[62]) *B. Laquer*, Temperenz und Trunksucht in Amerika. Wiesbaden 1904.

[63]) *de Terra*, Mäßigkeits-Bl., 1905, S. 1145.

[64]) X. internationaler Kongreß gegen den Alkoholismus in Budapest 1906.

[65]) Über den Einfluß des Alkohols auf den Organismus des Kindes. Stuttgart 1891.

[66]) Dégénérescence sociale et Alcoolisme. Paris 1895.

[67]) Influence of maternal inebriety on the offspring. Journ. of mental science, 1899, July.

[68]) Recherches cliniques etc. Paris 1904.

[69]) *Bezzola*, VIII. intern. Kongreß gegen den Alkoholismus. Wien 1902 und *Bunge*, Degeneration und Stillungsfähigkeit, Basel 1904.

[70]) *A. Ploetz*, Leitsätze der Berliner wissensch. Antialkoholkurse 1906 und Archiv für Rassenhygiene, 1904/1905.

II. Trunksucht und geistiges Leben.

Unter den sozialen Einflüssen des modernen Kulturlebens, welche anhaltend eine Zunahme der Fälle von Irrsinn verursachen, nimmt die Trunksucht eine bedeutungsvolle Stelle ein. Der Alkoholmißbrauch ruft nicht allein eine große Anzahl vorübergehender, schwerer Störungen der Gehirnfunktionen unter dem Bilde des akuten Säuferdelirium hervor, sondern eine noch größere Menge von chronischen Psychosen, von Intelligenzschwäche und Verblödung, von epileptischem Irresein. Da die Giftwirkung des Alkohols die mannigfachsten Formen der psychischen Degeneration zustande bringt, so ist es unbestritten, daß mit der Zunahme der Trunksucht auch die Häufigkeit der Geistesstörungen zunehmen muß und auch tatsächlich zunimmt.

Der Zusammenhang zwischen Trunksucht und Geistesstörung ist, soweit ein ursächlicher Einfluß in Betracht kommt, ein unmittelbarer und in noch viel häufigeren Fällen ein mittelbarer. Der gewohnheitsmäßige Alkoholmißbrauch bringt durch seine degenerierenden Veränderungen in den Gebilden der Großhirnrinde funktionelle und organische Störungen hervor, welche zu typischem und zu kombiniertem Irrsinn führen. Die andauernden Alkoholexzesse rufen unter gewissen Umständen schnell und langsamer vorübergehende Irrsinnszustände hervor, wie den gewöhnlichen und auch den pathologischen Rausch, die periodische Trunksucht (Dipsomanie) sowie die spezifische akute alkoholische Geistesstörung, das Delirium tremens (den Säuferwahnsinn), und zwar in der fast spezifischen Weise, daß nach dem Ablauf der stürmisch auftretenden Störungen der Kranke ohne sonderlich merkbaren geistigen Defekt wieder psychisch gesund erscheint. Durch die chronische Alkoholvergiftung werden viele Irrsinnszustände mittelbar verursacht und gezeitigt, und das besonders bei Menschen mit einer angeborenen oder erworbenen psychopathischen Anlage. Bei nicht wenigen Formen von schweren Psychosen zeigen sich außerdem im Beginn des Leidens, im Stadium der ersten Anfänge triebartige Neigungen zu Alkoholexzessen, wie besonders bei der progressiven Paralyse.

Die häufigste und verbreitetste Geistesstörung in unmittelbarer Folge der Trunksucht ist der krankhafte Geisteszustand, welchen man als chronischen Alkoholismus bezeichnet. In seiner ausgebildeten Form stellt er für sich allein eine Geistesstörung dar, bildet aber auch den Boden, auf welchem sich andere Neurosen und Psychosen in mannigfacher Komplikation entwickeln.[1]) Neben wechselnden körperlichen Beschwerden, welche unter dem Bilde von Magen- und Verdauungsstörungen, rheumatoiden und neuralgischen Schmerzen in den Extremitäten einhergehen und die sich vorzugsweise in Mangel an Schlaf, Benommenheit des Kopfes, hochgradig reizbarer Stimmung, Nachlaß der Arbeitslust und des Pflichtgefühls kundgeben, entwickelt sich allmählich und in charakteristischer Weise eine Veränderung des Charakters und besonders der sittlichen Individualität des Trinkers. Gleichgültigkeit und Interesselosigkeit gegen sich und seine Familie, Verschwinden aller Rücksichtnahme auf seine bisherige

Stellung im häuslichen und öffentlichen Leben, Verlust des Ehrgefühls und der Willenskraft bis zur vollen Willensschwäche, brutales und zynisches Benehmen besonders gegen ihm nahestehende Personen, die Sucht, seine Schuld zu leugnen, rücksichtslose Anklagen und Verdächtigungen der Umgebung und der eigenen Familie und besonders der eigenen Frau, die er unter dem spezifischen „Eifersuchtswahn" mit Haß und Wut verfolgt, zeitweise bedroht, sind Erscheinungen, welche früher oder später zutage treten. Es kommt zu Erregungszuständen und zu Wutausbrüchen, in welchen der Trinker sich grober Vergehungen und verbrecherischer Handlungen zuschulden kommen läßt, in denen er gewalttätig wird und die Seinen, Frau und Kinder mißhandelt (Alkoholmanie; alkoholische Verrücktheit).

Auf dem Boden des chronischen Alkoholismus treten epileptoide Zustände und akute Alkoholepilepsie auf; in den späteren Stadien desselben Intelligenzstörungen bis zur vollständigen Demenz. Hin und wieder gesellen sich hierzu bei alten Trinkern auch Lähmungserscheinungen, Störungen der Sprache, Muskeltremor, Ataxie, Paresen, Unsicherheit des Ganges bis zur Bewegungsunfähigkeit (Pseudotabes und Pseudoparalyse, *Korsakow*sche Psychose).

Mit der Zunahme der Trunksucht nimmt die Häufigkeit der Geistesstörungen zu. Diese Tatsache hat man schon frühzeitig dort kennen gelernt, wo die Neigung zum Trunke sich in weiten Volkskreisen in ausgedehntem Grade verbreitet zeigte, und wo man bemüht war, die Quellen und Schäden zu ermitteln und zu beseitigen.

Benjamin Rush teilte schon vor einem Jahrhundert mit, daß in dem großen Pennsylvania Hospital in Philadelphia ein Dritteil sämtlicher Geisteskranken ihre Seelenstörung der Trunksucht zuzuschreiben haben. Von 14.941 Kranken, die in Nordamerikas Irrenanstalten untergebracht waren, waren 1788 (11·97%) Alkoholisten. *Edward Jarvis* führt an, daß unter 22.113 Fällen von Geistesstörungen, bei welchen die Ursache ermittelt war, bei 2896 Trunksucht die Ursache war, d. h. in 13%, und *Parrish* schätzt in der neueren Zeit sogar 20% der Irren in Amerika bedingt durch unmäßigen Alkoholgenuß. Nach der Volkszählung von 1870 gab es in den Vereinigten Staaten von Nordamerika 37.432 Geisteskranke und 1880 deren 91.997, das bedeutet eine Steigerung um 145%, während die Bevölkerung nur um zirka 33% zugenommen hat. Diese exzessive Zunahme wird von vielen Seiten vornehmlich dem zunehmenden Alkoholkonsum zugeschrieben. Nach einer in neuerer Zeit von *G. Thomann*[2]) angegebenen Ermittlung in 54 Irrenanstalten sind unter 36.973 Geisteskranken 2588 Alkoholisten, d. h. im Durchschnitt 6·99%. Das Prozentverhältnis schwankt zwischen 0·982 und 41·971%; in den großen Anstalten ist dasselbe nicht selten 10—12% und darüber. Es ist bedauerlich, daß das Prozentverhältnis für die Männer nicht besonders getrennt ist.

Neueren Angaben zufolge kann der Anteil der Trunksucht an der Frequenz der Geistesstörung als ein beträchtlich größerer angesehen werden.

Nach *Havgreaves* sind 30% der Irrsinnigen in den Vereinigten Staaten direkt oder indirekt auf die Trunksucht zurückzuführen und *Mann* gibt diese Zahl auf 25% an. — In Kanada, in dem Lande, in welchem Staatsverbot und Enthaltsamkeit eine sehr große Anhängerschaft besitzen, werden 9·5—12·5% sämtlicher Geistesstörungen durch den Trunk bedingt angesehen.[3])

In England stellte die Generalinspektion des Irrenwesens 1844 fest, daß unter den in England und Wales vorhandenen 12.007 Geisteskranken 1799 = 15% durch Trunksucht allein und 551 = 4·5% durch Laster und Ausschweifung mit gleichzeitigem Trunke irrsinnig wurden; unter 5721 Geisteskranken in Schottland waren 1840—1849: 929 und unter 9033 Kranken in England 937 Säufer. Die Zahl von 19·57% oder zirka ⅕ aller Geisteskranken; einzig und allein durch Trunksucht bedingt, meint Dr. *Browne*, ist ein furchtbares Zeugnis von dem üblen Einfluß der Trunksucht auf die Bevölkerung. Nach Dr. *Skae* (Edinburgh Asylum) rühren unter seinen über 30 Jahre ausgedehnten Ermittlungen 19% der männlichen und 7% der weiblichen Irren von Abusus spirit. her. In den Jahren 1871 bis 1875 waren nach *Whitecombe* in 55 Anstalten von England und Wales unter 32.527 Geisteskranken (16.583 Männer und 16.944 Weiber) 3172 durch Trunksucht geistesgestört (2416 Männer und 756 Weiber) und Dr. *Sheppard* gibt bei 28% der in seiner Anstalt zugegangenen Kranken Trunksucht als Ursache an; die Zahl würde auf 40% steigen, wenn er auch diejenigen mitrechnete, bei denen diese Ursache nur mitgewirkt. In den Jahren 1876—1879 kamen durchschnittlich jährlich unter 11.503 armen Geisteskranken mit ermittelten Ursachen auf 1622 = 14·1% (bei den männlichen Kranken 21·4 und bei den weiblichen 7·3) Trunksucht als Ursache, bei 2925 Privatpatienten 354 Trinker, d. i. 12·1% (bei Männern 16·1 und bei Weibern 6·9%). — In Irland sind von 1874 bis 1879 jährlich 12·1% der Irrsinnigen Säufer gewesen (von 27.516 Kranken 3337 Säufer). Im vereinigten Königreich hat die Zahl der Geistesstörungen zugenommen:

Jahr	Zahl der Geisteskranken	Bevölkerung	Auf 1000 Einw. Geisteskranke?
1862	55.525	29,197.737	1·81
1872	77.013	31,782.522	2·41
1882	98.851	34,788.814	2·80

In England und Wales waren am 1. Januar 1888 in den Irrenanstalten 82.643 Personen krank, 1752 mehr als im Vorjahre. Unter Ursache des Irrsinns ist „Unmäßigkeit" in 13—14% der Fälle angegeben.

Der 43. Bericht der Irreninspektoren teilt mit, daß in 10 Jahren von 1878—1887 in allen Irrenanstalten in England und Wales 136.478 Irre aufgenommen worden sind (66.918 Männer und 69.560 Weiber). Unter den physischen Ursachen der bestehenden Geistesstörung nimmt die Trunksucht, wie es dort heißt, die erste Stelle ein; während dieser

10 Jahre entfallen auf diese 13·4% aller Zugänge, und zwar 19·8% bei den männlichen und 7·2% bei den weiblichen Irren.

Dr. *Clouston* berechnet, daß, da zwischen 15—20% aller Geisteskranken durch Alkoholexzesse verursacht sind, im vereinigten Königreich zirka 17.000 Personen vorhanden sind, die lediglich infolge der Trunksucht als irrsinnig anzusehen, ganz abgesehen von denen, die durch dieselbe Ursache noch nicht ganz, aber doch teilweise geistesgestört sind.

Von 1886—1888 wird in offizieller Statistik die Trunksucht bei Männern als Ursache in 19·4%, bei Frauen in 7·7% angegeben; von 1888 bis 1892: 20·5% und 8·1%.

In der fünfjährigen Periode von 1893—1897 wurden alljährlich durchschnittlich in den Irrenanstalten von England und Wales 18.160 Geisteskranke aufgenommen (Männer 8820 und Frauen 9340); von diesen war bei 22% der Männer und 9·1% der Frauen Trunksucht als Ursache angegeben.[3]) Die jährliche Zunahme an Geistesstörungen betrug nach dem amtlichen Bericht (Report of the Commissioners on Lunacy 1904) im 10jährigen Durchschnitt von 1894—1903: 2513, im Jahre 1903: 3235, d. i. eine Zunahme von 24·4%, während die Bevölkerung nur um 12·2% gewachsen war. Unter den männlichen Geisteskranken war die Trunksucht in 22·8%, bei den weiblichen Geisteskranken in 9·5% der Fälle die Ursache.[4]) In einzelnen Anstalten wird diese Ursache verschieden angegeben. Dr. *Robert Jones* berechnet, daß von den 116.000 Geisteskranken, welche in England und Wales vorhanden sind, nicht weniger als 17.000 durch den Trunk direkt und indirekt verursacht sind.

In Schottland war im Jahre 1858 die Zahl der Geisteskranken 5824 und 1904 betrug sie 16.894, d. i. eine Zunahme von 190%, während die Bevölkerung in dieser Periode nur 52% zugenommen hat. Dr. *Robertson* (Superint. am Stirling Asylum) hält 40% der Zugänge der männlichen Kranken zwischen 25—60 Jahren durch Trunksucht bedingt, 66% im Durchschnitt sind Kranke aus dem Falkirkdistrikt. Und Dr. *Clouston* vom Royal Edinb. Asylum gibt in seinem letzten Bericht (1904) an, daß nicht weniger als 42·3% der Männer und 18% der Frauen infolge von Trunksucht krank geworden seien. In den 5 Jahren 1873—1877 war das Verhältnis 18·5% bei den Männern und 10·4% bei den Frauen, jetzt ist dasselbe doppelt so groß. Er hebt besonders hervor, daß die Trunksucht unter den Frauen eine Höhe erreicht habe, die fast unerhört wäre. Dasselbe wird aus dem Dundee Royal Lunatic Asylum von Dr. *Tuach* berichtet.

In Irland zeigt sich dasselbe Verhalten. Während hier die Bevölkerung immer abnimmt, nimmt die Zahl der Geisteskranken zu; sie ist von 12.982 im Jahre 1880 auf 22.794 im Jahre 1903 gestiegen. Auch hier nimmt man nach der bekannten Neigung der Irländer zu Alkoholexzessen an, daß die Trunksucht zweifellos die Hauptursache dieser kolossalen Irreseinshäufigkeit bildet.

In Schweden hat die Zahl der durch Trunksucht bedingten Fälle von Geistesstörung in der neueren Zeit erheblich abgenommen. Nach *Gyllenskiöld* sollen früher 25—30% der Gesamtzahl der männlichen Irren durch Mißbrauch geistiger Getränke verursacht gewesen sein. Diese Zahl ist herunter gegangen von 8·09 in dem jährlichen Durchschnitt der fünfjährigen Periode 1861—1865 auf 5·52 in den Jahren von 1866—1870, auf 7·19: 1871—1875 und auf 6·54%: 1876—1880, obschon die Geistesstörungen an sich eine bedeutende Steigerung erfahren haben von 10·46 pro 10.000 Einw. im Jahre 1840; 19·54 auf 18·60 und auf 21·56: 1870. Unter den in den Irrenanstalten zugegangenen Geisteskranken mit ermittelten Ursachen waren es 1861: 7·78%; 1865: 9·90; 1870: 5·75, 5·04; 1880: 6·12%. Nach *Helenius*[3]) wird unter den in die Irrenanstalten Aufgenommenen, bei denen die Ursachen ermittelt waren, der Trunksucht als Ursache zugeschrieben jährlich:

1861—1865: 8·09%	1871—1875: 7·19%
1866—1870: 5·52%	1876—1880: 6·54%

Nach seiner Zusammenstellung aus der neuesten Zeit war als vermutliche Ursache der Mißbrauch geistiger Getränke angesehen: 1895: 5·2%; 1896: 6·9%; 1897: 6·8%; 1898: 6%; 1899: 5·9%. Oft genug, meint er, verbirgt sich der Alkohol unter anderen vorgeblichen Ursachen (unordentliche Lebensweise, häuslicher Kummer, Armut, Elend etc.). Die Anzahl der weiblichen Kranken, deren Geistesstörung durch „Mißbrauch geistiger Getränke“ oder infolge von „Alkoholismus der Eltern“ verursacht war, betrug 1899 genau 25% der Fälle unter Männern, wo die Ursache angegeben war.

Für Norwegen hat *Dahl* 1895 die Geistesstörungen bei Männern in 20% auf Trunksucht bezogen. Mit der Abnahme des Alkoholismus hat auch die Zahl der Selbstmorde und auch die der Geistesstörungen durch Trunksucht abgenommen. Auf dem Kongresse gegen den Mißbrauch geistiger Getränke in Christiania 1895 gab er an, daß der Alkohol als Ursache ermittelt sei bei den Geisteskranken in allen Anstalten: 1872—1875: in 8·4%; 1876—1880: 6·7%; 1881 bis 1885: 3·6%; 1886—1888: 3·5%.

In Dänemark war 1845 die Zahl der Irrsinnsfälle durch Trunksucht 8·44% und 1859—1868 jährlich 11·59; 1871—1880 war die Zahl der Alkoholisten in den Irrenanstalten 10% aller verpflegten Irren, 19% der Männer (von 2777:527) und 4% der Frauen (2795:103).

Geill[5]) hat bei 2364 geisteskranken Männern und bei 2394 Frauen in der Irrenanstalt Anotun in den Jahren 1845—1897 bei ersteren 10·97%, bei letzteren 2·05% die Trunksucht als Grundursache gefunden; wenn der Alkohol auch als Mitursache gerechnet wird, so beträgt diese Zahl 17·27% und 3·22%.

Über das Verhältnis der Trunksucht als Ursache von Geistesstörung in Rußland ist wenig bekannt. Während des Jahres 1856 sind 3613 Kranke in den Irrenhäusern behandelt worden und von diesen waren

561 = 15·53% Alkoholisten. In den beiden Irrenanstalten zu Warschau war unter 765 Kranken bei 144 Trunksucht als Ursache ermittelt = 18·82%, im Bereiche des Königreichs Polen beträgt diese Zahl in neuester Zeit 14·1%. Näheres ist auch hierüber durch die Tätigkeit der in neuerer Zeit wirksamen Russischen Gesellschaft zum Schutze der Volksgesundheit bekannt geworden.[6]) Nach *Sikovski* soll nach neuer Ermittlung in 13 Irrenanstalten 1895 bei 15·7% (?) der Fälle Alkoholismus als Ursache der Geisteskrankheit angesehen werden. Diese Zahl dürfte sicher bei der Verbreitung der Trunksucht viel zu klein sein, namentlich wenn man in Betracht zieht, daß das Irrenwesen selbst in dem weiten Reiche auf einer noch sehr geringen Stufe der Entwicklung steht. Nach *Ignatiew* war 1889 bei den nicht erblich veranlagten männlichen Irren in 50% Mißbrauch der alkoholischen Getränke die Ursache, bei den weiblichen in 16%.

In Belgien haben die Geistesstörungen sich in den letzten Jahrzehnten beträchtlich vermehrt; in den öffentlichen Irrenanstalten gab es 1846: 3143 Kranke, 1855: 4278; 1865: 5612; 1875: 7236 und 1881: 8250. An dieser Steigerung des Irrsinns ist der Alkoholkonsum erheblich beteiligt. Die Zahlen der aus Alkoholmißbrauch geisteskrank gewordenen Personen nehmen nach Dr. *Vermeulen* täglich zu. Unter den in den Jahren 1864 bis 1866 zugegangenen Irren in die Anstalt St. Julien bei Brügge war die Zahl dieser Kranken 13·14% (19% bei den Männern und 11·30 bei den Frauen) und unter 930 männlichen Irren im Hospiz Guislain in Gent waren 120 oder 12·90% Alkoholisten. Im Jahre 1875 waren in sämtlichen Anstalten unter 7236 Irren nur 312 Alkoholisten, d. h. 4·3% (!), und zwar 6·5 bei den Männern und 1·7 bei den Frauen. *Lentz* gibt an, daß in den Jahren 1888—1898 die Trunksucht in seiner Anstalt in 9·34% als alleinige und in 17% der Fälle als mitwirkende Ursache gefunden worden sei.

In Holland war von 1844—1854 die Zahl der Irrsinnigen aus Trunksucht 7% zusammen bei beiden Geschlechtern und 1854—1864: 9·4%. In dem offiziellen Bericht von 1869—1874 geben *Ramaer* und *van Capelle*, die Generalinspektoren, an, daß bei den Irren als Ursache ihrer Krankheit ermittelt sei: Erblichkeit in 26% bei den Männern und 31·2 bei den Frauen und Trunksucht bei 15·7 und 2%. Es war das Verhältnis der Alkoholisten zu den anderen Kranken:

Jahre	Zahl der aufgenommenen Irren				Prozente	
	überhaupt		davon Trinker			
	Männer	Frauen	Männer	Frauen	Männer	Frauen
1844—1853	2427	2250	307	360	12·6	2·3
1854—1863	3461	3421	586	965	16·9	3·1
1864—1868	2436	2369	421	507	17·3	3·5
1869—1874	3177	3074	499	563	15·7	2·0
1882—1884	—	—	—	—	12·4	1·6
1885—1887	—	—	—	—	14·3	1·4
1888—1890	—	—	—	—	13·1	1·4

In der neueren Zeit scheint eine Abnahme dieser Erkrankungsursache einzutreten und wird diese der Wirksamkeit der neuen Schankgesetzgebung (1881) zugeschrieben.[7]) Es waren in allen Irrenanstalten:

Jahr	Irre		Mit akuter Manie aufgenommen	Davon durch Trunksucht
	überhaupt	durch Trunksucht bedingt		
1878 . .	564	96 = 17%	132	34 = 25%
1879 . .	592	119 = 20 „	115	46 = 40 „
1880	563	84 = 15 „	125	32 = 25 „
1881 . . .	580	92 = 15 „	139	37 = 26 „
1882 . . .	573	72 = 12 „	125	31 = 25 „

Nach einer anderen Angabe sollen in den Jahren 1863—1893 8% sämtlicher Geisteskranken beider Geschlechter Alkoholisten gewesen sein. In der großen Irrenanstalt in Meerenberg waren 1895 bei den Aufgenommenen 37·3% der Männer und 10% der Frauen durch Trunksucht geistesgestört.

Den Einfluß des Alkoholkonsums auf die Zunahme der durch Trunksucht bedingten Geistesstörungen in Frankreich hat *Lunier* in überzeugender Weise dargelegt. (La Tempérance. Bulletin de la soc. franç. de tempér., 1877, pag. 271 ff.) Er zeigt, daß die Zahl dieser Kranken mit der Zunahme des Alkoholkonsums gleichmäßig stieg; 1831 war der Alkoholkonsum 1·09 Liter pro Kopf und das Prozent der Alkoholisten unter den gesamten Fällen von Geistesstörungen 7·64; 1841: 1·94 und 7·83; 1851: 1·74 und 8·89; 1861: 2·23 und 10·22; 1869: 2·54 und 14·78. Er wies ferner nach, daß die Summe der durch Alkohol bedingten Geistesstörungen in denjenigen Départements um so größer wird, in denen weniger Wein und um so mehr Branntwein konsumiert wird. Nach den offiziellen Ergebnissen gestaltet sich die Zahl der Alkoholisten unter den Irren in der Zeit von 1861—1885 in folgender Weise:

Jahre	Zahl der aufgenommenen Irren						Ohne Unterscheidung des Geschlechts
	überhaupt		davon durch Trunksucht bedingt		Prozente		
	Männer	Frauen	Männer	Frauen	Männer	Frauen	
1861—1865	8.494	6.489	1256	183	14·7	2·8	9·6
1866—1870	10.911	8.480	2057	266	18·8	3·1	11·9
1871—1875	11.813	10.149	2758	466	23·5	4·5	14·8
1876—1880	21.644	18.178	4759	1130	21·9	6·2	14·7
1881—1885	27.731	23.476	6075	1311	21·9	5·5	14·4
Summa	80.593	66.772	16.932	3356	21·0	5·0	13·7

Von 1872—1885 sind in die öffentlichen und privaten Irrenanstalten in Paris 49.267 Kranke aufgenommen und unter diesen befanden sich

5063 aus Trunksucht, 28% unter den männlichen und 6% unter den weiblichen Irren. Von 1872—1880 war der mittlere Durchschnitt jährlich 378 Alkoholisten und 1880—1885: 506. — Dr. *Tourdon*[8]) hat 1884 in den Irrenanstalten des Départements Seine inférieure folgende Zahlen gefunden:

Jahre	Weiberanstalt Yon			Männeranstalt Quatre-Mares		
	Kranke	Alkohol	Prozente	Kranke	Alkohol	Prozente
1861—1865 . .	841	56	6·6	906	310	34·2
1866—1870 . .	965	60	6·2	850	466	54·8
1871—1875 .	1603	75	7·4	875	347	39·6
1876—1880 . .	997	108	10·0	1025	485	47·3
1881—1885 . . .	969	119	12·0	881	346	39·2

In die Anstalt St. Anne, Beobachtungsstation der Polizeipräfektur zu Paris, sind aufgenommen von anfangs 1872 bis Ende 1885: 31.733 Irre (17.938 Männer und 13.795 Frauen). Von diesen waren erkrankt durch Trunksucht 5881 (5063 Männer und 818 Frauen), d. i. 28·2% der männlichen und 5·9% der weiblichen Irren. *Magnan* gibt an, daß während des Krieges 1870—1871 die Zahl der alkoholistischen Irren betragen habe 48%; 1872—1875: 17—19%; 1875—1885: 17—22%; 1886: 25%. Hier sind Alkoholkranke im engeren Sinne gemeint (Del. trem., chron. Alkoholismus, Alkoholmanien etc.); diese Kranken waren 1887: 24·84%. Nimmt man die Fälle, bei welchen der Alkohol auch als Mitursache wirkte, so war die Zahl 37·97%; 1888 betrug die Zahl der alkoholistischen Geisteskranken im weiten Sinne 35·38% bei den Männern und 12·83 der Frauen; 1889: 33·77% der Männer und 11·95% der Frauen; 1894: 38·12% der Männer und 12·81% der Frauen. — In den 16 Jahren von 1887—1902 sind in die Irrenanstalt St. Anne (Département Seine) in Paris 12.969 Geisteskranke aufgenommen worden, und von diesen waren 3799 Trinker. Unter den männlichen Kranken waren Trinker 1887: 30%; 1900: 51%; 1901: 48% und 1902: 48%. Unter den weiblichen Irren zeigt sich eine noch größere Zunahme; bei diesen ist die Zahl der Trinkerinnen von 10·81% auf 21·96%, also auf das Doppelte gestiegen.[9])

In Rumänien waren 1891—1903 in das Krankenhaus Madona-Doudou (Crajova) 635 Geisteskranke zugegangen, davon waren 79 Alkoholiker = 13% und außerdem waren noch die andern Psychosen mit durch den Alkohol verursacht, 107 Männer und 27 Frauen ganz direkt und 26 Männer und 18 Frauen durch Trunksucht in der Heredität, das sind zusammen 40%. Der Alkoholismus, meint Dr. *Mileticiu*[10]), sei es daß er direkt durch den Kranken selbst oder durch die trunksüchtigen Eltern bedingt ist, spielt die wichtigste Rolle unter den Ursachen für die Geistesstörung. „Die Hälfte der Kranken- und Irrenanstalten könnte man eingehen lassen, wenn man den Alkohol aus den Ländern treiben könnte."

Nach Dr. *Fetscherin* waren in der Schweiz unter den 7362 aufgenommenen Irren in den Jahren 1877—1881 nicht weniger als 923 Alkoholisten; unter 3874 Männern waren 825 Alkoholisten = 21·30% und unter 3488 Frauen 98 = 2·81, ohne Unterschied der Geschlechter 12·54%. Die Zahl der durch Alkoholmißbrauch geisteskrank gewordenen Personen hat in der Neuzeit noch erheblich zugenommen. Von je 100 Aufgenommenen waren Alkoholisten:

Jahre	St. Pirminsberg		Waldau		Rosegg (seit 1863)	
	Männer	Frauen	Männer	Frauen	Männer	Frauen
1856—1860 . .	10·5	0·8	5·0	—	—	—
1861—1870 . .	14·1	1·2	5·3	—	8·4	2·8
1871—1882 . .	23·1	3·0	13·9	1·1	30·2	7·4

In der Anstalt in Basel war das Prozentverhältnis:

1842—1850	bei Männern	15·3%	und bei Frauen	4·0%
1851—1860	„ „	17·8 „	„ „ „	2·0 „
1861—1870	„ „	19·6 „	„ „ „	0·3 „
1871—1880	„ „	44·0 „	„ „ „	5·7 „

In Königsfelden (Aargau) waren unter 1194 männlichen Aufnahmen (1877—1890) 254 = 21·3% infolge von Trunksucht erkrankt; in der Anstalt Préfarcien (franz. Schweiz) waren ca. 16%, in Lindenhaus (1885—1890) 22·7% Trinker. In der Anstalt Cery (Vaud) waren 26% der aufgenommenen Männer Alkoholisten im Jahre 1894, 21% im Jahre 1895. In sämtlichen Staatsirrenanstalten waren 1899 unter den aufgenommenen männlichen Kranken 18% Alkoholisten (von 1427 : 262).

In denjenigen Provinzen Italiens, in denen viel Alkohol konsumiert wird, nimmt auch die Zahl der Alkoholisten unter den Irren zu. Nach Prof. *Verga* waren 1874 in allen Irrenanstalten Italiens 205 alkoholische Irre = 16·7% Kranke; nach *Monti* ist diese Zahl sehr verschieden. Sie steigt in Venedig auf 10, Pesaro auf 15, Turin auf 22 und in Bologna sogar auf 25%. Nach *Lombroso* (Sull'alcoolismo acuto e cronico, Torino 1882) waren in den 10 Jahren 1871—1880 unter den aufgenommenen Irren in der Anstalt Bologna 157, in Venedig 150, in Racconigi 88 und in Siena 101 Alkoholisten. In den nördlichen Provinzen Italiens besonders zeigt sich mit der starken Zunahme des Alkoholkonsums auch eine Steigerung der Fälle von Geistesstörung, deren Ursache die Trunksucht bildet. Es waren in allen Anstalten Italiens:

1874 . . . . 11.746 Irre, davon 207 Alkoholisten
1880 . . . . 17.471 „ „ 456 „
1888 . . . . . 20.282 „ „ 561 „
1891 . . . . . 23.554 „ „ 771 „

Nach Dr. *Arturo Morselli* waren 1893 in der Provinz Genua 31·25% der männlichen und 3·41% der weiblichen Geisteskranken durch Alkohol bedingt. 1901 war das Verhältnis 32·25% der Männer und 9·04% der Frauen; 1902 hingegen 27·77% der Männer und 8% der Frauen.

Nach einer Enquete von Dr. *Celli* war in den Jahren 1891—1894 die Zahl der alkoholistischen Irren in Cagliari 3·84%; Palermo 4·64%; Brescia 6·10%; Pesaro 7·58%; Reggio-Emilia 9·40%; Bologna 11·20%; Turin 12·29%; Girifalco 14·50%; Rom 27·00%; Lucca 35·90%.

In den 17 Jahren von 1874—1891 haben sich die Zahlen der Irren verdoppelt, die der Alkoholpsychosen verdreifacht.

In den südlichen Provinzen, wo die Trunksucht fast unbekannt ist, sind Geistesstörungen viel seltener als in den nördlichen Provinzen, wo berauschende Getränke viel genossen werden.[11])

In Österreich kamen in den 5 Jahren 1876—1880 auf je 100 Irrsinnige im Durchschnitt jährlich 8·6 Alkoholisten, und zwar 13·8 bei den Männern und 2·3 bei den Frauen. Dieses Verhältnis schwankt in den einzelnen Jahren nur innerhalb geringer Grenzen, 1876: 15·1 und 2·3 = 9·3 bei beiden Geschlechtern zusammen; 1878: 13·3 und 2·2 = 8·3; 1880: 13·2 und 2·9 = 8·5. Sehr verschieden ist aber das Verhältnis in den einzelnen Kronländern in demselben 5jährigen Durchschnitt. Es zeigt sich hier unverkennbar der Zusammenhang mit dem landesüblichen Getränke, resp. dem Branntweinkonsum in den einzelnen Ländern. Im 5jährigen Durchschnitt (1876—1880) waren jährlich vorhanden:

Kronland	Geisteskranke überhaupt	Darunter Alkoholisten	Auf 100 Geisteskranke kommen Alkoholisten		
			Männer	Frauen	zusammen
Kärnten	202	27	21·3	3·6	13·3
Steiermark	754	98	20·1	5·6	13·0
Österreich unter der Enns	2334	280	20·0	2·2	12·0
Schlesien	77	9	17·9	1·9	11·4
Galizien	1175	122	15·9	4·5	10·4
Krain	229	21	15·3	2·2	9·4
Vorarlberg	195	14	11·5	1·8	7·0
Salzburg	80	5	11·9	1·3	6·0
Tirol	511	30	9·7	2·3	5·9
Österreich ober der Enns	447	25	8·9	2·4	5·7
Mähren	745	42	10·1	1·0	5·6
Böhmen	2358	116	7·9	0·6	4·9
Triest mit Gebiet	162	7	7·9	—	4·4
Dalmatien	34	—	0·9	—	0·6
Total	9305	1497	13·8	2·3	8·6

In allen Irrenanstalten Österreichs waren überhaupt Alkoholisten:

1876:	821	(8781 Irre)
1877:	799	(9085 „)
1878:	765	(9267 „)
1879:	783	(9803 „)
1880:	819	(9589 „)
1881:	752	Alkoholisten
1882:	875	„
1883:	1034	„
1884:	1122	„

In 9 Jahren waren also in allen Anstalten 7770 Geisteskranke, deren Krankheit durch Trunksucht verschuldet war.

Nach der amtlichen Statistik sind unter den Geisteskranken durch Trunksucht erkrankt: 1890: 11·5%; 1891: 10·4%; 1892: 10·2%; 1893: 11·6%; 1894: 16·3; 1895: 15·7%.

In Böhmen war 1897—1899 in den Irrenanstalten bei 16·5% der Männer und bei 0·8% der Frauen die Trunksucht als Ursache der Krankheit ermittelt, außerdem war der Alkoholismus auch bei 23·9% der anderen männlichen Geisteskranken und bei 1·9% der weiblichen Mitursache der Krankheit.

In den Wiener Irrenanstalten waren nach *Tilkowski*[12]) während des 12jährigen Zeitraumes vom Anfang 1871 bis Ende 1882 verpflegt im ganzen 14.391 Irre (7766 Männer, 6625 Frauen) und unter diesen war bei 2152 (1967 Männer und 185 Frauen) Alkoholmißbrauch als Krankheitsursache ermittelt, d. h. 14·9% insgesamt, bei 25·3% der männlichen und bei 2·7% der weiblichen Irren. Auf dem internationalen Kongreß gegen den Alkoholismus in Wien (1901) teilt er mit, daß das Verhältnis der an Alkoholismus erkrankten männlichen Pfleglinge zur Gesamtzahl der Aufnahme in der Wiener Landesirrenanstalt von 1871—1882 sich mit 25·3% berechnet, von 1885—1896 auf 31·4%, d. i. eine Steigerung um 6%. In den Jahren 1894 und 1895 erreichte die Steigerung sogar die auffällige Höhe von 40·1% und 40·3%.

Nach den Mitteilungen von *Gouster*[13]) waren in diesen Anstalten

1883	unter	1459	Kranken	309	Alkoholisten	=	24·68%
1884	„	1329	„	334	„	=	23·99%
1885	„	1539	„	388	„	=	25·21%
1886	„	1560	„	361	„	=	23·14%
1887	„	1680	„	410	„	=	24·40%

Bei dem männlichen Zuwachse war das Prozentverhältnis 1885: 28·0, 1886: 31·2 und 1887: 34·2. Außer diesen Fällen, hebt *Gauster* hervor, waren bei dem Zuwachse 1885: 19%, 1886: 14% und 1887: 21·3%, welche durch Mitwirkung des Übergenusses geistiger Getränke geisteskrank geworden sind.

In ganz erschreckender Weise zeigt sich besonders in den Großstädten, welchen Anteil die Trunksucht an der Entstehung der Geistesstörung hat. „Es ist allgemein bekannt,“ meint *Tilkowski*, und wir stimmen mit ihm ganz überein, „daß der Alkoholmißbrauch eine der häufigsten Ursachen, in den Großstädten wohl die häufigste Ursache, der psychischen Erkrankungen bei den männlichen Kranken bildet.

Deutsches Reich. Auch in den einzelnen Staaten des Deutschen Reiches ist das Verhältnis der durch Trunksucht entstandenen Geisteskrankheiten zur Gesamtzahl der Geisteskranken ein erheblich großes. In den Jahren 1875 und 1876 waren in den preußischen Irrenanstalten unter 100 aufgenommenen männlichen Irren 13·69 Alkoholisten und 1878 und 1879 wird unter den männlichen Aufnahmen, bei denen die Krankheitsursache ermittelt war, in 27% die Trunksucht als solche angegeben. In den Jahren 1886—1888 waren in die preußischen Irrenanstalten 32.008 Personen aufgenommen; bei 12.288 von diesen ist die Erkrankungsursache und bei 2836, d. h. bei 23% von diesen ist der Alkoholismus als solche ermittelt. Viel größer ist die Zahl der Alkoholisten, wenn nur die Männer in Betracht kommen. Von 6982 männlichen Irren waren 2594 durch die Trunksucht in den Irrsinn verfallen. Während noch 1880—1883 die Zahl der Säufer unter 100 Geisteskranken sich auf 30—32 belief, war diese Zahl 1886: 35, 1887: 36 und 1888: 40. Sieht man von den Fällen der angeborenen Geistesstörung und von der Idiotie ab, so beläuft sich die Zahl der Alkoholisten unter den männlichen Irren 1886 auf 40·4%, 1887 auf 42·3% und 1888 auf 44·5%. In einzelnen Anstalten, in denen ein besonderes Gewicht auf die Ermittlung der Erkrankungsursache gelegt ward, war schon früh die Zahl der Alkoholisten als eine besonders große gefunden. So fand *Nasse* in Siegberg bei 27·2% der Männer den Alkoholismus als Ursache der Geisteserkrankung, *Jung* in Lebus bei 25% aller Aufnahmen, *Pelman* in Grafenberg bei 22% der männlichen Kranken, und *Finkelnburg* nahm an, daß in den norddeutschen Irrenanstalten bei mindestens 25% der männlichen Irren die Trunksucht als bedingende Ursache anzunehmen sei.

Unter sämtlichen Sterbefällen im Preußischen Staate entfallen auf den Säuferwahnsinn[14]):

	Männer	Frauen		Männer	Frauen
1877	1077	88	1881 . . .	1152	98
1878 .	1160	105	1882 . .	1100	99
1879 . .	1095	92	1883 . . .	1131	146
1880 . .	960	120	1884 . . .	1154	138

	Männer	Frauen		Männer	Frauen
1885	1271	158	1894	536	59
1886	1213	121	1895	552	71
1887	987	121	1896	473	58
1888	526	56	1897	536	81
1889	579	60	1898	528	59
1890	613	51	1899	707	76
1891	500	44	1900	648	91
1892	524	46	1901	637	78
1893	591	71	1902	614	84

Außer den an Delir. tremes in allen Krankenanstalten behandelten Personen waren allein in die Irrenanstalten an Delir. potat. zugegangen in den nachstehenden Perioden:

	Deutsches Reich	Preußen
1877—1879	2856	2343
1880—1882	3574	3017
1883—1885	4245	3772
1886—1888	4435	3645
1889—1891	3809	2946
1892—1894	4454	3286
1895—1897	5250	3873
1898—1901 (4 J.)	7389	5102

Es sind in den Irrenanstalten an Delir. potat. behandelt worden jährlich in Preußen:

1881—1890:	1177	Männer	65	Frauen	= 1242	Personen
1891—1900:	1178	„	86	„	= 1264	„
1898:	1221	„	102	„	= 1323	„
1899:	1262	„	93	„	= 1355	„
1900:	1254	„	98	„	= 1352	„
1901:	1381	„	91	„	= 1472	„
1902:	1418	„	111	„	= 1529	„

Die Zahl der Alkoholisten unter den Irren ist besonders groß in den Großstädten. In den Berliner Irrenanstalten betrug die Zahl der Alkoholisten in

	Herzberge		Dalldorf	
1895—1896	44·9% M.	—	27·7% M.	2·2% Fr.
1896—1897	49·7% „	5·9% Fr.	35·5% „	3·9% „
1897—1898	48·3% „	5·3% „	—	—
1898—1899	50·3% „	6·2% „	44·7% „	8·4% „

In Dalldorf waren 1878—1879: 13·66% der männlichen und 2·66% der aufgenommenen weiblichen Kranken Alkoholisten und 1900—1901 waren es 31·4% der Männer und 1·3% der Frauen (akut und chronisch). Unter den männlichen Alkoholisten waren 67 bereits zum zweiten Male aufgenommen, 29 zum dritten Male, 15 zum vierten Male, 10 zum fünften Male, 21 zum sechsten bis zehnten Male, 2 zum zwölften Male, 3 zum sechzehnten Male. Wie sehr der Alkoholismus als Ursache der Geistesstörung in Berlin zugenommen, ersieht man auch aus einem Vergleiche der Ermittlungen im Charité-Krankenhause. *Moëli* hat unter den in die Charité aufgenommenen männlichen Geisteskranken noch für die Jahre 1880—1883 neben einer sehr starken Steigerung der Delir. trem.-Kranken (um 60% innerhalb 3¾ Jahren) 12·5% als die Minimalzahl der wegen Geistesstörung zur Anstalt gebrachten Männer aus der weniger bemittelten Bevölkerung Berlins gefunden, bei welchen der Alkoholmißbrauch als Ursache der Geistesstörung festgestellt werden konnte, und in den letzten 1½ Jahren (1882—1883) befanden sich unter 1774 Aufnahmen überhaupt 695 Kranke, die als zweifellose Alkoholisten zu bezeichnen waren, d. i. 35·5% (574 Delir. trem., 45 Krampfanfälle und 76 Geisteskranke).[15]) Und nach *Siemerling* hat 1888 die Zahl der Alkoholisten in der Charité unter der Gesamtaufnahme 43·3%; 1889: 51·9%; 1890: 45·3% betragen. Er fand die Prozentzahl der an Geistesstörung leidenden Alkoholisten mit 14·4% (Del. trem. mit 67·7%, Alkoholepilepsie mit 15·2%, Alkohol. chr. mit 14·4%).[15])

In der Irrenanstalt Friedrichsberg (Hamburg) war die Zahl der männlichen Alkoholisten in den Jahren 1882—1893 im Durchschnitt 21·8%, 1894—1896: 23·2%. Im Jahre 1901 sind in den 4 staatlichen Heilanstalten Hamburgs wegen Alkoholismus behandelt worden 1417 Personen, unter diesen 400 Männer an Delirium tremens[16]); in Bremen 1876—1885 bei den Männern 49·2% und bei den Frauen 5·4%; in Dresden im Durchschnitt der 11jährigen Periode 1890—1900 bei den männlichen Geisteskranken 33%.

In Bayern waren in den Jahren 1876—1879 unter den 5419 in die Irrenanstalten des Königreichs zugegangenen Irren (3006 Männer, 2413 Weiber) 138 Alkoholisten (132 Männer, 6 Weiber) = 2·55% des Gesamtzuganges (4·39% bei den Männern und 0·23% bei den Frauen).

In München sind nach den Angaben von *Kraepelin* in die psychiatrische Klinik im Jahre 1905 aufgenommen 1373 Personen (836 Männer und 537 Frauen) und unter diesen befanden sich 253 alkoholkranke Männer = 30·3% und 30 alkoholkranke Frauen = 5·6%; 47 Männer wurden wegen eines Rausches in die Klinik verbracht, ohne daß chronischer Alkoholismus bestand; 124 Männer und 19 Frauen im Rausch mit Erscheinungen eines mehr oder weniger schweren Alkoholsiechtums; 82 Männer und 12 Frauen wegen chronischer alkoholischer Geistesstörung. Außer den oben angeführten war unter den Zugegangenen noch bei 311 Fällen eine chronische und bei 22 Fällen eine akute Schädigung durch den Alkohol zu verzeichnen, so daß 616 Personen mit chronischer Alkoholvergiftung oder 49·9% sämtlicher oder 61·8% der männlichen Zugegangenen damit behaftet waren.[17])

In Württemberg waren 1875 unter 6544 Geisteskranken (4778 Männer und 1757 Weiber) 3189 Trunksüchtige (2865 Männer und 334 Weiber), d. i. 48·73% des Gesamtbestandes (59·85 Männer und 18·44 Weiber).

In der Landesirrenanstalt Wehnen in Oldenburg waren unter den 1878—1882 aufgenommenen 314 Irren 10·19%, welche ihr Leiden durch Trunksucht sich zugezogen; bei den männlichen Kranken waren es 16·15%.

Dr. *Stark* hat 1878/79 in der elsässischen Irrenanstalt Stephansfeld unter 553 aufgenommenen Männern 163 = 29·4% Trinker nachgewiesen. Unter den Kranken aus dem Bezirk Unter-Elsaß fanden sich 26·6%, unter jenen aus dem Bezirk Ober-Elsaß 32·3% Trinker. Rechnet er die Fälle von Trunksucht in der Aszendenz mit, so hatte bei 34·2% der aufgenommenen Männer dieses Laster Einfluß auf die Entstehung des Irrsinns ausgeübt.[18]) In derselben Anstalt war früher diese Ursache weit geringer. Es waren alkoholische Exzesse Ursache des Irrsinns daselbst 1842—1844 bei 12% der Aufgenommenen, 1850 bei 10·9%, 1852 bei 8%, 1859 bei 7·4% und 1869 bei 11·7%.

Man darf mit *Stark* u. A. annehmen, daß sich in den deutschen Irrenanstalten unter den aufgenommenen Männern durchschnittlich 25% Trinker finden. „Das ergibt für ganz Deutschland jährlich rund 2500 in Irrenanstalten verpflegte männliche Trinker.“ Auch *Finkelnburg*[19]) hält diese Zahl für die richtige. „In den norddeutschen Irrenanstalten,“ meint er, „hängt nach statistischen Erweisen bei mindestens einem Viertel der aufgenommenen Männer die Entstehung des Irrsinns mit Alkoholmißbrauch zusammen.“

Trunksucht und Epilepsie.

Neben diesen Irrsinnigen, welche ihre Geistesstörungen durch Trunksucht hervorgerufen und die wegen ihres manifesten Irrsinns in den Irrenhäusern zurückgehalten werden müssen, bewegen sich zweifellos noch größere Mengen von durch Alkoholismus geistig defekt gewordenen Personen im freien Leben, eine stetige drohende Gefahr für ihre Familie und für die öffentliche Ordnung. Und unter diesen psychischen Formen ist eine der relativ häufigsten und bedeutungsvollsten die Epilepsie in ihren verschiedenen Abstufungen und Transformationen, vom leichtesten, schnell vorübergehenden Bewußtseinsverlust, Schwindel- und Ohnmachtsanfall bis zum epileptischen Irresein. Alkoholisten — und zwar Schnapstrinker — werden nach habitueller Unmäßigkeit, wie von vielen Beobachtern festgestellt ist (*Portal, Dagonet, Magnan, Huss, Nothnagel, Schüle, Westphal* u. A.), häufig epileptisch. *Drouet* hat unter 529 geisteskranken

Potatoren 54 Epileptiker und *Westphal* hat unter den mit Delirium behafteten Trinkern der Berliner Charité zirka 33% Epileptiker gesehen, von denen nur wenige diese Krämpfe schon in ihrer Jugend gehabt, und noch andere 33%, die bisher niemals an Epilepsie gelitten, aber im Anschluß an einen Anfall von Del. trem. ihre epileptischen Krämpfe erworben haben. *Fuerstner* hat unter seinen beobachteten Fällen von Del. potatorum in der Charité 31% und *Moëli* sogar 36—40% Epileptiker beobachtet. Nach *Galle*[20]) waren unter 607 Epileptikern in der Charité (von 1875 bis 1881) 150 Säufer = 24·7%, von denen 133 ausgebildete Säufer waren, ehe sie epileptisch wurden; von 243 epileptischen Säufern waren 221, die zuerst dem Trunke und dann der Epilepsie verfallen waren. *Sommer,* der ähnliche Fälle beobachtet hat, ist sogar der Meinung, daß wohl die Mehrzahl aller Individuen, die in den dreißiger Jahren und späterhin an epileptischen Krämpfen erkranken, ihr Leiden dem Potatorium verdanken.[21])

Kraepelin hebt besonders hervor, wie verderblich der Alkohol gerade bei Epileptikern wirkt, er ist bei diesen weit verderblicher als bei den Psychopathen und Schwachsinnigen. Er konnte bei den Männern 65·1%, bei den Frauen noch 28·5% Trinker ermitteln. „Gerade die Epileptiker," meint er, „sind es, die durch den Alkohol zu den bedenklichsten Handlungen veranlaßt werden. Die überwiegende Mehrzahl der pathologischen Rauschzustände mit ihrer Neigung zu schweren Gewalttaten entwickeln sich auf epileptischer Grundlage; hier beobachten wir ferner unter Alkoholeinfluß besonders leicht die Dämmerzustände mit Brandstiftung, gefährlichen Angriffen, Notzuchtsversuchen, Selbstmorden." [17])

Schlimmer vielleicht als die erworbene Epilepsie der Trinker selbst ist der Umstand, daß Trinker, wenn sie epileptisch geworden sind, diese schwere Neurose auf ihre Nachkommen übertragen und daß die Kinder von Trunksüchtigen, auch ohne daß diese epileptisch sind, idiotisch, imbezil, geisteskrank und auch epileptisch werden. Solche Fälle sind von *Howe, Martin* in größerer Anzahl mitgeteilt. *Galle* hat unter seinen Fällen auch 12 gefunden, in denen alkoholistische Väter oder Mütter epileptischen oder epileptischen und trunkfälligen Kindern das Dasein gaben. *Nöthel*[22]) gibt bei seinen Ermittlungen über den Einfluß der verschiedenen krankhaften Momente bei den Aszendenten auf die Deszendenten an, daß bei Trunksucht des Vaters 31·9% Männer, 28·1% Weiber an Geistesstörung erkranken. Die Trunksucht des Vaters wirkt verderblicher auf die Söhne. Bemerkenswert sind zirka 50% männliche Epileptiker und 66·7% weibliche Idioten als Folge der Trunksucht des Vaters. Dr. *Grenier*[23]) hat neuerdings 188 Fälle von meist geistesschwachen und an Konvulsionen kranken Personen untersucht, welche von trunksüchtigen Eltern herstammen. Von diesen 188 waren 98 = 52% selbst Trinker geworden, und zwar war bei den Eltern dieser 98 Personen nur 6mal das Delirium aufgetreten, die übrigen 92 waren Gewohnheitssäufer, während von den 92 alkoholistischen Kindern 69 selbst vom Säuferwahnsinn heimgesucht und 29 einfache Trinker waren. Bei den Kindern von Trinkern wird das Gehirn der Locus minoris resistentiae, wie sich *Grenier* treffend ausdrückt; und auch das Del. trem. tritt im Verhältnis zu der Trunksucht der Eltern um so mehr bei den Kindern auf. Unter den 188 Beobachtungsfällen waren 142 mit konvulsiven Krankheiten befallen; unter diesen letzteren waren 46 epileptisch = 24%, 17 hysterisch = 8·80% und 77 schon seit ihrer ersten Kindheit mit Krämpfen behaftet = 40·50%; 20 Epileptiker oder hysterisch Kranke haben gleichzeitig Krämpfe in ihrer Kindheit gehabt; 25 von den Krampfkranken hatten Eltern, bei denen ebenfalls Krämpfe vorgekommen waren; die übrigen stammen direkt von alkoholistischen Eltern ab. Außerdem waren unter den 188 Beobachtungsfällen 38 = 20·30% ausgesprochene Geistesstörungen einzig und allein dem Einflusse des Alkohols der Eltern zuzuschreiben.

In Wuhlgarten, der Berliner Anstalt für Epileptiker, betrug die Zahl der Alkoholisten unter dem Zugange 1893: 27·5%, 1896/97: 28·3%, 1898/99: 55·1% bei den Männern und 12·4% bei den Frauen. Im Jahre 1903 ließ sich bei 120 (43%) der Männer, bei 42 (45%) der Frauen, bei 10 Knaben (63%), bei 8 Mädchen (73%) erbliche Belastung nachweisen; es handelt sich hierbei hauptsächlich um Abstammung von trunksüchtigen Eltern. Außerdem fanden sich unter den an Epilepsie leidenden Kranken 44% männliche und 9% weibliche Trinker. Der Alkoholismus der Eltern verursacht in einem beträchtlichen Verhältnis das Irresein der Kinder, nicht weniger als in einem Fünftel der Fälle.

III. Trunksucht und Verbrechen.

Für die Kriminalisten und Gefängnisbeamten gilt seit langer Zeit und an allen Orten die Überzeugung, daß die Unmäßigkeit und Trunksucht eine Hauptquelle und eine Hauptursache für die Entstehung der Verbrechen und häufig auch für die Rückfälligkeit der Verbrecher abgibt. Sowohl die akute wie die chronische Alkoholintoxikation ist geeignet, zu gesetzwidrigen Handlungen zuführen. Im Rausche ist die Selbstbestimmung geschwächt; Neigungen und Triebe treten stärker, gebieterischer hervor, ohne durch Urteil und Überlegung gemäßigt oder gar bekämpft zu werden. Zanksucht und Rechthaberei, gesteigerte Empfindlichkeit führen zu schnellerem Handeln, zu sofortiger Ahndung und Rache, die um so roher sind, je wüster der Rausch und je roher der Betrunkene ist. Unter dem Einflusse des Alkohols verschwinden die sittlichen Hemmungsgefühle, die Grundpfeiler aller gefestigten Erziehung und Charakterstärke. Das alkoholisierte Individuum ist den Anreizen der jeweiligen Umgebung preisgegeben und häufig auch widerstandslos verfallen. Der unmäßige Trunk ist sehr häufig die einzige und letzte Ursache von schweren und leichten Verbrechen gegen die Person, von Mord, Totschlag und Körperverletzung; sehr viele Verstöße und Vergehen gegen die Sittlichkeit, viele Notzuchtsverbrechen werden im Zustande der Trunkenheit verübt. Gar mancher Mensch wird im Zustande der Trunkenheit von dem lüsternen Gedanken ergriffen, diesen oder jenen Gegenstand zu besitzen; während die Gewohnheit strenger Pflichterfüllung, die Achtung vor dem Gesetz, das Gewissen sonst jeden Gedanken dieser Art niederhalten und ersticken würde, folgt jetzt dem auftauchenden verbrecherischen Reiz schnell die Tat, der Diebstahl, der Raub. In der gewohnheitsmäßigen Trunksucht werden, wie die Erfahrung lehrt, in spezifisch charakteristischer Weise zuerst die sittlichen Eigenschaften vermindert und mit der Zeit ganz aufgehoben. Das Gefühl für Ehre, Würde, Pflicht, Anstand und gute Sitte geht dem habituellen Trinker allmählich verloren, und zuletzt auch das für Gesetz und Recht. Mit der Gefühls- und Gemütsstumpfheit, mit dem Verlust der Anhänglichkeit an die Familie und der Selbstachtung gerät der Gewohnheitstrinker in Müßiggang, in Ratlosigkeit und Verzweiflung; er wird Bettler, Landstreicher und zuletzt auch Dieb. Die Unmäßigkeit ist eine sehr ergiebige Quelle für die Vermehrung der Verbrechen und der Verbrecher, weil sie alle Momente, die zum Verbrechen führen, die Einzel- und Massenarmut, Sittenlosigkeit, Unwissenheit, Müßiggang, unordentliches und lasterhaftes Leben beim Trinker selbst und in dessen Familie in einem hohen Grade hervorruft und mitbedingt. Die Trunksucht hat nicht nur einen äußerst mächtigen Einfluß auf die Menge der Verbrechen, sondern vorwiegend auch auf die Art derselben; sie befördert, wie kein anderes Moment, namentlich die Verbrechen gegen die Personen.

Der Zusammenhang zwischen Trunksucht und Verbrechen ist in neuerer Zeit von vielen Seiten als unerwiesen erklärt worden, weil der Parallelismus zwischen Zunahme des Alkoholkonsums und Zunahme der Verbrechen nicht immer konstant vorhanden ist und sich vor allem nicht als vorhanden erweist, wenn man die einzelnen Länder mit gleich großem Alkoholkonsum hinsichtlich ihrer Kriminalität vergleicht. Allein das Verhältnis zwischen Trunksucht und Verbrechen ist auch niemals das einer unmittelbaren Ursächlichkeit; das Verbrechen wird in seiner Häufigkeit keineswegs allein von der Größe und Intensität der Unmäßigkeit bedingt, weil jenes durch vielfache soziale Umstände gleichzeitig und unabhängig voneinander genährt und erzeugt wird; aber alle diese Momente werden durch die Trunksucht gefördert, und in diesem Sinne beeinflußt der Alkoholmißbrauch in hervorragender Weise das Wachstum des Verbrechens. Man kann nicht immer sagen, daß dort, wo die Trunksucht nicht existiert oder wo sie geringer ist, auch die Kriminalität immer eine geringere sein müsse. „Die Trunksucht," meint der englische Statistiker *Leoni Levi*[24]), „ist auf dem Gebiete der sittlichen Krankheit das, was das Fieber auf dem der körperlichen ist; sie verschlimmert die Ursachen, welche dem Leiden zugrunde liegen, sie reizt die Neigung zum Verbrechen und ruft das Rachegefühl hervor." Allein, wenn auch zwischen Alkoholunmäßigkeit und Kriminalität kein unbedingter Kausalnexus vorhanden ist, zeigt doch die Kriminaljustiz vieler Länder, und führen erfahrungsmäßig so viele Tatsachen und Beweise zu der Überzeugung, zu der auch wir uns mit denjenigen, die das Leben der Verbrecher am besten kennen lernen, mit den Strafrichtern und Strafvollzugsbeamten bekennen, daß mit der Zunahme der Unmäßigkeit und der Trinker — was durchaus noch nicht identisch ist mit der Zunahme des Alkoholkonsums im allgemeinen — auch die Zahl der Verbrecher und Verbrechen zunimmt.

In der Zunahme des Alkoholkonsums in Belgien von 7 auf 9 Liter in der Zeit von 1868—1882, in dem gleichzeitigen Steigen der Zahl der Verbrechen von 1900 auf 2877 auf je 100.000 Einwohner in derselben Periode und in derselben Erscheinung in Frankreich sowie in Italien sieht *Yvernés*, der Direktor des statistischen Bureaus im französischen Justizministerium, wie er auf dem letzten Antialkoholkongreß in Paris (1889) ausgeführt, einen direkten ursächlichen Zusammenhang zwischen Trunksucht und Verbrechen. In Frankreich, zeigt er, betrug der durchschnittliche Alkoholverbrauch pro Kopf der Einwohner in den Jahren von 1873—1878: 2·72 Liter, 1878—1882: 3·53 und 1883—1887: 3·83 Liter und dementsprechend stieg die Zahl der Verbrechen von 172.000 auf 195.000. In Italien stieg der Konsum von Alkohol in den Jahren 1872 bis 1885 von 2 auf 7·5 Liter (?) pro Kopf der Bevölkerung und in den Jahren 1879—1885 stieg die Zahl der Verbrechen von 1400 auf 1500 auf je 100.000 Einwohner. Andrerseits läßt sich wiederum wahrnehmen, daß dort, wo der Alkoholkonsum abnimmt, auch die Zahl der Verbrechen sinkt. So war in Norwegen von 1844—1871 der Branntweinverbrauch von 10 auf 5 Liter und 1876 auf 4 Liter gesunken und in derselben Zeit war die Zahl der Verbrechen von 294 pro 100.000 Einwohner auf 207 und 180 heruntergegangen. Ein gleiches war in Schweden und früher auch in Irland der Fall. Als hier 1837—1842 durch die wunderbare Einwirkung des Pater *Mathew* der Branntweinkonsum um 50% gegen die vorhergehende fünfjährige Periode abgenommen hatte, da war auch die Zahl der schweren Verbrechen von 64.520 auf 47.027 und die Hinrichtungen von 59 auf 1 gefallen.

Die Frage, ob die Unmäßigkeit eine bestimmte Art von Verbrechen und insbesondere, wie auch wir schon angedeutet haben, die Verbrechen gegen die Person hervorruft, ist nicht immer in derselben Weise beantwortet worden. In neuester Zeit war es *Lacassagne* und besonders *Enrico Ferri* [25]), der bei seinen Untersuchungen der Kriminalität in Frankreich für die Zeit von 1850—1880 nachgewiesen hat, daß eine Übereinstimmung existiert zwischen dem Steigen und Sinken der Zahl der einfachen Morde und vor allem der Körperverletzungen mit der größeren und geringeren Weinproduktion; daß diese Übereinstimmung sich am deutlichsten in den Jahren mit extremer Abwechslung zeigt; daß den Jahren mit schlechter Weinernte (1853, 1854, 1855, 1859, 1867, 1873, 1878, 1879, 1880) Jahre mit deutlicher Abnahme der Kriminalität und besonders der Körperverletzungen, und umgekehrt den Jahren mit reicher Weinernte (1850, 1856,

1857, 1858, 1862, 1863, 1865, 1868, 1874, 1875) eine Steigerung dieser Verbrechen nachfolgt. In gleicher Weise hat er gezeigt, daß die Blutsverbrechen in den der Weinlese nächsten Monaten erheblich steigen. Gegen diese Ansicht *Ferris*, wie gegen dessen Nachweise über die Abhängigkeit des Verbrechens von dem jährlichen Temperaturwechsel — die Blutsverbrechen sollen in den Jahren mit hoher Temperatur zunehmen et v. v. — hat sich besonders *Colajanni*[26]) ausgesprochen, indem er einige große italienische Städte mit verschiedenem Alkoholkonsum und auch einige Länder mit gleichem Alkoholkonsum miteinander verglichen und dabei weder die Bluts- noch die Sittlichkeitsverbrechen in einem irgendwie konstanten Parallelismus oder Abhängigkeitsverhältnis von dem Alkoholgenuß finden konnte.[27]) Indessen ist auch hier daran zu denken, daß das Verbrechen das Ergebnis sehr vielfacher Faktoren ist, unter denen eine Reihe von sozialen Momenten mitwirken, daß unter diesen wiederum die Trunksucht eine wesentliche Stelle einnimmt, und daß unter verschiedenen allgemeinen sozialen Bedingungen der eine Faktor, wenn auch von derselben Intensität, nicht immer dieselbe Wirkung haben muß. Derselbe Alkoholkonsum in Stockholm und in Neapel kann und wird nicht dieselben Wirkungen auf das Verbrechen und sicher nicht auf die Qualität des Verbrechens ausüben.

Schon früher (1846) hat *Casper*[28]) bei seinen Untersuchungen über die Qualität und den Charakter der Verbrechenursachen in den einzelnen preußischen Provinzen keinen Parallelismus zwischen der Größe des Alkoholkonsums nach der Zahl der vorhandenen Schankstellen und dem Charakter des Verbrechens auffinden können, und auch dem Einen von uns ist dieser Nachweis (*A. Baer:* Der Alkoholismus, 1878, S. 358) nicht gelungen. Allein wenn auch kein immer und überall wiederkehrendes, gesetzmäßiges Ursächlichkeitsverhältnis vorhanden ist, so ist doch die Tatsache nicht minder richtig, daß die Trunksucht neben der Vermehrung der Verbrechen insbesondere eine Zunahme der Verbrechen gegen die Person hervorruft. Diese Behauptungen werden in folgenden Anführungen genügend erhärtet und erwiesen. „Zu den Maßnahmen, welche bereits einen großen Einfluß auf die Verminderung der Verbrechen ausgeübt haben und ihn noch mehr ausüben wird," sagt der verstorbene Generaldirektor der Gefängnisse in Schweden, *G. Fr. Almquist*, „gehört die neue Gesetzgebung über die Herstellung und den Handel mit Branntwein." Seit 1855 zeigen die Verbrechen eine wesentliche Verminderung. Mord und Totschlag hat abgenommen von 59 in den Jahren 1830—1834 auf 28 in den Jahren 1860—1864, auf 18: 1875—1878; Blutschande von 12 in den Jahren 1830—1834 auf 17: 1875—1878. Diebstahlsfälle von 1830—1834: 2281; 1865—1869: 2917; 1870—1874: 1945; 1875—1878: 1871. In den Jahren 1865—1875 waren unter 34 Fällen von Verbrechen gegen die öffentliche Gewalt 25mal Mißbrauch geistiger Getränke die Ursache; unter 161 Totschlag: 71-; unter 47 Verbrechen im Amte: 46-; unter 134 Mord und Mordversuch: 11- und unter 170 Verbrechen gegen das Eigentum: 31mal.

In dem amtlichen Berichte für 1887 hebt der jetzige Generaldirektor der schwedischen Gefängnisse, Dr. *P. Wieselgren*[29]), hervor, daß bei Begehung von Verbrechen die Trunksucht eine sehr große Rolle spiele, so daß von den im letzten Jahre zugegangenen Strafarbeitsgefangenen 69·8% Männer (1403: 979) und 9·3% Weiber (216: 20), von den Gefängnisgefangenen 73·3% Männer (659: 486) und 33·3% Weiber (33: 11) ihre Straftaten im betrunkenen Zustande oder überhaupt als Trunkenbolde begangen haben. Eingehende Mitteilungen von *Wieselgren*, die er dem Gefängniskongreß in Brüssel 1900 unterbreitete und die aus seinen amtlichen Ermittelungen stammen, besagen, daß von den 1887—1897 in den Strafanstalten zur Verbüßung ihrer Freiheitsstrafen aufgenommenen 24.398 Männer 17.374 = 72·2% ihr Verbrechen in Verbindung mit dem Mißbrauch geistiger Getränke gestellt und von 3054 in derselben Zeit aufgenommenen Frauen 360 oder 11·8%. Unter den Verurteilten waren Trinker oder Berauschte bei Verbrechen gegen die Staatsgewalt 86·4%; Mord, Totschlag oder andere Mißhandlung 83·8%; Sittlichkeitsverbrechen 59·2%; Brandstiftung oder anderer Beschädigung 59·4%; Friedensbruch 91·8%; Diebstahl 67·9%; Raub 81·3%; Meineid 32·6%; Fälschung 37·1%.

Von 5443 Insassen der dänischen[30]) Gefängnisse waren 1871 bis 1880 trunksüchtig 979 oder 18% (1871—1875: 14·5% und 1876 bis 1880: 21%). Von 387 dieser Gefangenen, über deren Eltern Nachrichten erhalten werden konnten, waren 147 oder $^{3}/_{10}$ selbst Trunkenbolde und von diesen hatten 41 = 28% trunksüchtige Eltern; 74% aller polizeilich Verhafteten waren betrunken. Von 1845 männlichen Verbrechern waren 693 (37·56%) chronische Alkoholisten, darunter 229 (12·41%) Männer im Augenblicke der Tat berauscht, zusammen also bei 922 = 49·97%, das sind bei der Hälfte aller männlichen Verbrecher. Von 769 erstmaligen Verbrechern waren 175=22·76% chronische Alkoholisten und 160 = 20·81% bei dem Begehen der Tat berauscht, zusammen 335 = 43·57%; bei erstmaligen Verbrechen waren Alkoholisten bei Diebstahl 37·75%, Gewalttätigkeit 87·03% und Sittlichkeitsverbrechen 47·36%; bei Rezidivstrafen: Diebstahl 49·58%, Gewalttätigkeit 84·63%, Sittlichkeitsverbrechen 85·71%; zusammen: Diebstahl = 45·01%, Gewalttätigkeit = 87·91%, Sittlichkeitsverbrechen = 63·63%. Bei mehr als $^{1}/_{3}$ der Diebstähle, bei der Hälfte der Sittlichkeitsverbrechen und $^{8}/_{9}$ der Gewalttätigkeit ist der Alkohol der Anstoß zum erstmaligen Verbrechen.

In Belgien waren 1849 unter 3651 in den Gefangen- und Strafanstalten befindlichen Gefangenen 1080 = 27%, welche dem Trunke ergeben waren, und Ende 1860 waren unter den in den Strafanstalten untergebrachten 3715 Gefangenen 807 notorische Trunkenbolde. *Ducpétiaux*, der Generalinspektor der belgischen Gefängnisse, war nach seiner 25jährigen Erfahrung der Überzeugung, daß $^{4}/_{5}$ aller Verbrechen auf die Unmäßigkeit zurückzuführen sind. In der Gefangenanstalt zu Lüttich waren 1895 unter 198 Gefangenen 73 = 45% Trinker; in Löwen 1891 unter 519 Gefangenen 305 = 61% Gewohnheitstrinker. Nach einer amtlichen Enquête waren unter 2588 Gefängnisgefangenen 1157 = 44%, unter 216 Zuchthäuslern 118 = 50% und unter 202 zum Tode Verurteilten 121 = 60% dem Trunke ergeben (L'Étoile du matin, Sept. 1896).

Eine sehr eingehende Untersuchung von Dr. *Masoin* (Bull. de l'Acad. royale de Méd. de Belg., 1896, p. 321) über den Zeitraum von 22 Jahren in der Anstalt Caryon zeigt, daß unter 2045 zu einem Minimum von 5 Jahren Verurteilten 11% angetrunken waren, als sie das Verbrechen begangen haben, 44% waren Gewohnheitstrinker; unter 130 lebenslänglich Verurteilten waren 40 Gelegenheits- und 54% Gewohnheitstrinker; unter 88 zum Tode Verurteilten waren 45·1% Gelegenheits- und 60% Gewohnheitstrinker. In der Anstalt Lüttich hat Professor *Thiry* unter 103 Gefangenen mehr als 50% gefunden, welche bei Begehung der Tat unter dem Einfluß des Alkohols gestanden haben. Nach der Kriminalstatistik für 1902 wurden in diesem Jahre 26.747 Personen wegen Vergehen gegen das Gesetz über öffentliche Trunkenheit verurteilt (in den beiden Vorjahren 27.160 und 23.244). Bei den übrigen 43.965 wegen Verbrechen und Vergehen verurteilten (darunter 20.258 rückfälligen) männlichen und 13.893 (darunter 4089 rückfälligen) weiblichen Personen unterscheidet die Statistik:

		mit Vorstrafen	ohne Vorstrafen	im ganzen
a) solche, welche die letzte Straftat im Trunke begangen haben:	männliche:	2681 = 11·3%	3165 = 15·6%	5.846 = 13·4%
	weibliche:	73 = 0·7%	110 = 2·7%	183 = 1·3%
b) solche mit Vorstrafen wegen Trunkenheit:	männliche:	3061 = 12·5%	8259 = 10·8%	11.320 = 25·7%
	weibliche:	1331 = 1·4%	315 = 7·7%	448 = 3·2%
c) solche mit Vorstrafen wegen Trunkenheit und solche ohne Vorstrafen, welche bei Begehung der Tat betrunken waren:	männliche:	3688 = 15·6%	8439 = 41·7%	12 127 = 27·6%
	weibliche:	144 = 1·5%	315 = 7·7%	459 = 3·3%

Bei den weiblichen Verurteilten spielt der Alkohol, wie sich das auch aus anderen Statistiken ergibt, eine weit geringere Rolle (3·3%), als bei den männlichen (27·6%). 627 männliche und 11 weibliche Verurteilte, die noch keine Vorstrafen wegen öffentlicher Trunkenheit erlitten hatten, waren bei Verübung des letzten Deliktes betrunken; unter letzteren finden wir nur bei Männern Rückfälle, und zwar 180. Besonders stark ist der Alkohol wirksam bei den rückfälligen Männern (41·7%).

In Holland sind nach der Kriminalstatistik für 1902 in diesem Jahre 15.026 Personen wegen Vergehen verurteilt worden und von diesen werden angegeben als Gewohnheitstrinker 1101 Personen, als solche, die unter dem Einflusse des Alkohols ihre Straftat begangen haben, 2492 und 1027 als solche, welche beiden Gruppen angehören, d. i. zusammen 4620 = 30·5%. — Von 120.825 Verurteilungen wegen Übertretungen waren 34.217 = 28·3% Übertretungen gegen das Schankgesetz. Unter den Rückfälligen waren dem Alkohol ergeben (habituelle Trunksucht) 70·37% Männer, 65·52% Frauen und unter dem Alkoholeinfluß befindlich gewesenen 43·18% Männer und 29·73% Frauen (De Wegwijzer, 1906, Juli, p. 202).

Von 2560 in den kantonalen Gefangenanstalten der Schweiz befindlichen Inhaftierten (2173 Männer und 387 Frauen) waren 1030 (941 Männer und 89 Frauen) oder 40% (Männer 43%, Frauen 23%) dem Trunke ergeben. Von den in den Rettungsanstalten untergebrachten jugendlichen Verbrechern stammen 45% der Knaben und sogar 50% der Mädchen von Eltern, deren eines oder beide dem Trunke ergeben waren. Die Zahl der großen und kleinen Verbrecher, welche der Trunksucht ergeben sind, oder die unter dem Einflusse der berauschenden Getränke die verbrecherische Tat begangen haben, ist, wie *Guillaume*, der frühere Präsident der Gesellschaft für Gefängnisreform in der Schweiz, bemerkt, erstaunlich groß; sie bilden wenigstens 50% der Totalsumme der von den Männern begangenen Verbrechen. — In Baselstadt waren 1877 von 83 verurteilten Fällen von Körperverletzung und Totschlag 36 direkt im Wirtshaus oder beim Verlassen desselben begangen und von 35 Fällen von Widersetzlichkeit 19; 1878 waren es von 83: 46 und von 35: 35; 1879 von 81: 47 und von 46: 28; 1880 waren es von 86: 53 und von 32: 17.[31]) Im Jahre 1893 waren in der Anstalt Lenzburg unter 253 Zuchthäuslern 64%, welche unter Alkoholeinwirkung ihr Verbrechen begangen haben; in 33 Anstalten war 1892 bei 2201 Untersuchten in 168 Fällen (= 7·65%) der Alkohol die alleinige, in 307 Fällen (= 13·8%) die hauptsächliche und in 905 Fällen (= 41%) die Mitursache gewesen. — *Guillaume* hat im Kanton Bern 74·2% Verurteilungen ermittelt, welche lediglich dem Alkohol zuzuschreiben sind.[32]) Von 1892 bis 1896 waren 14.612 Inhaftierungen in der Schweiz vorgekommen; bei 25·5% der Männer und bei 13·0% der Frauen war die Ursache Trunksucht allein oder mit anderen Ursachen kombiniert; unter diesen 14.612 Inhaftierten waren 7815 Rückfällige und bei diesen waren Trunk und moralische Verkommenheit in 49·8% die Ursache (bei 6464 Personen).[33])

In Österreich haben die Zahlen der Delikte nicht unerheblich zugenommen und man ist auch dort geneigt, insbesondere diejenigen gegen die Person mit der Zunahme der Unmäßigkeit in Zusammenhang zu bringen. Unter diesen ragen besonders die vorsätzlichen Beschädigungen bei Raufhändeln hervor, welche, wie bemerkt wird, sich nahezu ausnahmslos im Wirtshause abspielen, und die von 1876—1884 um 30% (von 44.383 auf 59.907), ebenso die Unsittlichkeitsdelikte, von denen die leichteren um 56% (10.902 auf 17.055) und die gröberen (Notzucht, Schändung) um 9% (516—644) zugenommen haben. Verbotenes Spiel, der unzertrennliche Genosse der Trunksucht, figuriert unter den ersteren mit einem Zuwachs von 43% (6255—8172). Die Zahl der Gefangenen ist in diesen Jahren von 320.407 auf 469.101 gestiegen. Daß neben dem Einflusse anderer Faktoren ein gewisser Zusammenhang der Trunksucht mit den schweren Verbrechen nicht zu verleugnen ist, beweist nachfolgende Zusammenstellung:

Land	Wegen Mord und Totschlag wurden verurteilt 1876—1880		Wegen Trunksucht wurden bestraft in den Jahren 1876—1880	
Galizien	696	1131	264	367
Böhmen	435		103	
Mähren	242	895	74	306
Steiermark	236		56	
Dalmatien	209		26	
Österreich unter der Enns	208		150	
Krain	162	413	19	144
Küstenland	140		47	
Tirol und Vorarlberg	111		78	
Bukowina	94	247	20	132
Österreich ober der Enns	85		35	
Schlesien	68		77	
Kärnten	37	56	14	29
Salzburg	19		15	
Summa	2742		978	

In dem Gefängnis zu Luxemburg waren (1904) unter 113 Gefangenen, welche wenigstens eine dreijährige Strafe verbüßten, 76 oder 67%, welche ihr Verbrechen in einem mehr oder minder ausgesprochenen Zustande von Trunkenheit verübt haben. Dieses Verhältnis zeigt, wie der Dir. *Brück-Faber* hervorhebt, daß auch bei uns der Alkohol der große Lieferant für die Gefängnisse ist.[34])

Von 1129 Mordfällen, die von 1826—1829 in Frankreich verübt worden sind, waren nach *Quetelet* 446 durch Zank und Streit in den Schankstuben erfolgt. Von 1874—1878 waren unter 622 Morden 65 = 10% Folgen von Streitigkeiten in dem Wirtshause gewesen (1874 unter 119: 13 = 11%; 1875 unter 136: 7 = 5%; 1876 unter 128: 19 = 15%: 1877 unter 111: 10 = 9%; 1878 unter 128: 16 = 12%). Nach *Yvernès*[35]) waren in demselben Zeitabschnitt (1874—1878) alljährlich im Durchschnitt 10.052 Personen von den Korrektionstribunalen verurteilt, die gleichzeitig wegen eines im Zustande der Trunkenheit begangenen Verbrechens oder Vergehens mitangeklagt waren. Im Jahre 1878 waren unter den 8775 Verurteilten dieser Art: 3556 Fälle von Widerstand und Gewalttätigkeit gegen die Staatsgewalt, d. h. 28% von der Gesamtzahl dieses Vergehens, 1459 Schlägerei und Körperverletzung (6%), 1109 Aufruhr (35%), 396 Zerstörungen von Bäumen u. dgl. (14%), 366 Verletzungen der öffentlichen Sittlichkeit (11%). *Claude* vergleicht die einzelnen Départements nach den Durchschnittszahlen derjenigen Personen, welche in den Jahren 1881—1885 daselbst wegen öffentlicher Trunkenheit verhaftet wurden, und nach den Durchschnittszahlen der in denselben Départements von den Assissen und Korrektionstribunalen überhaupt verurteilten Personen; es zeigt sich dabei, daß die Départements mit dem größten Branntweinkonsum auch den höchsten Anteil an der Kriminalität haben. Insbesondere zeigen die Sittlichkeitsverbrechen (Notzucht etc.) in den einzelnen Gegenden eine annähernde Übereinstimmung mit der Größe des Alkoholkonsums, wie folgende Zusammenstellung ergibt:

Gegend	Alkoholkonsum pro Kopf und Jahr	Zahl der Notzuchts- etc. Fälle	Prozent der Gesamtzahl	Anzahl der Fälle auf 200.000 Einw.
Nordwest . .	6 Liter	744	19	11
Nord . .	6 „	1023	27	14
Nordost	3 „	531	13	11
Zentrum .	2 „	248	8	8
Südwest .	1 „	528	13	9
Süd . .	2 „	401	10	10
Südost . .	2 „	382	10	10

Unter 2950 Gefangenen, deren Trunkfälligkeit aktenmäßig ermittelt war, fand *Marambat*[36]) in dem Gefängnisse St. Pelagie in Paris 2124 oder 72% Trinker. Von denen, welche wegen Diebstahl, Betrug, Vertrauensbruch etc. verurteilt wurden, waren 70·9% Trinker (1898); wegen Körperverletzung, Totschlag etc. 88·2% (unter 415: 366); wegen Sittlichkeitsverbrechen 53·6% (308: 165); wegen Bannbruches, Bettelei etc. 79·4% (272: 216); Mord, Mordversuch etc. 53·3% (15: 8); Brandstiftung 57·1% (14: 8); unter der Gesamtzahl der Verurteilten waren 74·5% Rückfällige und unter diesen Rückfälligen (2199) waren 78·5% (1726) Trinker. Für die neueste Zeit gibt er auf dem internationalen Kongreß in Budapest 1905 nachstehende Zahlen an:

1885 waren unter 2950 Gefangenen 2124 Trinker = 72%
1899 „ „ 2372 „ 1412 „ = 66·4%
1905 „ „ 1106 „ 759 „ = 68·6%

zusammen 65—70%.

Von 1899—1905:

Bei Diebstahl, Vertrauensbruch, Straßenraub . 64·2%
„ Mord, Totschlag, Verletzungen . . . . 83·6%
Bei Notzucht, Unzucht . . . 63·1%
„ Betteln, Vagabondage . . . . . 83·3%
„ Brandstiftung . . . . . . 53·6%

Unter den Rückfälligen waren 77·5% der Trunksucht ergeben, bei den erstmaligen Verbrechern ist die Trunksucht als viel weniger vorhanden nachweisbar.

Auch von den Insassen der deutschen Gefangen- und Strafanstalten ist ein sehr großer Teil der Verbrecher dem Trunke ergeben; eine sehr beträchtliche Anzahl von Verbrechen vollzieht sich unter dem Einflusse des Alkohols. Aus den Ermittlungen in 61 Strafanstalten und größeren Gefängnissen von Nord- und Süddeutschland hat Pastor *Schröter* (1876) nachgewiesen, daß bei 2178 wegen Körperverletzung und Totschlag Verurteilten 716 (32·4%) ihr Verbrechen am Sonntag begangen haben, 1271 (58·4%) am Sonnabendabend, Sonntag oder Montag, während auf die übrige Wochenzeit nur 907 (41·6%) fallen. Unter den 215 Männern, die ihr Verbrechen am Montag begangen haben, waren 113 (53%), die „blauen Montag" gefeiert haben. Unter den Verbrechen gegen die Sittlichkeit waren 210

(22·6%), Landfriedensbruch und Aufruhr 60 (35%) am Sonntag begangen, bei letzteren noch in 143 (82%) am Sonnabendabend, Sonntag oder Montag. Von 816 Brandstiftungen kamen 143 (17·5%), von 807 Raubanfällen 160 (20%) auf den Sonntag; von 5165 unter 23.329 überhaupt wegen dieser genannten Verbrechen Bestraften waren 1347 = 26%, die ihr Verbrechen am Sonntag und 2591 = 50%, die dasselbe am Sonnabendabend, Sonntag oder Montag begangen haben, d. h. an Tagen, an welchen die Arbeiterschichten dem Alkoholgenusse mehr zusprechen.

Ähnliche Verhältnisse hat auch *O. Lang*[37]) bei der Untersuchung von 141 Verurteilten in Zürich gefunden. Während an den gewöhnlichen Wochentagen 4 Verbrechen begangen wurden, waren es Sonnabend 15, Sonntag 60, Montag 22, an einem andern Tage (nur nachts und in Wirtschaften) 25.

Auch Pastor *v. Koblinski* hat in Düsseldorf an 380 Sträflingen ermittelt, daß 43% aller Verbrechen Sonntags, 18% Montags, 16·3% Sonnabend begangen wurden, während auf die anderen Wochentage nur 4—7% entfallen; von den Körperverletzungen kommen sogar 59% auf den Sonntag.

Den enormen Anteil der Trunksucht an der Verübung der Körperverletzung hat *Aschaffenburg*[38]) unter Mithilfe von *Fertig* (Worms), *Kürz* (Heidelberg) erwiesen. Mehr als ein Drittel sämtlicher Körperverletzungen fiel auf den Sonntag (35·8%), auf den Montag 17·3%, auf den Sonnabend 14·2% und auf die übrigen Wochentage 6·6—9·6%.[1]) *Aschaffenburg* weist auf den Lohntag, auf die Sonntagsruhe in den Kneipen und auf den blauen Montag hin. Für die Jahre 1898 und 1899 hat auch die Reichskriminalstatistik die Verteilung der Körperverletzung auf die einzelnen Tage graphisch sehr anschaulich dargestellt. Das Maximum fällt mit 254 auf den Sonntag, mit 125 auf Montag, mit 103 auf Sonnabend und weiter schwankend herabgehend bis mit 48 auf den Freitag.

Aus einer Untersuchung, die sich 1876 auf 120 Gefangenanstalten des Deutschen Reiches und auf 32.837 Gefangene erstreckte, konnte Einer von uns[39]) ermitteln, welchen Einfluß die Trunksucht auf die Kriminalität in Deutschland ausübt.

Unter diesen 32.837 Gefangenen waren 13.706 Trinker (41·7%), und zwar 7269 Gelegenheitstrinker (22·1%) und 6437 Gewohnheitstrinker (19·6%). Bei den 30.041 männlichen Gefangenen war die Zahl der Trinker 13.199 (43·9%) und davon 7071 (23·5%) Gelegenheits- und 6128 (20·4%) Gewohnheitstrinker; bei den 2796 weiblichen Gefangenen waren 507 (18·1%) Trinker und davon 198 (7·1%) Gelegenheits- und 309 (11%) Gewohnheitstrinker. Unter den Trinkern selbst waren bei den Männern 53·6% Gelegenheits- und 46·4% Gewohnheitstrinker, während bei den Frauen die ersteren 39·0% und die letzteren 61·0% betrugen. Es entspricht dies der Erfahrung, daß die Frauen mehr dem chronischen Alkoholismus verfallen, wenn sie überhaupt dem Alkoholgenuß sich ergeben.

Unter den einzelnen Kategorien der männlichen Gefangenen zeigt sich folgendes Verhalten der Trunksucht.

Anstaltsart	Zahl der Gefangenen	Trinker überhaupt	%	Gelegenheitstrinker	%	Gewohnheitstrinker	%	Unter den Trinkern waren Gelegenheitstrinker	%	Gewohnheitstrinker	%
Zuchthaus	19.531	8817	45·1	4606	23·6	4211	21·5	4606	52·2	4211	47·8
Gefängnis	8067	3324	41·2	2465	30·5	859	10·7	2465	74·0	859	26·0
Korrektionshaus	2443	1058	43·3	—	—	1058	43·3	—	—	—	—

Unter den Korrektionsgefangenen sind die Trinker durchgängig gewohnheitsmäßige Säufer, in den Gefängnissen sind viel mehr gelegentliche Trinker als gewohnheitsmäßige vorhanden, in den Zuchthäusern dagegen sind letztere mehr vertreten als erstere.

Unter den männlichen Trinkern waren Gelegenheitstrinker im Alter von 21—30 Jahren im Zuchthause 46·2%, im Gefängnis 52·5% das Maximum; bei den Gewohnheitstrinkern war dieses Maximum ebenfalls in demselben Alter, und zwar im Zuchthause 36·4% und im Gefängnis 31·8%. Bei den Gewohnheitstrinkern sind die späteren Altersklassen mit mehr Trinkern versehen als bei den Gelegenheitstrinkern. Im Alter von 30—40 waren jene 30·1% in den Zuchthäusern und 29·8% in den Gefängnissen, diese 27·1% und 20·5%; im Alter von 40—50 jene 18·1%, diese 13·1% und 6·2%.

Das Verhalten der Trunksucht zur Rückfälligkeit, ohne den unmittelbaren ursächlichen Zusammenhang behaupten zu wollen, ist aus folgender Zusammenstellung erkenntlich:

Es waren bestraft in den:

	überhaupt	davon Trinker	%	und von diesen: Gelegenheitstrinker	%	Gewohnheitstrinker	%
	a) Zuchthäusern für Männer:						
zum 1. Male	5655	2817	49·8	1665	59·1	1152	40·9
„ 2. „	2648	1433	54·1	783	54·6	650	45·4
„ 3. „	2069	1080	52·2	534	49·4	546	50·6
„ 4. „	1750	887	50·7	444	50·0	443	50·0
darüber	4733	2600	55·0	1180	45·4	1420	54·6
	b) Gefängnissen für Männer:						
zum 1. Male	1276	795	62·3	528	66·4	267	33·6
„ 2. „	480	297	62·0	168	56·5	129	43·5
„ 3. „	265	153	58·0	85	55·5	68	44·5
„ 4. „	130	97	74·6	51	52·5	46	47·5
darüber	194	150	77·6	62	41·3	88	58·7
	c) Zuchthäusern und Gefängnissen für Weiber:						
zum 1. Male	570	95	17·0	63	66·3	32	33·7
„ 2. „	151	33	21·3	22	66·3	11	33·3
„ 3. „	152	30	19·7	17	56·6	13	43·4
„ 4. „	136	33	24·2	14	42·4	19	57·6
darüber	534	245	46·0	82	33·5	163	66·5

Die Rückfälligkeit bei Verbrechern, die im trunkenen Zustande das Verbrechen begangen, ist viel größer unter Gefängnisgefangenen als unter den Zuchthäuslern. Bei Frauen wächst mit der Größe der Rückfälligkeit die Größe der Trunksüchtigkeit in einem viel höheren Grade als bei Männern.

Unter den rückfälligen Verbrechern in Preußen von 1900—1902 waren nach *Neuhaus*[40]):

im Jahre		Gewohnheits-trinker	bei der letzten Tat betrunken	Landstreicher	Prostituierte
1900	Männer	27·4%	35·4%	18·2%	0·6%
	Frauen	22·0%	9·2%	14·2%	37·6%
1901	Männer	25·3%	33·7%	16·4%	0·6%
	Frauen	19·3%	9·0%	11·9%	32·5%
1902	Männer	24·7%	35·6%	15·7%	0·7%
	Frauen	23·7%	9·5%	16·6%	38·1%

Also ungefähr der vierte Teil bei den Männern, etwas weniger bei den Frauen waren Gewohnheitstrinker. Bei den Männern hatte über der dritte Teil, bei den Frauen fast der zehnte Teil die letzte Tat in der Trunkenheit verübt. Landstreicher waren ungefähr der 6. Teil bei beiden Geschlechtern (dieselben sind wohl alle Trinker). Die große Zahl der Prostituierten unter den Frauen (über den 3. Teil) weist darauf hin, daß, da Trunksucht und Prostitution aufs innigste verbunden sind, die Zahl der Gewohnheitstrinkerinnen unter den rückfälligen Frauen wohl größer ist, als die Zahlen angeben. Das gleiche gilt fraglos auch für die rückfälligen Männer. Die amtlichen Zahlen haben nur als Minimalwerte zu gelten und beziehen sich nur auf ausgesprochene Säufer.

In einzelnen Anstalten ist das Verhältnis ein noch schlimmeres. In der Zwangsarbeitsanstalt zu Vechta (Oldenburg) waren

Jahr	Männliche Züchtlinge überhaupt	Unter diesen		
		entschieden trunkfällig	zweifelhaft ob trunkfällig	nicht trunkfällig
1878	98	79	9	10
1879	90	72	12	7
1880	107	78	17	12
1881	121	87	25	9
1882	103	83	12	8
Durchschnitt	104	80	15	9

Es waren also im Mittel 76·9% entschiedene Trunkenbolde und im ganzen ungefähr $^{9}/_{10}$ aller dem Zwangsarbeitshause überwiesenen Männer dem Trunke ergeben.

Von den Trinkern unter den Gefangenen waren verurteilt:

Strafzeit	Männer				Weiber	
	Zuchthaus		Gefängnis		Gefängnis und Zuchthaus	
	Gelegenheitstrinker	Gewohnheitstrinker	Gelegenheitstrinker	Gewohnheitstrinker	Gelegenheitstrinker	Gewohnheitstrinker
bis 3 Monate	—	—	1259	210	6	11
3—9 Monate	—	—	512	249	33	14
bis 1 Jahr	636	737	300	136	45	52
„ 2 Jahre	1006	990	212	143	40	66
„ 3 „	590	605	93	62	29	36
„ 4 „	351	269	46	26	15	15
„ 5 „	425	360	28	15	10	15
6—10 „	938	759	11	8	20	29
11—15 „	327	250	—	—	—	—
lebenslänglich	333	241	—	—	—	—

Wenn auch nur ein Teil dieser Strafzeiten wirklich durch die Trunksucht zustande gekommen, so zeigt sich schon in diesen wenigen Zahlen die ungeheure Größe von Unglück, welche der Alkoholismus der Menschheit zufügt.

Von dem allerwichtigsten Interesse ist das Verhalten der Verbrecherarten zu der Trunkfälligkeit.

Verhältnis der Verbrechen zur Trunksucht.

Art des Verbrechens	Verbrecher überhaupt	Davon Trinker		Unter den Trinkern waren			
		überhaupt	Prozent	Gelegenheitstrinker	Prozent	Gewohnheitstrinker	Prozent
A. In Zuchthäusern für Männer:							
Mord	514	237	46·1	139	58·6	98	41·4
Totschlag	348	220	63·2	129	58·6	91	41·4
Totschlagversuch	252	128	50·8	78	60·9	50	39·1
Raub und Straßenraub	898	618	68·8	353	57·1	265	42·9
Diebstahl	10.333	5212	51·9	2513	48·2	2699	51·8
Körperverletzung	773	575	74·5	418	72·7	157	27·3
Brandstiftung	804	383	47·6	184	48·0	199	52·0
Meineid	590	157	26·6	82	52·2	75	47·8
Not- und Unzucht	954	575	60·2	352	61·2	223	38·8
Diverse	1689	712	42·2	358	50·2	354	49·8
B. In Gefängnissen für Männer:							
Diebstahl	3282	1048	32·0	666	63·5	382	36·5
Körperverletzung	1130	716	63·4	581	81·1	135	18·9
Raub	48	28	58·3	16	57·0	12	43·0
Widerstand geg. die Staatsgewalt	652	499	76·5	445	89·0	54	11·0
Hausfriedensbruch	411	223	54·2	210	94·2	13	5·8
Vergehen gegen die Sittlichkeit	200	154	77·0	113	73·3	41	26·7
Betrug, Fälschung, Unterschlag.	786	194	24·7	111	57·2	83	42·8
Aufruhr und Landfriedensbruch	34	18	52·9	12	66·6	6	33·3
Brandstiftung	23	11	48·0	5	45·4	6	54·6
Diverse	826	433	52·4	306	70·7	127	29·3

Wir können an dieser Stelle nur einige der Hauptverbrechen anführen. Schon aus diesen ersehen wir die auffallende Häufigkeit der Verbrechen gegen die Person vornehmlich bei der gelegentlichen Trunkenheit. So sind vor allem der Mord in 46·1% und der Totschlag in 63·2% der Fälle im Zustande der Trunkenheit, Körperverletzungen schwererer Art in 74·4% und solche leichterer Art, welche mit Gefängnis bestraft werden, in 63% im angetrunkenen Zustande geschehen, Widerstand gegen die Staatsgewalt in 76·5% (89% bei gelegentlichen und 11% bei gewohnheitsmäßigen Trinkern), Hausfriedensbruch in 54·2%, Notzucht in 60·2% (61·2% Gelegenheits- und 38·8% Gewohnheitstrunksucht), Vergehen gegen die Sittlichkeit in 77·0% (73·3% Gelegenheits- und 26·7% Gewohnheitstrunksucht).

Unter den in dem neuen Strafgefängnis bei Berlin (Plötzensee) angestellten Ermittelungen an 3227 Gefangenen mit 1174 Trinkern oder 36·5%, und von diesen 999 Gelegenheits- und 175 Gewohnheitstrinkern stellte sich folgendes Verhalten der Trunksucht bei einzelnen Vergehen heraus:

Vergehen	Gesamtsumme	Unter diesen waren			
		Gelegenheitstrinker		Gewohnheitstrinker	
		Summe	Prozent	Summe	Prozent
Körperverletzung	351	180	51·33	11	3·12
Widerstand gegen die Staatsgewalt . . .	429	300	70·10	22	5·12
Hausfriedensbruch . .	217	120	55·25	3	1·33
Sachbeschädigung . . .	78	43	55·12	4	5·12
Vergehen gegen die Sittlichkeit	44	29	66·00	4	9·00
Diebstahl . .	1467	243	16·50	90	6·00
Unterschlagung	260	49	18·84	11	4·23

Unter den Gefängnisinsassen, welche aus der Einwohnerschaft Berlins stammen, zeigt sich also ein sehr beträchtliches Überwiegen der gelegentlichen Trunkenheit über die gewohnheitsmäßige Trunkfälligkeit. Von 100 Personen, die in Berlin wegen Widerstandes gegen die Staatsgewalt zu Gefängnisstrafen verurteilt sind, waren (1875) mehr als 70 angetrunken, als sie dieses Vergehen verübten; 66% der Vergehen gegen die Sittlichkeit, mehr als 51% der Fälle von Körperverletzungen leichten Grades, mehr als 55% der Fälle von Hausfriedensbruch und der von Sachbeschädigung kamen unter dem Einflusse der akuten Alkoholintoxikation zustande.

Die Ermittelungen weisen in den einzelnen Verbrechen auch ein verschiedenes Verhalten in den einzelnen Staaten nach; dies hängt mit vielerlei Umständen zusammen, unter welchen der Alkoholgenuß je eine geringere oder größere Rolle spielt. So fand sich Totschlag in Preußen in 20·7% bei Gelegenheitstrinkern und in 23·4% bei Gewohnheitstrinkern, dagegen in Bayern bei 47·3% und 29·0%, in Württemberg in 47·3% und 26·3%, Körperverletzungen schweren Grades (Zuchthaus) in Preußen 46·9% und 19%, dagegen in Bayern 63·7% und 24%, in Württemberg 90% und

10% in Baden 66·6% bei Gelegenheitstrinkern und in Elsaß-Lothringen sogar 100%; Vergehen gegen die Sittlichkeit in Preußen 56·5% und 7·1%, in Bayern dagegen 48·5% und 27·3%, in Baden 30·8% und 41% und in Elsaß-Lothringen sogar 70% und 40%.

Auch diesen angeführten Ermittelungen fehlt der Beweis für den unmittelbaren ursächlichen Zusammenhang zwischen Trunksucht und Verbrechen, allein dieser Beweis wird wohl niemals und auf keine Weise beigebracht werden können, weil vorzugsweise bei dem Gewohnheitsverbrechertum noch viele andere Motive zum Verbrechen mitwirken. Für die Sach- und Fachkundigen aus der Gefängnisverwaltung der meisten deutschen Gefangen- und Strafanstalten gilt es jedoch als ganz zweifellos, daß der Alkoholismus wie kein anderes Moment eine Hauptquelle und eine Hauptursache für die Entstehung der Verbrechen und für die Rückfälligkeit der Verbrecher abgibt.[41, 42])

Der Alkoholismus ist eine sehr ergiebige Quelle für die Vermehrung der Verbrechen und der Verbrecher; die Unmäßigkeit im Genusse alkoholischer Getränke befördert und mitbedingt alle Momente, die zum Verbrechen führen, die Einzel- und Massenarmut, Sittenlosigkeit, Unwissenheit, Müßiggang, unordentliches, lasterhaftes Leben in hohem Grade. Die Trunksucht hat aber nicht nur einen äußerst mächtigen Einfluß auf die Menge der Verbrechen, sondern auch auf die Art derselben. Es läßt sich als erwiesen annehmen, daß der Alkoholismus wie kein anderes Moment namentlich die Verbrechen gegen die Person erzeugt.

Wie sehr der Alkohol die Individualität beeinflußt, zeigt auch nachstehende Zusammenstellung aus den jüngsten amtlichen Angaben.[43]) In die preußischen Zuchthäuser waren zugegangen:

Jahr	Zugang überhaupt		Unter diesen waren Gewohnheitstrinker				War die Tat in der Trunkenheit begangen			
	M.	Fr.	M.	%	Fr.	%	M.	%	Fr.	%
1895/1896	5945	1072	1225	21·30	107	10·78	1145	19·90	50	4·60
1896/1897	5490	978	1110	20·20	89	9·10	1258	22·90	60	6·10
1897/1898	4694	924	935	19·90	86	9·30	1076	22·90	46	4·90
1898/1899	4954	872	971	19·60	93	10·00	1204	24·30	55	6·30
1899/1900	4506	818	886	18·80	90	11·00	1227	27·20	47	6·00
1900/1901	4743	760	922	19·40	90	12·40	1299	27·40	38	5·00

Von 5371 im Jahre 1903/1904 ins Zuchthaus Eingelieferten waren 989 Gewohnheitstrinker (899 Männer und 90 Frauen); 1474 von diesen hatten die Straftat in der Trunkenheit begangen.

Auch auf dem letzten internationalen Gefängniskongreß zu Budapest (1905) war die Frage nach dem Einfluß des Alkoholismus auf die Kriminalität, wie schon bei den vorhergehenden Versammlungen, Gegenstand einer eingehenden Erörterung und Untersuchung.

Der Direktor der Gefangenanstalten in Hamburg Dr. *Gennat* meint daselbst[44]: „Die bedeutsame Rolle, welche der Alkohol bei der Begehung krimineller Handlungen spielt, ist eine Tatsache von solcher Evidenz, insbesondere für einen Strafanstaltsbeamten, daß dieser ein Idiot oder blind sein müßte, wenn er nicht schon nach einer mehrwöchentlichen Tätigkeit diese Tatsache als eine unbestreitbare anerkennen würde. Ist die Frage doch nach allen Gesichtspunkten hin untersucht, so der Zusammenhang der Kriminalität mit der Höhe der Arbeitslöhne, mit der Größe des Alkoholkonsums, mit den Fest- und Wochentagen, mit der Art der Verbrechen. Und wenn die Ermittlung dieser Verhältnisse auch schwierig und nicht überall gleichwertig ist, so ist er nach seiner persönlichen Beobachtung überzeugt, daß mindestens 50% der Roheits-, 75% der Sittlichkeitsverbrechen dem unmäßigen Gebrauch alkoholischer Getränke zuzuschreiben sei, daß 80—90% Fälle von habitueller Bettelei und Vagabondage, sowie der Prostitution mit der Trunksucht zusammenhängen, bald als Ursache, bald als Folge dieses Lasters."

Der sehr erfahrene Gewährsmann Dr. *Krohne* erklärte 1883 in einem Vortrage „über Trunksucht und Verbrechen": „Von den Verbrechen gegen Leib und Leben sind die einfachen und schweren Körperverletzungen sämtlich, die fahrlässigen Körperverletzungen fast sämtlich, Totschlag und fahrlässige Tötung mit wenigen Ausnahmen auf den Branntwein zurückzuführen. Auch beim Mord ist in sehr vielen Fällen der Branntwein die Ursache des Verbrechens. Die Verbrechen gegen das Eigentum haben ihre weiteste Ursache fast ausnahmslos in einer momentanen oder dauernden materiellen Not. Diese Not ist aber in meistens 80% der Fälle eine durch den Täter selbst oder dessen nächsten Angehörigen verursachte. Und die Ursache dieser Not ist fast regelmäßig der Branntwein. Die Verbrechen gegen die Sittlichkeit, mögen sie Notzucht, Unzucht mit Erwachsenen oder Kindern heißen, haben fast ausschließlich ihre Ursache im Branntwein. Das ist meine Erfahrung seit 20 Jahren in Oldenburg, Schleswig-Holstein, in Hessen, in Brandenburg" . . . „70% aller Verbrechen oder Vergehen stehen mehr oder weniger im ursächlichen Zusammenhang mit dem Branntwein."

Unter den im Jahre 1878 in das Zellengefängnis Nürnberg zugegangenen Gefangenen befanden sich, wie Direktor *Streng* mitteilt, 222 wegen Körperverletzung Verurteilte und von diesen waren 147 in der Trunkenheit im Wirtshause oder auf dem Heimwege vom Wirtshause im Raufhandel geschehen.

Im Jahre 1885 sind im Großherzogtum Hessen wegen einfacher und gefährlicher Körperverletzung im ganzen 1231 Personen verurteilt worden, und darunter waren, wie *Fuld* nach den ihm von den Gerichten zugegangenen Feststellungen mitteilt, 305 Personen, welche bei der Tat angetrunken waren, und 371, welche dasselbe nach vorherigem Genuß geistiger Getränke verübten. „Die Zunahme der Völlerei und die Vermehrung des maßlosen Alkoholgenusses ist, wie dieser Autor anführt, für die Vertierung und Verwilderung des Verbrechertums verantwortlich zu machen."

„Nächst dem Müßiggang," sagt der erfahrene Gefängnisdirektor *v. Sichart* (1890), „ist die Trunksucht eine der ergiebigsten Quellen des Verbrechens; verschiedene Arten von Delikten, wie solche gegen die Sittlichkeit, Meineid, Brandstiftung, scheinen durch übermäßigen Genuß geistiger Getränke in noch höherem Grade als durch das Laster der Arbeitsscheu begünstigt und gefördert zu werden."

Diese Ansicht ist unter den Kriminalisten nicht eine vereinzelte, sondern die allgemein herrschende, und auch das Statistische Amt des Deutschen Reiches hat zu wiederholten Malen ausgeführt, daß die außerordentlich große Zahl von Körperverletzungen in verschiedenen Teilen des Reichsgebietes mit der Größe des Alkoholkonsums in ursächlichem Zusammenhange steht, so insbesondere in der Pfalz, in Ober- und Niederbayern. „Nicht nur sogenannte Affektverbrechen," führt sie 1895 aus, „wie Körperverletzung, Totschlag, Vergehen gegen die Sittlichkeit, sondern auch Diebstahl und Betrug, selbst Brandstiftungen werden im Zustande der Trunkenheit ausgeführt, oder es fließen die letztgenannten Verbrechen aus der mit der Trunksucht meist Hand in Hand gehenden Arbeitsscheu und den nächsten Folgen."

Landrichter *Örtel* in Dresden hat bei 4934 Angeklagten im Jahre 1900 bei 989 Personen die Einwirkung des Alkohols gefunden, d. i. bei 16·2% (Rausch oder Nachwirkungen vom Alkoholgenuß). Wie andere Beobachter hat auch er nachgewiesen, daß am Sonntag die meisten Verbrechen und Vergehen verübt wurden (28%), am Sonnabend (Lohntag) 15·2% und am Montag (blauer Montag) 17·9%.[45])

Löffler hat das gleiche Verhalten im Jahre 1903 auch in Wien nachweisen können. Von 1159 Verurteilten wurden 681 als angetrunken bezeichnet (58·8%) und aufbrausenden Affekts. Verbrecher, die besonders in die Augen fallen. In 77% der Fälle war Widerstand gegen die Staatsgewalt, in 63·4% boshafte Sachbeschädigung und in 54·1% von schweren Körperverletzungen wird der Einfluß des Alkohols beschuldigt als Ursache des Delikts. Auch hier ist der Sonntag mit 33·08% am zahlreichsten, Montag mit 19·23% aller im trunkenen Zustande verübten Vergehen angeführt. Von allen an Sonntagen begangenen Straftaten sind 76·1% auf Rechnung des Alkohols zu setzen; 37·3% der Fälle von schweren Körperverletzungen sind an den Sonn- und Feiertagen verübt.[46])

Unter 4495 männlichen Sträflingen in 4 Strafanstalten Böhmens waren 1896—1900 (Kerkersträflinge über 14 Jahren) 2060 Alkoholiker = 45·8% und unter 582 weiblichen waren es 43 = 7·4%. Auf 687 Gefangene in Zwangsarbeitsanstalten kamen 380 Alkoholiker = 55·3%, in dem Lebensalter bis zum 20. Jahre waren 25%, in dem von 21—30: 34·7%, von 31—40: 64·7% und im Alter von 41—50: 67·5%. Auch in Laibach (Krain) waren 65·9% der Insassen im Zwangsarbeitshaus dem Trunke ergeben; unter den erstmalig Bestraften waren es 57·5%; zweitmaligen: 74%; drittmaligen 79%; unter den viertmaligen 83·3% und unter den fünftmaligen 100%.

In England ist man allgemein überzeugt, daß 4/5—3/4 sämtlicher Verbrechen unter der Einwirkung der Trunkenheit oder der Trunkfälligkeit geschehen. Bezeichnend ist der Ausspruch des Lord-Oberrichters *Coleridge* (1877) bei der Eröffnuung einer Großjury: „Die Verbrechen aus Gewalttätigkeit entstehen mit sehr geringen Ausnahmen im Wirtshause und sind durch Trunkenheit bedingt. Neun Zehntel aller Gefängnisse würden leer stehen wenn wir England nüchtern machen könnten.“ Im Jahre 1872 waren unter den wegen verschiedener Verbrechen und Vergehen arretierten Personen im trunkenen Zustande in Manchester: 64·8%, Liverpool: 62·3%, Leeds: 43·7%, Rochdale: 43·5%. *Peddie* erklärt (1877) vor einer Kommission des Oberhauses, daß von den 1861—1861 in Perth wegen verschiedener Verbrechen und Vergehen angeklagten Personen 4232 Personen das Verbrechen im Zustande der Trunkenheit begangen hätten. — Unter den wegen Verbrechen oder Vergehen in Edinburg 1874—1878 aufgegriffenen Personen waren bei der Verhaftung 58·3% der männlichen und 41·3% der weiblichen (zusammen jährlich 7391 Personen) betrunken, nur 34·4% waren nüchtern (im jährlichen Durchschnitt von 11.269 Arretierten 3878). Unverhältnismäßig zahlreich sind insbesondere in den großen Städten die Verhaftungen von trunkenen Personen an den Sonntagen, Sonnabend-Abenden und Montagen.

In einem Bericht der Parlamentskommission von 1899 heißt es, daß nach einer wahrscheinlichen Schätzung 50% der Verbrechen in England auf die Trunksucht geschrieben werden müssen. Ungemein groß ist in diesem Lande die Zahl der wegen Trunksucht allein vor Gericht verklagten Personen. Die Zahl dieser war auf je 100.000 der Bevölkerung in England und Wales 1857—1861: 428·50; 1877—1881: 725·61; 1887 bis 1896: 619·02; 1896: 609·34%. In London wurden wegen Trunksucht verhaftet 1875: 30.976 Personen; 1895: 34.605; 1898: 54.476 Personen. In Schottland berichtet der Präsident der Gefängniskommission *Mc. Hardy,* daß 90% sämtlicher Gefangenen in diesem Lande direkt oder indirekt infolge der Trunksucht eingesperrt sind. Von 53.000 im Jahre 1896 für leichtere Vergehen Verhafteten waren 38.000 im berauschten Zustande arretiert worden.[1]) Und in Irland wird allgemein angegeben, daß 75 bis 90% der Verbrechen durch Trunk verursacht werden.

Unter 14.315 Gefangenen im Staate Massachusetts (1871) waren 12.396 der Trunksucht ergeben, und unter 53.459 verhafteten Personen (43.416 Männer, 10.043 Weiber) in den Jahren 1872—1874 waren 35.755 (29.211 Männer, 6544 Weiber) trunksüchtig. Von 40.807 Personen, die im Staate Pennsylvanien 1872 arretiert worden sind, waren 32.775 Trinker. Im Staatsgefängnis zu Missouri sind 1875/1876 von den Gefangenen 58% als Trinker angegeben und in Kanada sind 9/10 der männlichen und 19/20 der weiblichen Gefangenen lediglich durch Alkoholunmäßigkeit zu Verbrechern geworden. *Harris* fand, daß 80% sämtlicher Gefangenen im Staate New-York durch den Trunk in die Gefängnisse gekommen. Im Staatsgefängnisse Illinois waren 1875/1876 unter den Gefangenen 58% Trinker und 1867 waren unter den in Chicago arretierten 23.000 Personen mehr als 20.000 dem Trunke ergeben.[47]) Im Jahre 1869 waren unter den in den Erziehungs- und Besserungsanstalten untergebrachten jugendlichen Verbrechern in Connecticut 40% von trunksüchtigen Eltern, in Illinois 47%, Maryland 35%, Massachusetts 50%, New-Hampshire 34%, New-York 31%, Rhode Island 23%, Wisconsin 27%. — Im Jahre 1881 waren volle 75% der begangenen Verbrechen und Vergehen auf Trunk und Völlerei zurückzuführen; hier waren verurteilt wegen Verbrechen (675) und Vergehen (10.546) 11.221 Personen und von diesen waren 6626 durch den Gebrauch geistiger Getränke dahin gekommen, direkt 4969 und indirekt 1657.

In den Gefängnissen derjenigen nordamerikanischen Staaten, wo Schanklizenzen vorhanden sind, waren 1899 nach einer, bei 3000 Gefängnisvorständen angestellten Ermittlung 72% der Verbrechen dem Alkohol zuzuschreiben, in den Prohibitionsstaaten hingegen nur 37%. In diesen letzten Staaten waren nach *Legrain* 57 Gefängnisse zur Zeit ganz leer (?). Ermittlungen aus neuerer Zeit in den Einzelstaaten der Union weisen immer wieder den engen und ursächlichen Zusammenhang zwischen Trunksucht und Verbrechen nach. Im Jahre 1894/1895 wurden in Massachusetts unter 26.672 Kriminalfällen in 17.575 oder in 66% derselben Trunkenheit allein, in 657 oder 2% Trunkenheit mit andern Verbrechen zusammen erwiesen; im ganzen waren 18.232 = 68% direkte Alkoholfälle. 21.863 = 82% der Fälle waren im trunkenen Zustande verübte Verbrechen; in 3565 von 8440 = 42% hatten sich die Verbrecher im berauschten Zustande zu der Tat entschlossen. In 22.514 von den gesamten 26.672 Fällen, d. h. in 84% hatte der Trunk den Täter in den Zustand versetzt, welcher das Verbrechen veranlaßte.[48]) Von 25.360 erwachsenen Verbrechern über 20 Jahre waren 24.457 = 96% den geistigen Getränken ergeben; nur 903 von diesen 25.360 waren Abstinenten oder nur nicht volle 4% Abstinenten. Von den 25.137 Verbrechern, welche geistige Getränke gebrauchten, genossen 126 = weniger als 1% nur Wein, 4293 = 17% nur Bier, 728 = 30% nur destillierte Getränke, die übrigen gleichzeitig mehrere alkoholische Getränke. Es zeigt sich deutlich, meint *Helenius*[49]), daß 82 bis 84% sämtlicher Kriminalfälle, sowohl Männer als Frauen umfassend, eine Folge der Trunksucht sind; 96% der Verbrecher waren mehr oder weniger unmäßige Trinker und nur kaum 4% Abstinenten.

In Kanada sind 75% sämtlicher Gefangenen wegen Trunksucht oder unter dem Einfluß des Alkohols verhaftet; von 26.120 Gefangenen in Chile waren 1894 11.464 Trinker.

IV. Trunksucht und Familienleben.

Die tägliche Erfahrung lehrt, daß nichts das geordnete und gesittete Familienleben, dieses Fundament der staatlichen und gesellschaftlichen Wohlfahrt, so sehr zerstört als die Trunksucht, daß dort, wo der Branntwein herrscht, eine gedeihliche Erziehung der Kinder nicht möglich ist. Wir haben an vielen Stellen gesehen, wie viele von den jugendlichen Verbrechern und von den verwahrlosten Kindern in den Gefangen- und Besserungsanstalten von trunksüchtigen Eltern herstammen. Die Knaben aus diesen Familien verfallen dem Müßiggange, der Lüderlichkeit und schließlich dem Verbrechen, die Mädchen werden meist eine Beute der Prostitution. Gerade diese Elemente aber bilden auch die gegebenen Rekruten für das Heer der Alkoholisten. Oft handelt es sich auch um sogenannte psychopathisch und geistig minderwertige Existenzen.

Die in Deutschland erst in der Entwicklung befindlichen Einrichtungen und Wege, welche einerseits die schwachbegabten Kinder — eins pro Mille aller Kinder — schon in der Schule anders behandeln, andrerseits durch das sogenannte Fürsorgegesetz die kriminell gefährdeten Jugendlichen erziehlich zu beeinflussen suchen, versprechen in mancher Hinsicht sowohl wissenschaftliche Aufschlüsse als praktische Erfolge gerade für unser Ziel.

Bonhöffer fand 57% durch Trunksucht Belastete unter seinen Landstreichern und Zuhältern, die ins Breslauer Arbeitshaus eingeliefert wurden, und unter 113 Landstreichern, welche vor dem 25. Jahre kriminell geworden waren, die aber selbst schon die 25 Jahre überschritten hatten, waren nur 12, die nicht regelmäßig Schnaps tranken; *Snell* fand noch höhere Zahlen. Unter 190 Prostituierten fand *Bonhöffer* 66 = 34·7% trunksüchtig, unter den 140 vor dem 25. Jahre Prostituierten bestand bei 14%, unter den Spätprostituierten bei 46% Alkoholismus.

Merrik, ein Londoner Gefängnisprediger, erzählt: „Tausend Mal hörte ich von den Mädchen: „Wir könnten nicht ausgehen, wenn wir nicht getrunken hätten, wir müssen trinken und deshalb finden wir allmählich Geschmack daran.“ [49])

Der Alkohol wirkt als Kuppler bei dem Sexualverkehr; er beseitigt die Hemmungen, die der Nüchterne empfindet; darum finden so häufig im Rausch auch Infektionen an Geschlechtskrankheiten statt. Insbesondere herrscht bei dem allerersten Versuch, den Sexualakt auszuführen, oft Trunkenheit vor; damit wächst die Gefahr der Ansteckung. So fand *Forel* bei 76·4% von geschlechtskranken Männern und bei 65·5% von geschlechtskranken Frauen die Angabe, daß sie sich Rausche angesteckt. [50]) Umgekehrt wird Syphilis häufig bei Trinkern gefunden und nimmt bei ihnen einen sehr deletären Verlauf. Die Rolle, welche die Animierkneipen — in Frankfurt a. M. existierten 1905 deren 99 — in dem Zusammenhang zwischen Alkoholismus und Sexualverkehr spielen, der Trinkzwang in den öffentlichen Häusern ist bekannt genug; vielleicht die Hälfte der letzteren würde eingehen, wenn ihnen die Schankkonzession entzogen würde.

In den allermeisten Fällen der Vergehen von Grausamkeit gegen Kinder spielt die Trunksucht beider Eltern oder nur des Vaters resp. der Mutter die Hauptrolle, weil sie eine der Hauptursachen wird für die Verwahrlosung und sittliche Verkommenheit der Nachkommenschaft. Viele von den jugendlichen Verbrechern stammen aus Familien, in denen die Trunksucht die gedeihliche Erziehung der Kinder unmöglich macht. In die staatlichen Besserungsanstalten für Jugendliche sind zugegangen in Preußen:

Jahr	Zugang überhaupt		Durch Schuld der Eltern verursacht		Trunksüchtig war			
					der Vater		die Mutter	
	männl.	weibl.	männl.	weibl.	männl.	weibl.	männl.	weibl.
1896/97 .	591	61	504	54	91	12	7	1
1897/98 . .	151	15	107	10	24	2	3	1
1898/99 . . .	213	35	152	26	52	11	12	2
1899/1900 .	284	82	178	59	49	16	8	10
1900/01 . . .	219	60	153	36	35	7	7	1

Die Zahl der Ehescheidungen, bei denen Trunksucht als Scheidungsgrund angenommen ist, kann nur als schwacher Maßstab für die Größe der Zerstörung des Familienlebens angesehen werden, denn in den allermeisten Fällen wird das Elend und der Jammer, welchen die Trunksucht des Familienhauptes verschuldet, von Weib und Kindern mit der Geduld eines Martyriums, oft aber auch leider mit gleicher Beteiligung an der Unmäßigkeit ertragen. In Preußen war 1858 unter 1906 Ehescheidungen Trunksucht 56mal die Ursache (2·49%); 1859 unter 1810 Fällen 53 (= 2·93%) und 1860 unter 1614 Fällen 37mal (= 2·39%). 1900 betrug die Zahl der Ehescheidungen 4755; 1901: 4675; 1902: 5278; 1903: 5981. Die in diesen Jahren wegen Trunksucht als solcher in Preußen nach dem B. G. B. geschiedenen Ehen wären nicht sehr zahlreich, wenn der vorwiegende Scheidungsgrund: Zerrüttung des ehelichen Verhältnisses, als wirkliche Ursache der Trennung der Ehen angesehen werden sollte. In Berlin z. B. sind 1892—1904 wegen Trunksucht im ganzen nur 53 (40 Männer und 13 Frauen) Ehen geschieden worden. Im Königreich Sachsen bildete im Jahre 1851 in 6·1% der Fälle, in Preußen von 1885—1899 in 1·9%, in Österreich in 6·17% die Trunksucht den Ehescheidungsgrund.

Katharina Scherer zeigt in beredten Worten, welches elende Dasein die Frau eines Gewohnheitstrinkers führt. In England hat man die Trunksucht als Scheidungsgrund erklärt in der richtigen Erkenntnis der verzweifelten Lage einer Ehefrau oder eines Ehemanns. 30% aller englischen Ehescheidungen wurden nach ihrer Angabe auf diese Ursache zurückgeführt; in Dänemark 25%, in der Schweiz 33%, in Rußland 40%. Was für Kummer und Herzeleid verbirgt sich wohl hinter diesen trockenen Zahlen.[51]) In Deutschland ist bis jetzt die Trunksucht allein rechtlich noch nicht als Scheidungsgrund anerkannt.[52])

Teilt man, wie die amtlichen schweizerischen statistischen Nachweise es veranschaulichen, die Kantone der Schweiz nach der Zahl der Schankwirtschaften in drei Klassen und ebenso die Ehescheidungen, so ergibt sich folgendes sehr bemerkenswerte Verhältnis:

Kantone	Wirtschaften auf je 1000 Einwohner (1879)	Ehescheidungen auf je 1000 Trauungen (1877—1879)
I. Klasse (Thurgau, Schwyz, Zug etc.)	37	78
II. „ (Baselland, Zürich etc.)	25	57
III. „ (Unterwalden, Bern etc.)	16	36

Es zeigt sich, daß dort, wo viele Schankwirtschaften sind, auch die Zahl der Ehescheidungen eine um so größere ist. „Der größte Feind eines gesunden Familienlebens,“ sagt *Dubs*, „liegt für die Volksklassen in den öffentlichen Schankwirtschaften, welche das Familienhaupt der Familie entfremden, zugleich die Nahrungsquelle derselben bedeutend abschwächen und selbst die Frauen noch auf Abwege führen.“

In Dänemark waren von 1871—1880 überhaupt 3710 Ehen geschieden worden, und unter diesen 838 = 22·6% wegen Trunksucht (1871—1880 unter 1640: 329 = 20%; 1876—1880 unter 2070: 509 = 24·6%), und zwar war es in 20·9% der Ehen die Trunksucht des Mannes, in 1·5% die der Frau und in 0·2% die beider Gatten. Über Ehescheidungen in den Jahren 1882—1884 in Kopenhagen hat *Westergaad* als Ursache ermittelt: 23mal die Unsittlichkeit, 17mal den Trunk, 3mal Unsittlichkeit und Trunk zusammen.[52a])

Carroll D. Wright gibt an, daß unter 328.716 Ehescheidungen in den Jahren 1867—1886 in den Vereinigten Staaten 12.432mal die Trunksucht des Ehemannes und 1734mal die der Ehefrau als Ursache der Ehescheidung angenommen worden sei. Bei einer Untersuchung von 24.586 Fällen, deren Ursachen sich sicher feststellen ließen, wurden 5966 Fälle = 24·3% als durch Trunksucht bedingt ermittelt. Beinahe ein Viertel der amerikanischen Ehescheidungen rührt also lediglich von der Trunksucht her. Und wie häufig ist diese mit den anderen Ursachen, wie Mißhandlung, Unterlassung der Fürsorge für die Familie, Ehebruch, verbunden?[52b])

In Frankreich betrug die Zahl der Ehescheidungen im Jahre 1902 14.055; davon waren 12.452 durch Exzesse, Mißhandlungen, grobe Beleidigungen, die in der Trunkenheit verübt wurden, veranlaßt.

V. Alkohol und Selbstmord.

Wie bei dem Zusammenhang zwischen Verarmung und Mißbrauch geistiger Getränke der letztere entweder Ursache oder verstärkende Begleiterscheinung ist und dadurch den statistischen Zusammenhang sehr schwer faßbar macht, so scheitert auch eine scharfe zahlenmäßige Feststellung der Beziehungen zwischen Selbstmord und Alkoholismus. Einerseits lassen sich schon die Gesamtzahlen der Selbstmorde in den einzelnen

Staaten und Bezirken schwerlich ohne Rest darstellen, weil natürlicher Tod, Verunglückung, ja selbst Ermordung den Selbstmord verdecken. Im allgemeinen hat ja die Zahl der Selbstmorde im verflossenen Jahrhundert zugenommen trotz der Wohlstandszunahme, welche jene herabzumindern pflegt; außer dem gesteigerten Kampf ums Dasein, außer der vermehrten Reizbarkeit des Einzelnen spielt bei dieser Selbstmord-Zunahme der Genuß berauschender Getränke eine große Rolle; er hilft zwar, den Kummer, die Sorgen für einige Zeit verscheuchen, im Übermaß aber beschleunigt er den Zusammenbruch.

Je nach Stand, Beruf und Individualität wird der Eine durch Vermögensverlust, durch Beeinträchtigung von Ehre und häuslichem Glück, zum Selbstmörder, der andere zum Trinker; die Trunksucht endigt dann wieder mit Verfall des Nervensystems und mit Selbstmord.

Die Zahl der Selbstmorde ist in Belgien ungemein gestiegen; allgemein wird diese Tatsache mit dem abnormen Steigen des Alkoholkonsums in Zusammenhang gebracht. Jene betrugen:

1840: 204	1850: 246	1861: 226	1871: 367
1845: 216	1859: 300	1865: 267	1880: 533

Im Jahre 1840 gab es auf 1 Million Einwohner 51 Selbstmorde, im Jahre 1880: 97, d. i. eine Zunahme von 80%. Von 1840—1849 waren von 2428 Selbstmorden bei 1812 die Ursache bekannt, und bei diesen waren 104 Fälle auf Trunksucht zurückzuführen; 1850—1859 waren von 2735 Selbstmorden 1992 nach ihren Motiven und von diesen 127 als trunksüchtig ermittelt. In Brüssel war während der 5jährigen Periode von 1877 bis 1881 unter 271 Selbstmorden 24mal und unter 108 Selbstmordversuchen 23mal Trunksucht und Ausschweifung die Ursache, d. h. 10% der ersteren und 24% der letzteren.

Von je 1000 Selbstmördern waren dem Trunke in Dänemark ergeben:

1835—1844: 154	1856—1860: 265	1866—1870: 324
1845—1855: 175	1861—1865: 317	1871—1875: 362

Bei den männlichen Selbstmördern beträgt die Zahl der Trinker in der Periode von 1871—1876 sogar 43·2, bei den weiblichen 13·1; dagegen 1835—1844 bei den Männern 19·5% und bei den Weibern 5·5%. Die Zahl der trunkfälligen Selbstmörder ist also hier in 30 Jahren sehr erheblich gestiegen von 15·4% auf 36·2%.

Auf je 1 Million Einwohner kamen in England und Wales:

	Todesfälle durch Alkoholismus und Delirium tremens	Todesfälle durch Selbstmord
1856—1860	39·4	67
1861—1865	41·8	65
1866—1870	35·4	66
1871—1875	37·6	66
1876—1880	42·2	74
1886	49·0	80
1887	50·9	79

Die Zahl der durch Trunksucht in Frankreich verursachten Selbstmorde hat stetig und erheblich zugenommen. Es waren in fünfjährigen Perioden durchschnittlich jährlich vorgekommen:

5jährige Periode	Zahl der Selbstmorde überhaupt	Auf je 100.000 Einwohner	Zahl der durch Trunksucht verursachten Selbstmorde	Prozent der Gesamtzahl der Selbstmorde
1836—1840	2574	8	137	5·3
1841—1845	2951	9	196	6·5
1846—1850	3446	10	211	6·1
1851—1855	3639	10½	216	6·0
1856—1860	4002	11	304	7·5
1861—1865	4661	12	439	9·5
1866—1870	4690	13	646	14·0
1871—1875	5277	15	564	11·0
1876—1880	6259	17	789	12·6
1884	7572	20	809	11·0
1885	7901	21	868	11·0

Bertrand[53]) behauptet, daß unter den in Frankreich vorkommenden Selbstmorden ein Zehntel durch Trunksucht bedingt ist. Von 1836—1880 haben sich die durch den Alkoholismus hervorgerufenen Selbstmorde um 483% gesteigert, sich also fast verfünffacht.

Und „diese Zahlen bringen noch nicht einmal den ganzen Einfluß des Alkoholismus auf die Selbstmordfrequenz zum Ausdruck; viele andere Ursachen des Selbstmordes, so die Geistesstörungen, sind wahrscheinlich zum guten Teil ebenfalls auf den Mißbrauch der geistigen Getränke zurückzuführen“. Die Zahl der Selbstmorde steht nach den verdienstvollen Untersuchungen von *Lunier* im direkten Verhältnis zur Stärke des Alkoholkonsums. Nach *Davin*[54]) ist infolge des Alkoholkonsums in den nördlichen Departements die Selbstmordanzahl von 137 im Jahre 1884 auf 868 im Jahre 1888 gestiegen. Nach der amtlichen Statistik sind durch Trunksucht in neuerer Zeit bedingt Selbstmorde:

Jahr	Selbstmorde überhaupt	Durch Alkoholismus bedingt Männer	Frauen	Summe
1879	6496	780	74	854
1885	7902	788	80	868
1890	8410	830	74	904
1895	9263	1043	121	1164
1899	8952	1030	128	1158
1900	8926	1061	131	1192
1901	8818	1066	126	1192
1902	8716	1051	125	1176
1903	8885	1019	101	1120

Auch in Italien zeigt sich nach *Morselli*[55]) der ungünstige Einfluß des Branntwein- und Bierkonsums in einzelnen Provinzen sehr merklich bei der Vergleichung der Selbstmorde infolge von Trunksucht mit dem Konsum der berauschenden Getränke.

Landesteile	Selbstmorde infolge von Trunksucht 1871—1877 auf 1 Mill. Einw.	Konsum pro Kopf (Liter)		
		Bier	Wein	Branntwein
Piemont	1·3	161	1·6	2·5
Lombardei	5·2	128	4·0	4·1
Venetien	6·0	124	6·4	3·4
Emilia Marken .	4·6	149	0·9	2·8
Toskana	2·3	167	1·6	2·9
Rom und Umbrien . .	1·5	190 (?)	0·7	2·7
Neapel	0·4	108·5	0·23	1·7
Sizilien	0·4	101·5	—	0·2
Sardinien	—	191 (?)	—	2·0

Eine Übereinstimmung des Branntweinkonsums und der Selbstmordhäufigkeit ergibt folgende Skala:

	Branntweinkonsum in Litern pro Kopf und Jahr	Selbstmorde auf 1 Million der Bevölkerung
1871 . . .	0·31	31
1873	0·95	36
1875	0·76	34
1877	0·70	41
1879	0·80	43
1880	0·94	44
1881	1·00	46
1882	1·40	48

Auch hier zeigt sich in beiden Reihen eine verhältnismäßig beträchtliche Zunahme.

Über die Zahl der von Alkoholismus in Österreich bedingten Selbstmorde liegen einige Nachweise vor. In Wien sollen von 1869—1878 als Motiv zum Selbstmord nur 1·9% (2·4 bei M., 0·2 bei W.) auf Trunksucht kommen. Unter den „Motiven“ sind jedoch 47·0% als aus „unbekannten Ursachen“ angeführt. Hier muß an den Ausspruch von *Morselli* erinnert werden. „Man kann schon aus den Tabellen, in welchen in der Kategorie „Laster“ der Alkoholismus steckt, entnehmen, welche Verheerungen diese besondere Art des Lasters anrichtet. Noch größer würde diese Kategorie gewiß erscheinen, wenn man die der „unbekannten Ursachen“ auflösen könnte.“ In Galizien waren unter 297 Selbstmorden im Jahre 1874 durch Trunksucht 59 = 19·8% verursacht; in Tarnopol sogar unter 50 Fällen 14 = 30%; in Kärnten (1887) waren von 46 Selbstmorden 18 = 40% Schnapstrinker. *Prinzing*[55a]) hat die Selbstmordfrequenz in den einzelnen Provinzen Österreichs von 1873 bis 1877 mit dem Getränkekonsum (1880) verglichen:

Provinzen	Branntweinkonsum absol. Alkohol Liter pro Kopf	Biererzeugung	Weinernte	Selbstmorde auf 1 Million Einwohner
Schlesien	6·7	39	—	190
Bukowina	6·6	7	—	128
Böhmen	4·4	86	0·7	158
Niederösterreich	3·9	97	7·5	254
Mähren	3·0	43	1·6	136
Galizien	3·0	8	—	82
Kärnten	1·8	21	0·1	92
Steiermark	1·2	41	17·0	94
Oberösterreich	0·9	89	—	110
Tirol und Vorarlberg	0·5	23	10·0	77
Salzburg	0·4	152	—	120
Krain	0·2	7	17·2	46
Küstenland	0·1	—	30·7	38
Dalmatien	—	—	197·0	14

Während der Zeit von 1858—1867 sind in Rußland auf je 100.000 Einwohner jährlich 10 Selbstmorde vorgekommen, und von diesen waren von je 100 immer 38 eine Folge der Trunksucht, ein Prozentverhältnis von auffallender Übereinstimmung.

Obschon die Zahl der Selbstmorde in Schweden wie allenthalben im allgemeinen zugenommen (1749—1773: 18·8 auf 1 Mill. Einwohner; 1774—1795: 24·7; 1796—1820: 34·6; 1821—1845: 63·1; 1846—1870: 71·8), so hat der durch Alkoholmißbrauch direkt bedingte Selbstmord beträchtlich abgenommen. Dieser betrug im jährlichen Durchschnitt der Selbstmordfälle mit bekannten Ursachen:

1861—1865 . . 26%	1876—1880 . . 14%
1866—1870 . . 26%	1889 . . 19%
1871—1875 . . 16%	

Über Norwegen berichtet *Th. Kiaer* jun. in einer persönlichen Mitteilung:

Jahr	Gesamtzahl der Selbstmorde unter der norwegischen Bevölkerung: Männer	Frauen	zusammen
1890	102	24	126
1891	98	22	120
1892	111	19	130
1893	87	43	130
1894	115	30	145
1895	101	36	137
1896	97	23	120
1897	86	17	103
1898	112	28	140
1899	102	30	132
1900	102	21	123
1901	118	21	139
1902	121	29	150
1903	128	26	154

Von 1869—1875 waren in Preußen unter 21.001 Selbstmorden in 8·5% der Fälle (1787) Trunkenheit und Trunksucht die Ursache zur Selbstentleibung (bei Männern in 10·4% und bei Frauen in 1·86%). Von 1874—1878 waren unter 19.289 Selbstmördern 1943 durch Trunksucht bedingt = 10·07%. Von 1869—1873 betrug die jährliche Durchschnittszahl der durch dieses Motiv bedingten Selbstmordzahl 231 (bei 2929 Selbstmorden überhaupt), von 1874—1878 hingegen 381 (bei 4018 Selbstmorden). Im ersten Jahrfünft betrug die Selbstmordzahl aus Trunksucht und Trunkenheit 6·7—7·6% der gesamten Selbstmordfrequenz, in dem zweiten hingegen 9·5—10·3%.

Nach *Prinzing* (l. c.) ward 1883—1890 in Preußen unter 47.182 Selbstmorden in 4608 Fällen = 9·8% Laster als Ursache, in 4247 Fällen = 9% Trunkenheit und Trunksucht ermittelt. Nach einer anderen amtlichen Quelle[56]) beträgt die Zahl der Selbstmorde, bei denen Trunkenheit und Trunksucht als Beweggrund angenommen ist, im jährlichen Durchschnitt:

1860—1871: 217	1885: 603
1872—1876: 327	1886/1890: 3516, d. i. p. a. 586
1877—1882: 457	1899: 468
1883: 585	1900: 523
1884: 543	d. i. 9% der Fälle.

Heller in Kiel[57]) beobachtete an 300 Selbstmörderleichen in 47·6% deutliche Zeichen des Alkoholismus und *Bockendal* gab schon früher an, daß fast die Hälfte aller Selbstmörder in Schleswig-Holstein nachweislich dem Trunke ergeben gewesen sei. — In Württemberg waren von 1873 bis 1880 Trunksucht und andere Exzesse als Motiv in 23·5% ermittelt, 1881—1890 in 15·6% aller Selbstmorde; nach der offiziellen Statistik waren von 1873 bis 1892 durch Trunksucht bedingt 18·6% aller Selbstmorde, von 1893 bis 1895 12·4%; es stieg die Zahl der Selbstmorde und der Branntweinkonsum in den letzten 40 Jahren um je 50%. — In Sachsen war nach *Boehmert* von 1847—1876 unter 17.694 Selbstmorden in 1728 Fällen die Ursache in Trunksucht und unsittlichem Lebenswandel, d. i. in 9·77% zu finden, von 1847—1882 in 9·34% (11·28% bei Männern und 1·55% bei Frauen); 1888 in 9%. In Oldenburg betrug diese Ursache des Selbstmordes 1854—1863 16·4% und 1861—1880 16·21%; im Großherzogtum Hesssen innerhalb 40 Jahren 17·8%; in Baden 1852—1861 hingegen nur 4·1%.

Folgende Tabellen[58]) fassen das vorhandene Zahlenmaterial über das Verhältnis von Alkoholismus und Selbstmord in Europa und Deutschland zusammen:

Staaten	Getränkekonsum in Litern pro Kopf und Jahr			Selbstmorde auf 1 Million d. Bevölkerung 1886—1900
	Branntwein (100°)	Bier	Wein	
Dänemark 1890	6·2	102·9	1	261
Holland 1888—1892 . .	4·5	34·0	2	56

Staaten	Getränkekonsum in Litern pro Kopf und Jahr: Branntwein (100°)	Bier	Wein	Selbstmorde auf 1 Million d. Bevölkerung 1886—1900
Deutsches Reich 1891	4·4	105·8	6	205
Belgien 1889	4·4	177·5	3	119
Österreich } 1892	4·3	32·0	22	160
Ungarn } 1892				103
Frankreich 1883—1887	3·8	22·5	94	216
Rußland 1886	3·4?	4·6	3	31
Schweden 1899	3·2	27·2	1	118
Schweiz 1891	3·2	40·0	61	221
England } 1882—1884	2·7	136·4	2	79
Schottland } 1882—1884				58
Finland 1888	2·1	?	?	40
Norwegen	1·8	37·5	1	67
Italien 1884	1·4	0·9	95	50

Verbrauch alkoholischer Getränke und Selbstmordfrequenz in deutschen Bundesstaaten und Provinzen.

Bundesstaaten und Provinzen	Getränkekonsum 1884—1886: Branntwein	Bierverbrauch und Weinproduktion	Selbstmordziffer auf 1 Mill. d. Bevölkerung 1881 (bzw. 83 u. 84) bis 1890 (bzw. 87 u. 88)
Posen	13·0	24	96·4
Schlesien	13·0	57	260·2
Brandenburg mit Berlin	12·8	94	296·3
Pommern	10·8	35	171·5
Ostpreußen }	9·2	36	171·3
Westpreußen }			123·9
Hannover }	7·8	47	212·3
Braunschweig und Oldenburg }			264·1
Provinz Sachsen }	7·4	115	309·4
Thüringen }			270·6
Westfalen und Lippe	7·2	68	107·5
(Beide) Mecklenburg	6·4	54	206·0
Königreich Sachsen	6·4	120	348·0
Schleswig-Holstein	5·1	59	312·9
Elsaß-Lothringen	4·8	45+79	105·0
Hessen-Nassau }	4·5	84+14	200·3
Großherzogtum Hessen }			232·7
Rheinland	4·0	65+8	100·3
Baden	2·8	78+41	195·9
Bayern	2·7	209+9	136·7
Württemberg	1·8	144+32	158·9
Hohenzollern	?	?	90·1
Hansestädte	?	?	197·4
Deutsches Reich	7·14	88+9	206·8

VI. Alkoholismus und Verarmung.

In welchem Maße die Unmäßigkeit im Genusse berauschender Getränke zur Verarmung und zum materiellen Notstande in den arbeitenden Klassen beiträgt, entzieht sich einer genauen Beweisführung. Auch *Blocher*[59]) hebt mit Recht die Schwierigkeiten hervor, welche in den Abgrenzungen der Ursachen der Armut und in der Feststellung, wieweit der Alkoholismus bestimmte Individuen der Armut zuführt, liegen. Die hierher gehörigen Ermittlungen sind sehr spärlich und lückenhaft; sie beziehen sich fast immer auf die der öffentlichen Armenpflege anheimfallenden Individuen, und da in diesen Fällen nur selten die Trunksucht allein ohne andere Mit- und Nebenursachen zur Armut führt, so wird jene nur in den wenigsten Fällen als das eigentliche Motiv angegeben. Man streitet darüber, ob die Trunksucht zur Verarmung, oder ob nicht umgekehrt das durch die Armut geschaffene Elend zum Branntwein führt. Der arme Mann greift zum Branntwein, meint man, um die schlechte, ungenügende Nahrung zu ersetzen, um die Last des jämmerlichen Daseins hinwegzutäuschen. Nur in den wenigsten Fällen wird das letztere zutreffen; da, wo es der Fall ist, vergrößert der Branntwein nur das Elend. Dagegen lehrt die tägliche Erfahrung, daß in allen den Familien der arbeitenden und ärmeren Schichten, in welchen der Branntwein gar nicht oder nur äußerst wenig gesehen wird, das Hauswesen und das Familienleben in geordneter Weise gedeiht, daß aber diejenigen, welche sich dem Trunke überlassen, früher oder später der gänzlichen Verarmung und der Not sicher anheimfallen. Der Branntwein führt der Verarmung zahlreiche Opfer zu und hält mit eisernen Fesseln den ihm Anheimgefallenen fest; er ist der bedeutsamste Vermehrer und Förderer des Pauperismus.

Nach den Ergebnissen der Reichsstatistik wurden im Jahre 1885 bei einer Bevölkerung von 46,850.000 Personen insgesamt 1,590.000 (einschließlich der Mitunterstützten) oder 3·4% der Bevölkerung aus öffentlichen Mitteln unterstützt, wodurch den beteiligten Armenverbänden ein Kostenaufwand von 92,450.000 (gleich rund 2 Mark pro Kopf der gesamten Bevölkerung und Jahr) erwuchs. Bezüglich der Zahl derjenigen Hilfsbedürftigen, bei welchen der Trunk als Ursache der Hilfsbedürftigkeit angegeben war, führt sie an, daß bei 30.960 Selbstunterstützten und 18.464 Mitunterstützten, zusammen bei 32.424 Unterstützten oder 2·1% der Gesamtheit aller aus öffentlichen Mitteln Unterstützten der Trunk ausdrücklich als Ursache der Notlage bezeichnet war. Wie schon erwähnt, lassen diese Zahlen den vollen Anteil des Alkoholismus an der Verarmung keinesfalls erkennen, da der Alkoholmißbrauch von den verschiedentlichen amtlich festgelegten Unterstützungsursachen, die auch die nachstehend in Beteiligungsprozenten der Unterstützungsursachen angeführten Motive unmittelbar beeinflußt, nämlich:

Krankheit	27·9%
Körperliche oder geistige Gebrechen . .	12·4%
Arbeitslosigkeit	6·0%
Arbeitsscheu	1·4%
Verletzung durch Unfall	2·1%
Nicht angegeben	0·1%
Zusammen . . .	49·9%

Über die Belastung der Armenhaushaltungen deutscher Städte liegen folgende Zahlen[60]) vor:

Boehmert hat 40 deutsche Städte mit mehr als 50.000 Einw. zusammengestellt nebst deren gesamten ordentlichen Ausgaben für das öffentliche Armenwesen aus dem Jahre 1885 gemäß der großen „Reichs-Armenstatistik". Während 1885 die Bevölkerung dieser 40 Städte, die zwischen 50.377 (Potsdam) bis 1,315.287 (Berlin) betrugen, im ganzen 4,610.000 Einw. umfaßte, betrugen die Gesamtausgaben dieser 40 Städte für ihr Armenwesen im Jahre 1885 23½ Millionen Mark.

H. Silbergleit hat eine Übersicht der Armenfinanzen von 108 deutschen Städten aus dem Jahre 1900 veröffentlicht; diese 108 Städte umfassen eine Seelenzahl von 12¼ Millionen, das heißt etwa ein Fünftel der Bevölkerung des gesamten Deutschen Reiches; in diesen 108 Städten sind von den 40 oben erwähnten *Boehmert*schen Städten alle, ausgenommen eine, also 39 Städte mit ihren Armenbudgets, und zwar für das Jahr 1900 aufgeführt. Während die Bevölkerung dieser 39 Städte in den 15 Jahren zwischen 1885—1900 sich ungefähr verdoppelt hat, das heißt von 4,600.000 auf 9,100.000 gestiegen ist, sind die Ausgaben für das Armenwesen nur etwa um das 1½fache, nämlich von 23½ Millionen Mark auf 37¾ Millionen Mark gestiegen. Diese hinter der Bevölkerungszunahme zurückbleibende Zunahme der Armenlasten läßt den bekannten, aber zahlenmäßig[61]) schwer erbringbaren Schluß zu[62]), daß die sozialpolitische Gesetzgebung der verflossenen 15 Jahre die Armenhaushaltungen der Städte um bedeutende Summen entlastet hat. Die Gesamtausgaben jener 108 Städte für Armenpflege betrugen übrigens im Jahre 1900 rund zirka 45 Millionen Mark; die aller deutschen Städte 70—75 Millionen Mark. — Wenn wir nun fragen, mit welchem Prozentanteil der zur Trunksucht und Verelendung führende Alkoholmißbrauch den Armenhaushalt der deutschen Städte belastet, so haben wir zwei neuere[63]) Spezialzahlen zur Verfügung. Die eine stammt von dem Landrichter *Popert*[64]) in Hamburg. Er schreibt:

In den Nummern 8, 9 und 10 der Blätter für das Hamburgische Armenwesen 1902 findet sich ein Aufsatz: Die Aufgaben der öffentlichen Armenpflege gegenüber trunksüchtigen Personen; darin ist ausgesprochen, daß der Teil der Armutsfälle, der auf den Trunk zurückzuführen sei, mit 50% kaum zu hoch angegeben werden dürfte. *Popert* fügt hinzu: „Um nicht zu weit zu gehen, will ich annehmen, daß diese Zahl um mehr als das Doppelte übersetzt sei und will nur 20% einstellen.

Die andere Aufstellung hat *Pütter*[65]) veröffentlicht. Er sagt: Die Stadt Genf hat statistisch etwa 90% aller Armenunterstützungsfälle auf Trunksucht zurückgeführt. In deutschen Städten kann man etwa ein Drittel der öffentlichen Armenlasten dem Alkoholismus zuschreiben; dies Drittel macht für Halle a. d. S. über 200.000 Mark aus.

Für Erfurt teilt *Kappelmann*[66]) mit, daß 1903/1904 seitens der dortigen Armenverwaltung — einschließlich der Pflegekinder, der in Irren-, Trinker- und sonstigen Anstalten Untergebrachten, aber ausschließlich der in Krankenhäusern Verpflegten — öffentlich unterstützt worden sind: 1429 Personen mit insgesamt 181.500 Mark. Unter diesen 1429 Personen befanden sich 54 Parteien, d. h. Einzelpersonen und unterstützte Familien als Einheit gerechnet, bei denen Trunksucht des Unterstützten oder eines Angehörigen die alleinige oder zweifellose Hauptursache der Hilfsbedürftigkeit geworden ist. Mitunterstützt wurden hierbei noch 36 Personen (Ehefrauen und Kinder), im ganzen also 90 Personen, d. h. 6·3% aller Unterstützten sind nachweisbar aus Veranlassung der Trunkenheit unterstützt worden. Es ist das im Vergleich zu den sonst vorliegenden Massenstatistiken ein hoher Prozentsatz, und doch ist dabei ausdrücklich noch zu betonen, daß nur die Fälle wirklich nachweisbarer, offen zutage liegender Trunksucht hier zur Ermittlung herangezogen werden konnten.

Wir dürfen die *Pütter*sche Zahl von 33⅓% als durchaus nicht zu hoch ansehen. Wir kennen ungefähr die Gesamtarmenausgaben der im Statistischen Jahrb. f. d. Deutsche Reich, 1905, S. 5 aufgeführten 3360 kleinen Mittel- und Großstädte, welche am 1. Dezember 1900 über 2000 Einw. und zusammen 30,633.075 Einw. zählten; dieselben betragen zirka 70 bis 75 Millionen Mark jährlich. Nach der *Pütter*schen Zahl würden also die deutschen Städte jährlich um ein Drittel ihres Armenetats, d. h. mit 20 bis 25 Millionen Mark durch den Alkoholismus belastet werden, die Armenausgaben des gesamten Deutschen Reiches, welche *Böhl* auf 150 Millionen schätzt, um etwa 50 Millionen Mark.

In Berlin werden nach *Münsterberg*, dem Leiter der dortigen Armenpflege, jährlich zirka 3000 Frauen mit ihren Kindern als eheverlassen unterstützt; das bedeutet eine Ausgabe von mindestens 300.000 Mark. In fast allen Fällen — fügt *Münsterberg* hinzu — sind Trunksucht und Liederlichkeit des Mannes die Hauptursache.[68])

Von ausländischen Zahlen seien folgende angeführt:

Nach einem Berichte des Armenamtes vom Staate New-York für 1877 waren unter 3855 unterstützten Armen über 16 Jahre 62·23% trunksüchtig (84·36% unter den Männern und 41·97% unter den Frauen), und von diesen waren wieder bei 44·59% der Vater und bei 17·32% die Mutter unmäßig. Im Jahre 1873 waren unter 12.000 Personen, die in öffentlichen Anstalten untergebracht waren, 6133 trunksüchtig; mehr als 30% der Armen hatten trunksüchtige Eltern. Bei der ärztlichen Untersuchung der Armenhäuser in dem Staate New-York 1877 fanden sich 615 Kinder vor, fast alle unter 10 Jahren, von welchen 329 Väter und 115 Mütter hatten, die Säufer waren. In der Besserungsanstalt für verwahrloste Kinder in Chicago befanden sich unter 284 Zöglingen 147, deren Vater und Mutter Trunkenbolde waren und 205, wo der Vater ein Säufer war. Im Jahre 1880 gab es in den Vereinigten Staaten eine Armenbevölkerung von 88.665 Personen und darunter 21.279 = 24% Trunksüchtige. — Im Staate Massachusetts waren 1874 in den Armenhäusern der Städte 35—40% der Männer wegen Völlerei und Trunksucht aufgenommen.

In dem 2. Band der Berichte des „Fünfziger Ausschusses" wurde festgestellt, daß 25% aller Verarmungsfälle und 37% aller Armenhäusler durch den Alkohol in diese Lage gekommen sind. Auch die Amerikaner betonen die Schwierigkeit, den Alkohol als alleinige Ursache der Verarmung herauszuschälen. In den Fällen der Vernachlässigung von Kindern (s. o. *Münsterberg*) sind nicht weniger als 45% der Fälle auf Trunk zurückzuführen. In Armenhäusern waren 42% der Männer und nur 16½% der Frauen durch Trunk in diesen Zustand gekommen. Von denen, die sich an Privatwohltätigkeit um Hilfe wandten, waren 22·7% trunksüchtige Männer und 12·4% trunksüchtige Frauen. Von den Beschäftigungen derer, welche in Armenhäusern enden, stehen die Wirte an erster Stelle, mit 84%. Dann folgen die Matrosen mit 58%, die Metzger mit 57%, die Drucker, Stahl- und Eisenarbeiter mit 55%, Köche, Kellner und Maschinisten 50%, Arbeiter der Mühlen-Industrie 43% und Landarbeiter mit 33%. 45% der Insassen der Armenhäuser kommen in den Jahren zwischen 50 und 70 hinein; 45% aller in Besserungsanstalten beherbergten Kinder — im ganzen wurden zirka 5000 untersucht — verdanken dies der Unmäßigkeit ihrer Eltern. — „Die schlimmste Phase der durch die Trunksucht hervorgerufenen Verarmung — sagt *Koren* — stellt die Tatsache dar, daß unschuldige Personen noch mehr leiden als die schuldigen."

In England und Wales gab es am 1. Januar 1888 unterstützte Arme 831.353, 9138 mehr als im Vorjahre; auf je 34 Einwohner kommt ein Armer. Im Jahre 1887 beliefen sich die Unterstützungskosten auf 8,176.768 Pfd. St. Im April 1888 berichteten die Vorstände der Arbeitshäuser in einer öffentlichen Versammlung unter dem Vorsitze des Lord-Bischof von London über die Frage, ob die Trunksucht die Armut in den Volksklassen verursache. Mehrere von diesen Beamten bezeugten, daß nach ihrer langjährigen Erfahrung zwei Dritteil, 60 sogar 75% der untergebrachten Armen durch Trunk verarmt sind.

In Dänemark waren in den 10 Jahren 1871—1880 64.248 Personen in den Armenhäusern untergebracht und darunter 19.333 (10.267 Männer, 3704 Frauen und 5272 Kinder) wegen eigener oder der Eltern Trunksucht. Unter 100 Insassen waren aus letzterer Ursache aufgenommen 39·00 Männer, 18·81 Frauen und 29·69 Kinder.

Im Kanton Bern, heißt es in der amtlichen Botschaft des Bundesrates, kamen im Jahre 1882 auf 16.916 Unterstützte von 25 Distrikten 2093 (= 12%) infolge der Schnapserei Bedürftige; der Kanton Waadt welcher weniger auswärtige Arme hat, führt bei 514 von 5913 Unterstützten die Bedürftigkeit auf den Branntweingenuß zurück (8·7%). Aus der Stadt St. Gallen wird berichtet, daß von 91 im Jahre 1882 unterstützten Personen 13 (14·3%) auf Rechnung der Trunksucht zu setzen seien. Nach *Tatter* sind in Genf 90% aller Armenunterstützungsfälle auf Trunksucht zurückzuführen.

Aus der schwedischen Stadt Sundsvall berichtet Dr. *Steenhof*[68]), daß bei 79 von 139 in das Armenarbeitshaus aufgenommenen Personen, d. h. bei 56·8% der Alkohol die Ursache war; darunter waren 18 Kinder unter 15 Jahren, die infolge Trunksucht der Eltern der Armenverwaltung zur Last fielen. In der sogenannten offenen Armenpflege waren von 504.166 Familien mit 515 Seelen 53·4% der Familien und 69·7% der Einzelpersonen durch den Alkohol verarmt. Von den 16.000 Einwohnern Sundsvalls waren etwa 1500, d. i. 9·5% unterstützungsbedürftig. Hiervon verdanken 8—900 dem Alkohol diesen Niedergang; nur Gothenburg (!) hat einen ähnlich hohen Prozentsatz; bei den mittleren und kleinen Städten Schwedens beträgt er 5·74%.

Im Jahre 1880 wurden im Königreich Sachsen nach *Boehmerts* Angaben wegen Trunksucht als alleinige Unterstützungsursache 752 Parteien mit 610 Angehörigen unterstützt, in Verbindung mit anderen Ursachen 744 Parteien mit 595 Angehörigen, d. i. zusammen 1496 Parteien mit 1169 Angehörigen, also 2664 Parteien = 2·94 aller Unterstützten. Im Jahre 1885 waren in den öffentlichen Armenhäusern aus derselben Ursache 1282 Personen, 1858: 1448 und 1861: 1185 unterstützt, d. h. 4·99, 5·24 und 5·21% sämtlicher Armenhäusler waren Trinker.[69])

„Überall, wo die Unmäßigkeit herrscht, folgen Armut und Elend bald nach wie der Schatten dem Körper; an dem Tage, wo die Trunksucht verschwunden sein wird, wird mehr als die Hälfte des Pauperismus verschwunden sein“ *(Picard).*

VII. Der Alkohol im Familienhaushalt.

Man hat schon früher, wenn auch mit unzulänglichen Mitteln, festzustellen versucht, wieviel die Lohnarbeiter eines Landes von der Gesamtmenge der Alkoholika allein verbrauchten; für Bier und Schnaps betrugen sie $^3/_4$, für Wein $^1/_{10}$ der Gesamtmengen! In Großbritannien haben nach der Schätzung eines zuverlässigen Komitees[70]) (1882) die Löhne der 5,400.000 Arbeiterfamilien 430 Millionen Pfund = $8^1/_2$ Milliarden Mark betragen und $^1/_5$ ihres Einkommens, d. h. 1700 Millionen Mark, gaben davon die britischen Arbeiterfamilien für Alkoholika (während und nach der Arbeit, in und außer dem Hause) aus, während die Mittel- und Oberschichten des Landes für den gleichen Zweck nur 750 Millionen Mark verbrauchten. Zwanzig Jahre später haben die Geschwister *Webb* (nach *O. Lang*)[71]) für dasselbe Land, für 1903 und für $11^1/_2$ Millionen Menschen (handarbeitende

Männer und Frauen ohne Kinder) 10 Milliarden Mark Löhne ausgerechnet und deren Alkoholausgaben auf 1400 Millionen Mark = $^1/_7$ des Einkommens angegeben.

Für **Deutschland** sind die amtlichen Angaben der „Abteilung für Arbeiterstatistik“ im „Reichsarbeitsblatt“ 1906 von außerordentlicher Bedeutung; sie verdienen ausführlich aufgeführt zu werden:

Die arbeitenden Klassen machen bei uns $^3/_5$ der Gesamtbevölkerung aus; je höher die Ausgaben für Alkoholika steigen, desto weniger bleibt für die notwendigen Lebensausgaben übrig (s. a. *Blocher-Landmann*).[72])

In den fünf Jahren 1899—1903 betrug im Durchschnitt der Bevölkerung der jährliche Verbrauch von **Wein** 5·82 Liter, **Bier** 123·4 Liter und **Branntwein** 8·52 Liter. Unter der herkömmlichen Zugrundelegung eines Preises von 1 Mark für 1 Liter Wein, von 0·30 Mark für 1 Liter Bier und 0·50 Mark für 1 Liter Trinkbranntwein stellt sich der jährlich pro Kopf der Bevölkerung gemachte Aufwand wie folgt:

Ausgabe für Wein	5·82 Mark
„ „ Bier	37·02 „
„ „ Branntwein	4·26 „
zusammen . .	47·10 Mark

Bei einer Gesamtbevölkerung von 60 Millionen ergibt dieser Betrag eine **jährliche Ausgabe für alkoholische Getränke von 2826 Millionen Mark**.*)

Bei dem Kopfanteil von 47·10 Mark sind aber Säuglinge, Kinder, Mädchen, Frauen, Kranke, Sieche, Greise usw. mitgerechnet. Zieht man in Rechnung, daß jener Gesamtaufwand von 2826 Millionen Mark in der Hauptsache von den männlichen Einwohnern im Alter von mehr als 15 Jahren = $^1/_3$ der Bevölkerung aufgebracht und verbraucht wird, so ergibt sich für **jeden erwachsenen Mann** eine jährliche Ausgabe für alkoholische Getränke von rund 157 Mark.

Will man nun wissen, mit welchem **Anteil** an diesen 2826 Millionen Mark die **arbeitenden Klassen** beteiligt sind, so läßt sich eine exakte Berechnung dafür in Ermangelung der erforderlichen Unterlagen allerdings nicht geben. Legt man das oben erwähnte Verhältnis der arbeitenden Klassen zur übrigen Bevölkerung (3 : 2) zugrunde, so würden von den 2826 Millionen Mark auf die arbeitenden Klassen 1695 Millionen Mark entfallen.

Welchen **Prozentsatz vom Lohneinkommen** betragen nun die Alkoholausgaben durchschnittlich? Auch hierbei muß man sich mit Annäherungs-

*) Ohne die Trinkgelder, die man z. B. in München bei einem Bierkonsum von $1^1/_2$ Millionen Hektoliter im Betrage von 40 Millionen Mark auf $2^3/_4$ Millionen p. a. schätzt, und ohne Berechnung des Umstandes, daß $^1/_{10}$ des Bieres den „Feldwebel“ darstellt, den man in München auf 4 Millionen Mark p. a. schätzt.

werten, wie sie die reichsgesetzliche Unfallversicherung bietet, begnügen. Das Arbeitseinkommen der rund 20 Millionen zwangsversicherten Personen ist auf rund 16 Milliarden Mark zu veranschlagen, es würde sich somit ein durchschnittlicher Satz von 10% ergeben — ein Satz, der auch nach sonstigen Wahrnehmungen zutrifft, aber häufig auch ganz erheblich überschritten wird, wie später anzuführende Materialien des näheren ergeben werden.

Über die Frage, ob eine Jahresausgabe von fast 3 Milliarden Mark für alkoholische Getränke bei unseren wirtschaftlichen Verhältnissen als eine übermäßige anzusehen ist, sind die Ansichten geteilt. Die einen erblicken in dem steigenden Verbrauch von Getränken, insbesondere von Bier, wie in dem anderer Genuß- und Nahrungsmittel einen ganz natürlichen Ausdruck des zunehmenden Wohlstandes und in der zunehmenden Kaufkraft der breiten Massen eine zunehmende Erweiterung des Konsumentenkreises; letztere bedeute zugleich eine Verringerung des auf den einzelnen Konsumenten entfallenden Trinkquantums, da die Gesamtmenge sich auf eine stets steigende Kopfzahl verteile; sie bestreiten daher die Gefahr einer „Alkoholisierung" des deutschen Volkes, zumal es andere Länder gebe, in denen noch viel mehr getrunken werde. Die anderen wollen dies nicht gelten lassen, weil ziffernmäßige Nachweise für eine Verminderung des auf den Kopf der Konsumenten alkoholischer Getränke entfallenden Durchschnittsquantums nicht zu erbringen seien, im Gegenteil die Folgeerscheinungen, welche übermäßiger Alkoholgenuß auf den verschiedensten Gebieten unseres Volkslebens zur Erscheinung bringe, keine Abschwächung erkennen lassen und höherer Verdienst häufig nur zu noch höheren Ausgaben für alkoholische Getränke verwendet werde.

Es mag hier nur darauf hingewiesen werden, daß eine jährliche Ausgabe von fast 3 Milliarden Mark für alkoholische Getränke ebensoviel ausmacht, wie die gesamte Reichsschuld, dreimal soviel wie der Aufwand für die Unterhaltung von Heer und Flotte, sechsmal soviel wie die Jahresausgabe der gesamten Arbeiterversicherung und siebenmal soviel als die Aufwendungen für die öffentlichen Volksschulen.

Über die Bedeutung der Alkoholausgaben für den einzelnen Arbeiterhaushalt könnte man sich einen klaren Einblick nur verschaffen, wenn, wie z. B. in den Vereinigten Staaten von Nordamerika[73]), periodisch Erhebungen über Arbeiterhaushalte in den verschiedenen Berufszweigen nach einheitlichen Gesichtspunkten und Methoden stattfänden und fortlaufend veröffentlicht würden. Der Statistiker *Engel*[74]) hat zuerst diesen Weg bei uns betreten, *Grotjahn*[75]) ist ihm darin gefolgt.

Nach der Erhebung, welche das Statistische Amt der Stadt Berlin über „Lohnermittlungen und Haushaltsrechnungen der minderbemittelten Bevölkerung im Jahre 1903" veranstaltet hat[76]), entfällt fast die Hälfte aller Ausgaben auf die Deckung des Bedarfs an Nahrungsmitteln; etwa $^1/_5$ der Gesamtausgaben werden für Wohnungsmiete, einschließlich Heizung und Beleuchtung, und noch nicht $^1/_{10}$ für

Bekleidung verwendet. Bemerkenswert ist die Verteilung der für die Ernährung gemachten Ausgaben auf die verschiedenen Nahrungsmittel. Von insgesamt 485·2 Einheiten der Nahrungsmittel-Ausgaben entfallen auf die im Hause genossenen alkoholischen Getränke 28·1 Einheiten, davon auf Bier 23·6 und auf Branntwein 4·5 Einheiten. Diesen Zahlen für die im Haushalt verbrauchten alkoholischen Getränke sind die 38·3 Einheiten für „Trinken im Wirtshause" noch zuzurechnen. Insgesamt stellt sich dann der Anteil der Aufwendungen für geistige Getränke an den Gesamtausgaben der untersuchten Berliner Haushaltungen auf 6·64%. Setzt man die Ausgaben für alkoholische Getränke (67·4 Einheiten) in Vergleich zu den für die eigentlichen Nahrungsmittel gemachten Aufwendungen, so ergibt sich, daß die Ausgaben für die ersteren etwa 14% oder 1/7 der Ernährungskosten ausmachen. Für die wirtschaftliche Beurteilung dieses Verhältnisses wird darauf verwiesen, daß von den 908 untersuchten Haushaltungen 464 einen Fehlbetrag von durchschnittlich 79 Mk., 399 einen Überschuß von durchschnittlich 53 Mk. hatten, und daß die durchschnittliche Gesamtausgabe sich für den Kopf auf 419·3 Mk. stellte (Nahrung 202, Wohnung 85, Kleidung 34 Mk.).

Über ländliche Haushalte gewerblicher Arbeiter gibt die von dem badischen Fabriksinspektor Dr. *Fuchs*[77]) über 14 Familien von Industriearbeitern in einer Anzahl Landgemeinden bei Karlsruhe angestellte Erhebung Aufschluß. Diese Untersuchung kommt auf Grund der Angaben jener 14 Arbeiterfamilien, welche, wie in Baden üblich, zwar auf dem Lande wohnen, aber aus der gewerblichen Tätigkeit des Familienhauptes in der benachbarten Stadt ihren Haupterwerb beziehen, zu dem Ergebnis, daß für geistige Getränke im Durchschnitt 21·5% *) der Gesamtkosten der Haushaltung (Nahrungs- und Genußmittel) und 12·6% der gesamten Ausgaben verwandt werden. Nach Ansicht des Berichterstatters könnte, in Übereinstimmung mit den vorliegenden ärztlichen Äußerungen **), „in einer ganzen Reihe von Familien die ungenügende oder mangelhafte Ernährung durch Verwendung des für geistige Getränke ausgegebenen Geldes zum Ankauf von Nahrungsmitteln in eine genügende Familienernährung verwandelt werden". Erwägt man ferner, daß von dem durchschnittlichen Gesamteinkommen mit 1762 Mark nur 64·4% aus dem Lohnerwerb des Mannes, aber 19·4% aus solchem von Frau und Kindern herstammen, so liegt der Schluß nahe, daß unverhältnismäßige Ausgaben für alkoholische Getränke entweder zu unzureichender Ernährung und Wohnung oder zu ergänzender Lohnarbeit von Frau und Kindern führen müssen.

Eine eingehende Untersuchung über Haushaltskosten liegt ferner in einer Schrift „Haushaltungsrechnungen Nürnberger Arbeiter" (1901)

---

*) 219 Mark jährlich pro Familie bei 1021 Mark Gesamtkosten für Nahrungs- und Genußmittel, und zwar für Bier 147 Mark, für Wein 65 Mark und für Branntwein 7 Mark. Vgl. Reichs-Arbeitsblatt, 1906, S. 141/143.

**) Ein Arzt schrieb z. B.: „In der Ernährung ist ein Hauptmangel, daß zu viel Milch in die Stadt abgeführt wird und für das erlöste Geld Flaschenbier ins Haus und Feld geholt wird.' Vgl. *F. Schulers* Ausgewählte Schriften, Karlsruhe 1905, S. 225.

vor. Durch diese Erhebung, die sich auf 44 Nürnberger Arbeiterfamilien ohne Unterschied des Berufes erstreckte, wurde festgestellt, daß in den betreffenden Haushaltungen im Durchschnitt 9·53% der Gesamtausgaben für alkoholische Getränke ausgegeben wurden. Von diesen 9·53% der Gesamtausgaben entfiel der weitaus größte Teil (9·21%) auf die Aufwendungen für Bier.*) Der Satz von etwa 10% des Arbeiterhaushaltes kann also (s. o.) als die ungefähre Durchschnittslinie der Ausgaben für alkoholische Getränke bezeichnet werden; zahlreiche Arbeiterhaushalte überschreiten diesen Durchschnitt. Solche Überschreitungen, und mitunter ganz erhebliche, sind gerade in Berufen zu beobachten, die sich durch hohe Löhne auszeichnen. So mag hier noch auf die im Braugewerbe beschäftigten Personen hingewiesen werden, bei denen der sogenannte „Freitrunk" üblich ist.[78])

Da gerade die Lebenshaltung der amerikanischen Arbeiter als die zurzeit höchste (*Sombart*, Arch. f. Soz.-Politik, Bd. XXI) angesehen wird, so dürfte eine Gegenüberstellung der Verhältnisse amerikanischer Arbeiterfamilien zu denen der hier behandelten deutschen Arbeiterhaushaltungen von Interesse sein. Das Arbeitsamt der Vereinigten Staaten hat wiederholt umfassende Untersuchungen über die Lebenshaltung gewerblicher Arbeiter angestellt. Die letzte davon ist im Jahre 1904 unter dem eingangs angeführten Titel veröffentlicht worden und erstreckte sich auf 11.156 sogenannte „Normalfamilien"**), von denen 2567 besonders eingehend untersucht wurden.***) Die Aufwendungen für

*) *Kestner*, Arch. f. Soz.-Politik, Bd. XIX, H. 2, zitiert Zahlen aus der Nürnberger Erhebung; sie betragen:

bei Gesamtausgaben von	1000	1250	1500	1750	2000	über 2000 Mark
in % für Alkohol . .	11·25	10·55	9·44	10·4	8·95	6·74

Maximum 324 Mark = 22% bei einem verheirateten, kinderl. Former
294 „ = 24% } bei zwei verheirateten Posamentierern
285 „ = 22% }
} 3 1/5—3 3/4 Liter Bier pro Tag

Minimum 45 „ } = ca. 11 oder 9 Pf. Bier pro Tag.
33 „ }

Die Brauer sind nicht mitgezählt; sie trinken 7 (gelernter), bzw. 5 Liter (ungelernter Brauer) pro Tag!

Nach *Calwer*, Das Wirtschaftsjahr 1905 (Jena 1906), betrug der Kostenaufwand für die Ernährung einer Münchener Arbeiterfamilie von 4 Köpfen im Durchschnitt 1191·84 Mk. Legt man 77 Mk. Ausgaben für Bier pro Kopf (s. Mäßigkeits-Blätter, Aug. 1906) im Jahre zugrunde, so ergibt sich für die vierköpfige Arbeiterfamilie eine Bierausgabe von 308 Mk. (vom Branntwein ist dabei abgesehen), also nahezu 1/4 der Ausgabe für Ernährung, etwa 1/8 des Gesamteinkommens der Familie.

**) Unter einer „Normalfamilie" versteht das amerikanische Arbeitsamt eine Familie aus Mann, Frau und höchstens fünf Kindern, von denen keines über 14 Jahre alt ist, der Mann als Lohnarbeiter in Stellung, der Haushalt ohne arme Verwandte, Pensionäre, Schlafburschen oder Dienstboten sowie mit Ausgaben für Miete, Heizung, Beleuchtung, Nahrung, Kleidung und Verschiedenes.

***) Weder bei den Normalfamilien noch bei den besonders untersuchten Familien ist die Verteilung auf die verschiedenen Berufe angegeben. Der genannte Bericht erstreckt sich auf die Industriezentren von 33 Staaten und führt bezüglich der besonders untersuchten Familien an, daß diese als „typische Arbeiterfamilien" anzusehen seien.

alkoholische Getränke sind nur für die 2567 besonders untersuchten Arbeiterfamilien angegeben worden. Der Anteil der Ausgaben für alkoholische Getränke beträgt für diese 2567 Arbeiterfamilien durchschnittlich nur 1·62% der Gesamtausgaben. Dabei ist allerdings zu beachten, daß von den 2567 untersuchten Familien 1265 oder 49·5% abstinent waren, so daß nur 1302 Familien überhaupt Ausgaben für alkoholische Getränke aufzuweisen hatten. Für die letztgenannten Familien stellte sich der Aufwand für alkoholische Getränke im Durchschnitt auf 3·19% der Gesamtausgaben.

Die nachstehende Tabelle ermöglicht einen Vergleich darüber, wie die Ausgaben sich auf die wichtigsten Ausgabeposten der behandelten Haushaltsrechnungen verteilen und für alkoholische Getränke bei den deutschen und den amerikanischen Arbeiterfamilien stellen, soweit solche Gegenstand der betreffenden Erhebungen waren.

Untersuchte Haushaltungen	Von den Gesamtausgaben kommen in Prozenten auf:				Für sonstige Ausgaben verbleiben
	Nahrung	Wohnung (einschl. Heizung und Beleucht.)	Kleidung	Alkoholische Getränke	%
908 Berliner	47·34	20·31	8·11	6·74	17·60
14 Badische	41·32	15·6*)	12·5	12·6	19·98
44 Nürnberger	42·80	18·90	8·53	9·53	20·24
11156 amerikanische Normalfamilien	43·13	23·81	12·95	1·62	—
2567 amerikanische besonders untersuchte Familien	42·5	21·2	14·9	(3·19[5])	19·68

Angesichts des aus dieser Gegenüberstellung hervorstehenden erheblichen Unterschiedes in der Belastung deutscher und amerikanischer Arbeiterhaushalte durch die Ausgaben für alkoholische Getränke macht sich die Frage geltend, auf welche Ursachen der so wesentlich größere Alkoholgenuß der deutschen Arbeiter zurückzuführen ist. In dieser Beziehung fehlt es allerdings an vergleichbaren statistischen Unterlagen für die Feststellung, in welchem Maße etwa ungünstigere Wohnungsverhältnisse, längere Arbeitszeit und geringere Löhne den Alkoholgenuß der deutschen Arbeiter befördern. Von solchen wirtschaftlichen Ursachen abgesehen, wird sich jener auffallende Unterschied aber vornehmlich daraus erklären lassen, daß die sog. Temperenz- und Abstinenz-(Mäßigkeits- und

*) Bei den badischen Familien aus der Umgegend von Karlsruhe ist bezüglich des Prozentsatzes der Ausgaben für Wohnung usw. zu bemerken, daß die Ausgaben für Wohnungsmiete und Unterhaltung des etwa eigenen Hauses nur 4·1% der Gesamtausgaben betragen. Um einen Vergleich mit städtischen Haushaltungen zu ermöglichen, sind hier den Wohnungskosten die Ausgaben für die Schuldzinsen mit 3·9%, die Fahrgeldausgaben mit 3·5% und die Kosten für Heizung und Beleuchtung mit 4·1% zugerechnet.

Enthaltsamkeits-)bewegung in Amerika mehr wie irgendwo sonst in den Volksanschauungen und der Gesetzgebung einen starken Rückhalt findet, wogegen in Deutschland die Trinksitten hergebrachtermaßen noch alle Volksschichten beherrschen und die Anschauungen über die schädigenden Wirkungen alkoholischer Getränke erst neuerdings sich zu klären beginnen. So wird namentlich gerade in Arbeiterkreisen noch immer der Alkohol vielfach als ein kraftverleihendes und stärkendes Mittel betrachtet und dementsprechend angenommen, daß ein mehr oder minder großer Alkoholgenuß für die körperliche Arbeit notwendig und nützlich sei.

Außerdem fällt erheblich ins Gewicht, daß über den angeblichen Nährwert der alkoholischen Getränke, besonders des Bieres, welches man sogar „flüssiges Brot" genannt hat, noch in weiten Kreisen unserer Bevölkerung Anschauungen vorherrschen, welche in den Ergebnissen wissenschaftlicher Feststellungen keinen Boden finden.

Als Endergebnis aus der vorstehenden Darstellung läßt sich die Schlußfolgerung ziehen, daß unverhältnismäßige Ausgaben für alkoholische Getränke im Arbeiterhaushalt bei geringem Lohneinkommen zu verschlechterter Lebenshaltung führen, bei hohem Lohneinkommen aber eine aufsteigende Lebenshaltung erschweren, in jedem Falle also ungünstige Rückwirkungen nach sich ziehen.

Literaturverzeichnis zu Kapitel II und III vom Teil II.

[1]) *Kraepelin*, Psychiatrie. 7. Aufl., Bd. II, Kap. III. — *Schroeder*, Über chron. Alkoholpsychosen. Halle 1905. — *Bonhoeffer*, Die akuten Geisteskrankheiten der Gewohnheitstrinker. Jena 1901. — *Gaupp*, Die Dipsomanie. Jena 1901.

[2]) *Thomann*, Real and imaginars effects of the Intemperance. New York 1869.

[3]) *Helenius*, Die Alkoholfrage, S. 200 ff.

[4]) The National Temp. Annual, 1905, S. 45 u. S. 47.

[5]) Der Irrenfreund, Bd. 62.

[6]) Der Alkoholismus, Bd. III, S. 28 u. S. 291 und Allg. Zeitschr. f. Psychiatrie, 1903.

[7]) Reisebericht etc. Verhandlungen des Deutschen Vereines gegen den Mißbrauch geistiger Getränke. Bremen 1883.

[8]) La Tempérance, 1887, S. 123.

[9]) *Legrain*, Annales antialcooliques, 1904, S. 89.

[10]) L'Hospice Madona-Doudou de Craïova Compt. rend. de 1891—1904. Avec considérations sur l'assistance des alienés en Roumanie pour le Dr. *Georges*, médecin en chef de l'Hospice.

[11]) *Rochat*, L'Alcoolisme en Italie. Les annales antialcooliques, 1904, S. 187.

[12]) Wiener Klinik, 1883, Heft 11.

[13]) Jahrbuch für Psychiatrie, 1889, S. 333.

[14]) Preußische Statistik, Heft 148, Jahrg. 1904 u. Statist. Jahrbuch für den preußischen Staat, 1904—1906.

[15]) Charité-Annalen. Jahrg. IX u. XVI.

[16]) *Popert*, Hamburg und der Alkohol, 2. Aufl. 1903.

[17]) Münchner med. Wochenschr., 1906, Nr. 16.

[18]) Bericht über Stephansfeld. Straßburg 1888.

[19]) Staat und Trunksucht. Magdeburg 1881.

[20]) Epilepsie und Trunksucht. Dissert. 1881.

[21]) Trunksucht und Nervensystem. Königsberg 1881.

[22]) *Erlenmeyers* Zentralhlatt f. Nervenheilkunde, 1888, S. 485.
[23]) La descendence des Alcooliques. Thèse. Paris 1887.
[24]) Journ. of the statist. Society of London. 1880, S. 433.
[25]) Nnovi orizonti del diritto et della procedura penale. 2. Aufl. Bologna 1884, S. 382.
[26]) Arch. de l'Anthrop. crimin., 1886, Bd. I, S. 480.
[27]) l'Alcoolisme e sue consequence. Catania 1887.
[28]) Denkwürdigkeiten etc. für Kriminalisten. Berlin 1846, S. 146.
[29]) Bidrag till Sveriges offic. Statist. Stockholm 1888, S. 19.
[30]) Alkohol und Verhrechen in Dänemark. Von *Geill*, Direktor der Irrenanstalt Viborg, früher Gefängnisarzt in Kopenhagen. — Der Alkoholismus, 1904, S. 212.
[31]) *Siegfried*, Das Wirtshans, Basel 1882, S. 25.
[32]) *Legroni*, Congr. pénitent. Liv. IV, Vol. 4, S. 506.
[33]) *Schaffroth*, Blätter f. Gefängnisknnde, 1901, S. 375.
[34]) Congr. pénitent., 1905, Vol. V, Bd. IV, S. 450.
[35]) Internat. Alkoholkongreß. Brüssel 1880, S. 64.
[36]) *Marambat*, Congr. intern. pénitent., Part. I, Liv. II, Vol. 4.
[37]) *O. Lang*, Alkoholgenuß nnd Verhrechen. Basel 1898.
[38]) *Aschaffenburg*, Das Verhrechen und seine Bekämpfung. 2. Aufl. 1906.
[39]) Dr. *A. Baer*, Der Alkoholismus, seine Verhreitung und Wirkung auf den individnellen und sozialen Organismus sowie die Mittel, ihn zu bekämpfen. Berlin, Hirschwald, 1878, S. 374.
[40]) Die rückfälligen Verbrecher in Preußen. Zeitschr. des Kgl. Preuß. Statist. Bureaus, Jahrg. 1904, S. 208.
[41]) *R. Stade*, Bilder aus dem Gefängnisleben. Leipzig 1902 und *H. Leuss*, Aus dem Zuchthause Berlin 1903.
[42]) *H. Reuß*, Preußische Jahrhücher, Bd. 85.
[43]) Statistik der unter dem Minister des Innern in Preußen stehenden Straf- nnd Gefangenenanstalten 1897—1901. Berlin.
[44]) Congr. intern. pénitent., Liv. I, Vol. 3, S. 129.
[45]) Hygien. Rundschau, 1905, S. 923.
[46]) Alkohol und Verhrechen. Zeitschr. f. d. gesamte Strafrecht, 1903, Bd. XXIX.
[47]) Congr. intern. pénitent. Stockholm 1879, Bd. II.
[48]) *Laquer*, Der Alkoholismus, 1905, Nr. 2.
[49]) *Helenius*, Die Alkoholfrage. S. 227 u. S. 232.
[50]) Verhandlungen des VIII. Wiener Antialkoholkongresses, S. 99.
[51]) Die Alkoholfrage. Vierteljahrsschr., 1904, S. 266.
[52]) Alkoholismns, Morphinismus und Ehe. Von DDr. *A.* u. *F. Leppmann* ans: Krankheit und Ehe. Von *Senator* u. *Kaminer*. München 1904 und Alkoholismus und Ehescheidung. Von Dr. *F. Leppmann*. Ärztl. Sachverständigen-Zeitung, 1905, Nr. 1.
[52a]) *Helenius*, l. c., S. 235/236.
[52b]) *Claude*, l. c., s. Lit.-Verz., Tl. 2.
[53]) *Bertrand*, Essai sur l'intemperance. Paris 1886, S. 267 und Etoile hleue Ligne nation. contre l'Alcool. April 1906.
[54]) *Darin*, Rapports de l'Alcoolisme et de la folie. Paris 1895.
[55]) *Morselli*, Der Selbstmord. Leipzig 1881, S. 271.
[55a]) *Prinzing*, Trunksucht und Selbstmord. Leipzig 1895.
[56]) Preuß. Statist. Handb. Berlin 1888.
[57]) *Heller*, Münchner med. Wochenschr., Nr. 48, 1900.
[58]) *H. A. Krose*, Die Ursachen der Selbstmordhäufigkeit. Freiburg i. B. 1906. — *H. Rost*, Der Selhstmord als sozialstatistische Erscheinung. Köln 1906.
[59]) *Blocher*, Internationale Monatsschr., 1905, S. 244.
[60]) *Laquer*, Der Alkoholismus, 1906, Maiheft, daselbst auch Lit.
[61]) *Olshausen*, Soziale Praxis, 1905, Nr. 42.
[62]) *Böhl*, Das Armenwesen. Handbuch der Hygiene, 1905, Suppl.-Bd. S. 10.
[63]) *Samter*, Der Alkoholismus, 1904, S. 257.

[64]) *Popert*, Hamburg und der Alkohol, 2. Aufl. Hamburg 1903.

[65]) *Pütter*, Trunksucht und städtische Steuern. Halle 1902, Buchhandlung der Stadtmission, 2. Auflage.

[66]) Mäßigkeits-Bl., Juni 1906.

[67]) Alkoholismus, 1905, Nr. 4; auch separat erschienen bei B. G. Teubner in der Sammlung: Aus Natur- und Geisteswelt. 1906, Nr. 103/104.

[68]) Internat. Monatschr., 1905, S. 243.

[69]) Zeitschr. des königl. sächs. Bur. für Statistik, 1883.

[70]) *Rowntree* und *Sherwell*, Temperance Problem and Social Reform. London 1901, S. 15.

[71]) Die Arbeiterschaft und die Alkoholfrage. Basel 1898.

[72]) Wie gewinnen wir die klassenbewußte Arbeiterschaft? Basel. — Die Alkoholfrage in ihrem Verhalten zur Arbeiterfrage. Basel. — Die Belastung des Arbeiterbudgets durch den Alkoholgenuß. Basel 1903, vgl. auch *Fröhlich*, Alkohol und Arbeiterklasse. Berlin 1904.

[73]) Vgl. den 18. Jahresbericht des Arbeitsamtes in Washington und die darin angezogenen Vorberichte. Eighteenth Annual Report of the Commissioner of Labor, 1903 (Cost of Living and Retail Prices of Food). Washington 1904.

[74]) *Engel*, Die Lebenskosten belgischer Arbeiterfamilien früher und jetzt. Dresden 1895.

[75]) *Grotjahn*, Der Alkoholismus nach Wesen, Wirkung und Verbreitung. Leipzig 1898.

[76]) Berliner Statistik, Heft 3, Berlin 1904 (vgl. auch Reichs-Arbeitsblatt, 1905, S. 205 ff.).

[77]) „Die Verhältnisse der Industriearbeiter in 17 Landgemeinden bei Karlsruhe.“ Dargestellt von dem Großherzoglichen Fabrikinspektor Dr. *Fuchs*. Bericht, erstattet an das Großherzogliche Ministerium des Innern und herausgegeben von der Großherzoglich Badischen Fabrikinspektion. Karlsruhe 1904. (Vgl. auch Reichs-Arbeitsblatt, 1905, S. 189 ff.)

[78]) Vgl. über die Anrechnung des Freibieres: „Amtliche Nachrichten des Reichs-Versicherungsamts“, Jahrg. 1887, S. 204 und *B. Laquer*, Krankheiten und Unfälle im Brauereigewerbe. Zeitschr. f. soz. Medizin, 1906.

III. TEIL.

Die Abwehr der Trunksucht.

So zahlreich die Übel sind, welche die Unmäßigkeit dem Einzelnen und der Gesamtheit zufügt, so schwer ist der Kampf, welcher gegen diesen Feind menschlicher Wohlfahrt geführt werden muß. Bei der großen Ausdehnung, welche der Alkoholmißbrauch in weiten Schichten des Volkes gewonnen, und bei den vielen Interessen, die seiner Beseitigung feindselig entgegenstehen, ist ein Erfolg in diesem Kampfe nur dann zu erwarten, wenn nicht vereinzelte, sondern alle zulässigen Mittel, welche erfahrungsmäßig einen Erfolg versprechen, gleichzeitig und ausdauernd in Anwendung kommen. Diese Mittel müssen den eigenartigen Verhältnissen angepaßt sein, welche in den verschiedenen Ländern die ursächlichen Bedingungen für die Verbreitung dieses Lasters schaffen und bilden. Der Erfolg wird immer ein um so größerer sein, je mehr es gelingt, die Ursachen, welche zur Unmäßigkeit führen, zu beseitigen.

Bei der Bekämpfung des Alkoholismus sind, wie Erfahrung und Geschichte lehren, die Maßnahmen vorbeugender Art in erster Reihe und in ausgedehntestem Maße in Anwendung zu ziehen, und neben ihnen die repressiven. Den Verhütungsmaßnahmen fällt auch hier ein sicherer und größerer Erfolg zu als den Zwangs- und Strafmitteln. Gesellschaft und Staat, die freie Betätigung der Gesamtheit und der Einzelnen, sowie der Gesetzgebung sind in gleicher Weise berufen und verpflichtet, an dem Kampfe teilzunehmen. Erst wenn die Gesellschaft durch die Mittel reichlicher Werktätigkeit sowie durch den versittlichenden Einfluß ihrer Willensäußerung die öffentliche Meinung und das gesamte Volkstum von der Notwendigkeit und Nützlichkeit dieses Kampfes überzeugt und zum Genossen in demselben gewonnen, erst dann finden die gesetzlichen Strafmaßnahmen die ihnen gebührende Billigung und die rechte Wirksamkeit für ihr Machtgebot, erst dann ist ein Erfolg in diesem schweren Kampfe zu erwarten.

I. Was kann nun die Gesellschaft zur Unterdrückung der Unmäßigkeit tun?

Die Privatinitiative kann die Unmäßigkeit bekämpfen mittelbar durch alle diejenigen Maßnahmen, welche zum Zwecke haben, das sittliche und materielle Gedeihen der großen Volksmassen zu fördern, und unmittelbar durch sozialhygienische Einrichtungen und Veranstaltungen, welche von den Trinkgelegenheiten, von der Trunksucht, von der Neigung zur Unmäßigkeit ablenken und abhalten.

1. Die Wirkung durch Erziehung. Alles, was die Kinder der arbeitenden Klassen in ihrer Erziehung veredelt, was sie vor Verwahrlosung und Verrohung schützt, trägt dazu bei, den Sinn für einen reinen und geordneten Lebenswandel, für Fleiß und Sparsamkeit zu bilden, und vor Liederlichkeit, Arbeitsscheu, Genußsucht und Unmäßigkeit zu schützen. Aus diesem Grunde sind die Kleinkinderschulen, Kinderhorte, Kinderheime u. dgl., Schulsparkassen, Kinder- und Jugendbibliotheken, Fortbildungsschulen für die reifere Jugend auch für unseren Zweck wohl zu unterstützen und zu empfehlen. Insbesondere sind die Ledigenheime, welche die gefährdete Arbeiterjugend männlichen und weiblichen Geschlechts aufnehmen, sie billig und hygienisch beherbergen, wobei Lesehallen, Baderäume etc. mitangeschlossen sind, ein Mittel im Kampfe. Alles dies kann schon in den Schulen durch geeigneten Alkoholunterricht vorbereitet werden. Auch der Fürsorgeerziehung Minderjähriger (Gesetz vom 2. Juli 1900) kommen in dieser Hinsicht große Aufgaben zu.[1])

2. Schaffung gesunder Wohnungen für die arbeitenden Klassen. Der Arbeiter verläßt gar häufig nach getaner Arbeit seine Familie, weil er in dem engen, überfüllten, ungesunden Wohnraum keine Behaglichkeit und Erholung findet. So wird die Schankstube der Feind des Familienlebens. Der Amerikaner nennt die Kneipe das Vereinshaus des armen Mannes. Witwerheime sind kürzlich in Frankfurt a. M. in den genossenschaftlichen Arbeiter-Wohnungsquartieren eingerichtet worden.[2])

3. Schaffung einer besseren Nahrung. Je schlechter die Nahrung ist, desto geringer die Arbeitsfähigkeit. Weil der Arbeiter mit seiner schlechten, unzureichenden Nahrung die verausgabte Muskelarbeit nicht zu ersetzen vermag, weil er unter dem anstrengenden Kraftaufwande ermüdet und erlahmt, greift er zu dem Branntwein, der ihn für den Augenblick über den Mangel an Kraft hinwegtäuscht. Unter diesen Verhältnissen scheint ihm der Branntwein ein Wohltäter, der jedoch in trügerischer Weise seine verausgabte Kraft nicht wie ein geeignetes Nahrungsmittel zu ersetzen vermag, sondern seine Arbeitsfähigkeit untergräbt. Je häufiger der Arbeiter zum Schnaps greift, desto weniger kann er von ihm lassen, und früher oder später ist er der Trunksucht anheimgefallen. Eine gute, ausreichende Nahrung ist das beste Mittel, den Arbeiter vor den Gefahren des Alkoholismus zu schützen. „Mit was soll denn der Arbeiter seine Kraft ersetzen," frägt mit Recht Dr. *Burtscher*[3]), „wenn er es nicht mit eigentlichen Nahrungsmitteln zu tun imstande ist? Er muß zum Schnaps greifen, weil er arbeiten muß. Er wird allerdings dabei seinen Körper vor der Zeit abnützen, aber das berechnet er nicht. — Es ist verkehrt, den großen Alkoholverbrauch als Ursache nachteiliger Körperentwicklung hinzustellen, es ist vielmehr die Folge davon und in dieser Auffassung liegt einzig der richtige Weg zur Bekämpfung desselben." Überzeugend weist Dr. *Schuler* nach, wie die Ernährungsweise der Bevölkerung in den einzelnen Kantonen

der Schweiz, wie der Nährwert und die Zubereitung der gebräuchlichen Nahrung, der Fleisch-, Milch-, Käse-, Brot- und Kartoffelverbrauch den Branntweinverbrauch beeinflußt[3]); je geringwertiger die Ernährung, je eintöniger, geschmack- und reizloser sie zubereitet, desto näher liegt die Versuchung und auch das Bedürfnis, zu dem billigen und überall feilgebotenen Branntwein zu greifen.

Die nordamerikanischen Lohnarbeiter verbrauchen geringere Alkoholmengen. In den Vereinigten Staaten gibt es 7,000.000 Fabrik- und 10,000.000 Landarbeiter, bei uns je 8 Millionen. *Grotjahn*[3a]), welcher die Beziehungen zwischen Unterernährung und Alkoholgenuß besonders studierte, behauptete, daß der deutsche Industriearbeiter nicht mehr genug Roggenbrot, Leguminosen, Pflanzenfette und noch nicht genug Fleisch, Weißbrot, Butter und Zucker verzehre, d. h. inmitten der Abwandlung von ländlicher zu städtischer Nahrung stecken geblieben sei, dies gilt nicht für Amerika. Der amerikanische Arbeiter verzehrt im Durchschnitt dreimal soviel Fleisch, Mehl, Zucker, Gemüse, Früchte, Obst, zweimal soviel Eier, die Hälfte Kartoffeln, ein Sechstel Brot, und zwar Weizenbrot. Dies weisen auch die von *Kolb* „Drei Monate Fabrikarbeiter in Amerika“, Berlin 1904, mitgeteilten Speisekarten der Arbeiterwirtschaften nach.[3a]) Diese Kost hat folgende Vorteile: 1. geringeres Volumen, 2. reichlicheres Eiweiß, 3. größere Schmackhaftigkeit und Abwechslung. — Von ca. 2500 amerikanischen Arbeiterfamilien, deren Haushaltungsbücher das Arbeitsamt untersuchte, waren 50% ganz enthaltsam, die übrigen 50% verbrauchten 3·2% ihres Einkommens für alkoholische Getränke. Es gibt drüben Arbeitergewerkschaften, welche den Alkohol statutengemäß bekämpfen. Die Zahl ihrer Mitglieder ist 1/4 Million, etwa 15% aller Organisierten. An dem günstigeren Verhältnis des Gesamtalkoholkonsums Nordamerikas, welcher sich zu dem Deutschlands wie 2 : 3 verhält, sind die Lohnarbeiterschichten hervorragend beteiligt. Die geschilderte gute Ernährung spielt die Hauptrolle, daneben der hohe Preis der Getränke, der Sport, die besseren Wohnungen, der schlechte Ruf der Kneipen und anderes[4]); von 6890 Betrieben mit 1 3/4 Millionen Arbeitern waren in 50% alle Alkoholika verboten. Besonders die amerikanischen Transportgewerbe (Eisenbahn, Post, Spedition) sind als enthaltsam während der Arbeit zu bezeichnen. In Deutschland waren nach *Boehmert* in 50% von 1260 Betrieben nur Schnapsverbote vorhanden.

Die Gesellschaft wird angesichts dieser allgemein gekannten Tatsachen der Trunksucht einen erheblichen Abbruch tun, wenn sie die Bildung von Konsumvereinen befördert, welche dem Arbeiter eine Bezugsquelle billiger und guter Nahrungsmittel schaffen, — wenn sie gemeinnützige Speiseanstalten, Volksküchen u. dgl. Einrichtungen in immer größerer Anzahl errichtet, in denen der Arbeiter eine kräftige Nahrung für billige Kosten erhält, — wenn sie sich auch weiter angelegen sein läßt, auf Vereinswegen sogenannte Haushaltungsschulen zu errichten, in denen die Mädchen aus den Fabriken u. dgl. das Haushaltwesen und vor allem zu kochen und zu wirtschaften lernen und über den geringen Nährwert des Alkohols aufgeklärt werden.[5])

Von ganz besonderer Wichtigkeit sind Einrichtungen dieser Art in Industriezentren und Fabriksstädten sowie in den einzelnen großen Fabriksetablissements. Nach den Ermittlungen, die Prof. *Boehmert*[6]) aus 106 Fabriken in den verschiedensten Teilen des Deutschen Reiches mit einem Arbeiterpersonal von 103.557 Arbeitern (89.233 Männer und 14.324 Frauen) gewonnen, hat sich in den Antworten der Arbeitgeber (106 von 300) das Urteil immer wiederholt: „Trinker sind zur Industriearbeit unbrauchbar, sie werden sehr bald schlaff, sind in der Regel langsam, unzuverlässig, streitsüchtig, häufigen Erkrankungen ausgesetzt und gegen die Gefahren des maschinellen Betriebes nicht zu schützen. Auch sonst tüchtige und willige Arbeiter kommen durch den Trunk rasch herunter, gehen in ihren Leistungen bald zurück, werden früh invalid und schaden der Gesamtheit durch ihr schlechtes Beispiel; sie müssen deshalb aus der Arbeit entlassen und durch nüchterne Kräfte ersetzt werden." In 70 dieser Fabriken mit 68.017 Arbeitern war ein Verbot des Branntweintrinkens erlassen, in 32 bestand kein solches; in den Fabriken ersterer Gattung fügten sich in 32 die Arbeiter dem Verbote freiwillig, während in 31 derselben vielfache Einschmuggeleien stattfanden, und dabei zeigte sich, daß von 29.984 männlichen Arbeitern, die das Verbot befolgten, nur 2% ungenügend genährt, während von den 26.612 männlichen Arbeitern, bei welchen das Verbot übertreten wurde, 15% ungenügend genährt waren. Eine große Anzahl von Fabriksherren hat deshalb die dankenswerte Einrichtung getroffen, daß in allen Arbeitssälen frisches Trinkwasser oft erneuert vorhanden ist, daß den Arbeitern gratis oder gegen geringes Entgelt Kaffee und Trinkwasser oder auch leichtes Bier, Suppe usw. gereicht wird. Von denjenigen Arbeitern, die das Verbot befolgten, haben über 90% (93% der Männer und 97% der Frauen) solche Erfrischungen erhalten, von den anderen dagegen nur 59% der Männer und 27·74% der Frauen. Die Enquete lehrt demnach unverkennbar, daß es nicht genügt, das Branntweintrinken zu verbieten, sondern daß man dem Bedürfnisse danach entgegen wirken müsse. — Auch in den Berichten der beamteten Fabriksinspektoren wird auf die günstige Einwirkung der Verabreichung von Milch, Kaffee, leichtem Bier zu billigen Preisen zur Verminderung des übermäßigen Branntweingenusses alljährlich hingewiesen.

Welche Bedeutung in den Kreisen der Aufsichtsbeamten gerade dieser Form der Alkoholbekämpfung beigelegt wird, geht aus folgenden Mitteilungen des amtlichen Jahresberichts der Regierungs- und Gewerberäte Preußens pro 1904 hervor.

Provinz Ostpreußen: Eine Reihe von Fabriken haben das Schnapstrinken innerhalb der Arbeitsstätten ganz und gar untersagt. Zur Erleichterung der Durchführung des Verbots lassen sie als Erfrischungsmittel unentgeltlich oder gegen sehr geringe Bezahlung Kaffee reichen. Die Zuckerfabrik Neu-Hirschfeld hat dazu folgende Bekanntmachung erlassen: Jeder Arbeiter bekommt täglich eine Marke, für welche er sich in der Kantine gratis 2 Liter Kaffee mit Milch und Zucker geben lassen kann. Dagegen erwartet die Fabrikleitung, daß Schnaps nicht mit in die Fabrik gebracht wird, bzw. in den Pausen nicht eine Schnapskneipe aufgesucht wird. Denjenigen Arbeitern, bei denen Schnaps vorgefunden oder welche angetrunken gesehen werden, wird oben angeführte Vergünstigung entzogen. Tagüber, von 6 Uhr morgens bis 9 Uhr abends, kann der Kaffee jederzeit aus der Kantine geholt werden, nachts erfolgt die Ausgabe des Kaffees zwischen 11 und 1 Uhr.

Regierungsbezirk Liegnitz: Die Liegnitzer Molkerei verkauft im Sommer in allen größeren Fabriken der Stadt in den Frühstücks- und Vesperpausen gute Milch zu 5 Pf.; es wurden täglich etwa 1000 Glas Milch verkauft, die vielfach gewiß an Stelle von Bier und Branntwein getreten sind.

Regierungsbezirk Hildesheim: Die Kantine eines einsam belegenen Steinbruchs mit etwa 150 in Unterkunftshäusern untergebrachten Arbeitern arbeitete mit gutem Erfolge. Sie ist gleichzeitig als Konsumverein eingerichtet, der bei einem Umsatze von 51.000 M. im vorigen Jahre 7700 M. Dividende an die Mitglieder verteilen konnte.

Die Verwaltung der Ilseder Hütte gibt ihren Arbeitern in beschränktem Umfange Bier zum Selbstkostenpreise und Mineralwasser nebst Kaffee unter dem Selbstkostenpreise gegen Barzahlnng ab. Die Flaschenbierhändler haben keinen Zutritt. Der Bierkonsum hat ständig ab-, der an Kaffee und Mineralwässern zugenommen.

Wie Nüchternheit in engem Zusammenhange mit geringeren Unfallziffern steht, ergibt sich aus der nachstehenden Zusammenstellung:

Jahr	Zahl der in der Ilseder Hütte beschäftigten Arbeiter	Bierkonsum Flaschen à 0·6 l	Mineralwasser-konsum Faschen	Kaffee	Zahl der anmelde-pflichtigen Unfälle
1897	1046	Freihandel mit Bier durch fremde Händler	—	—	158
1898	1138		—	—	127
1899	1138		—	—	132
1900	1193		—	—	113
1901	1298	586.728	19.342	64.973	74
1902	1325	547.152	22.306	65.937	65
1903	1340	502.344	32.074	62.890	45
1904	1377	535.264	38.491	66.600	44

Bemerkenswert ist die Abnahme der Betriebsunfälle bei den Branereiarbeitern von 234 auf 174, d. h. um ein Viertel, die vielleicht im ursächlicheu Zusammenhange mit der seit Anfang 1903 in den größeren Brauereien eingeführten Ablösung des Haustrunkes und der dadurch herbeigeführten Abnahme des Biertrinkens unter den Brauereiarbeitern steht. Die nachstehende Übersicht zeigt die Zahl der in Frankfurt a. M. bei der Brauerei- und Mälzerei-Berufsgenossenschaft angemeldeten Unfälle in den vier letzteu Jahren:

Jahr	1901	1902	1903	1904
Unfälle . .	210	230	234	174

Die Zahl der Arbeiter und der Unfälle in den 10 Brauereien, in denen der Haustrunk abgelöst ist, geht aus der folgenden Zusammenstellung hervor:

Jahr	Zahl der Arbeiter	Zahl der Unfälle	Auf je 100 Arbeiter Unfälle
1902	1239	224	18·1
1903	1240	227	18·3
1904	1308	166	12·7

Regierungsbezirk Cöln: Zur Einschränkung des Alkoholgenusses hat die Firma *Lindgens & Söhne* selbst die Fabrikation von Mineral- und Limonadewasser in die Hand genommen; kohlensaures Wasser wird verabreicht zu 1 Pf. die Flasche, Limonade zu 5 Pf. Den am Mittagessen in der Menage teilnehmenden Personen wird zu Tisch eine Flasche unentgeltlich verabfolgt. Ein etwaiger aus der Fabrikation erzielter Gewinn fließt in die Menagekasse. Bei einer Arbeiterzahl von durchschnittlich 260 sind vom Mai 1904 bis zu Ende des Jahres an künstlichem Selterswasser und Limonaden über 34.000 Flaschen verkauft und 11.000 Flaschen Selterswasser unentgeltlich verabfolgt worden. Die seitens einzelner Fabriken unterhaltenen

Kaffeeküchen werden stark in Anspruch genommen. Der Preis für reinen Bohnenkaffee, der den Feuerarbeitern in der Regel während der Arbeitszeit in kaltem Zustande kostenlos geliefert wird, beläuft sich auf 2—4 Pf. für das Liter. Den Arbeitern, welche zur Erreichung der Arbeitsstätte lange Landwege zurückzulegen haben, steht bei Beginn der Arbeit frischer warmer Kaffee zur Verfügung, eine Einrichtung, die den Alkoholgenuß einzuschränken geeignet ist.

Regierungsbezirk Arnsberg: In der Königlichen Eisenbahnwagenwerkstatt zu Dortmund ist ein Apparat zur Selterswasserherstellung beschafft, mit dem ein äußerst billiges Getränk erzeugt wird. Im Laufe des Sommers wurden den 800 beschäftigten Arbeitern und Angestellten 53.000 Flaschen ohne Saft für je 2 Pf. und 27.800 Flaschen mit Fruchtsaft für je 4 Pf. verabfolgt. Die Kaffeeküche lieferte p. a. 102.500 Liter Kaffee zum Preise von 1 Pf. für das Liter. Der Schnapsgenuß ist aus dem Betriebe völlig verschwunden, und Trunkenheit im Dienste, worüber früher viel geklagt wurde, kommt seit Verabfolgung der genannten Getränke nicht mehr vor.

Zur Einschränkung des Wirtshausbesuches dienen auch die an vielen Orten entstandenen Volksbibliotheken.

4. Einrichtung von Volkskaffeehäusern. Als ein vorzügliches Mittel zur Bekämpfung des Alkoholismus haben sich in England, woselbst sie vor Jahrzehnten zuerst von philanthropischen Vereinen und später von Aktiengesellschaften errichtet wurden, die Volkskaffeehäuser (Public Coffee-Houses) bewährt.

Im Jahre 1874 wurde in Liverpool von *Garret, Maady, Lockhart* und *Schort* eine Aktiengesellschaft gegründet, um für die an den Docks herumstehenden 20.000 Hafenarbeiter gute alkoholfreie Wirtschaften zu schaffen. Die Gesellschaft hat es zu 67 Häusern mit einer Jahreseinnahme von $1^1/_2$ Mill. Mark gebracht; in einer Woche von 1896 wurden 175.320 Gäste gezählt. Sie beschäftigt nahezu 500 Personen und wirtschaftet mit 800.000 Mark Aktienkapital und 300.000 Mark geliehenem Gelde.

Eine ähnliche Gesellschaft in London besitzt 50 Wirtschaften. Auch über 50 Häuser leitet jetzt *John Pearce*. In seinen Häusern werden täglich 40.000 Gegenstände verkauft bei 60.000 Mark Tageseinnahme. Die coffee tavern company in Manchester hat 15 Wirtschaften, darunter ein neues großes Hotel und ein Vorratshaus. 1896 wurden eingenommen 382.550 Mark. Das Aktienkapital beträgt 63.600 Mark. Die Dividende für 1896 war 30%, die vorletzte 10%. Im Jahre 1887 wurden in England 76 solche Gesellschaften gezählt, die 314 Wirtschaften besaßen. Es zahlten damals keine Dividende 4 Gesellschaften, die anderen $1^1/_2$—20%. Die großen Gesellschaften brachten damals regelmäßig 10%, doch wurde oft auch in den Dörfern ein guter finanzieller Erfolg erzielt.

In behaglich eingerichteten, für Männer und Frauen gesonderten Räumlichkeiten wird den Arbeitern, den Personen aus den minder begüterten Klassen ein gutes Stärkungs- und Erfrischungsmittel, wie Kaffee, Tee, Schokolade, Bouillon, Kakao gegen billige Zahlung geboten. Hier soll der Besucher einen angenehmen Aufenthalt, eine Auswahl von Zeitungen und Schriften, allein oder mit Genossen Erholung und Unterhaltung finden und den Gefahren der Branntweinschänken entzogen sein. In England haben diese Einrichtungen, von der langjährigen Mäßigkeits- und Enthaltsamkeitsbewegung und deren zahlreicher Anhängerschaft eifrig unterstützt, einen solchen Erfolg gehabt, daß nach den neuesten Angaben 76 Kaffeehausgesellschaften mit einem normalen Kapital von 426.000 Pfd. St. bestehen, und sich derartig gedeihlich entwickeln, daß die Kapitalien sich gut verzinsen und sogar Dividenden bis zu 10% verteilen. Derartige Volkskaffeehäuser bestehen beispielsweise in Liverpool 62 (40.000 Pfd. St. Kapital), in Bradford 28 (20.000), Birmingham 22 (20.000), Sheffield 21 (20.000), Hull 17 (10.000). Mit gleich gutem Erfolge sind solche gemeinnützige Kaffeeschänken und Kaffeehäuser auf die eifrige Anregung von *Lammers, Boehmert, Ottilie Hoffmann* u. A. in vielen deutschen Städten in den letzten Jahrzehnten errichtet, so in Berlin durch eine Aktiengesellschaft, an deren Spitze jahrelang *Minlos* stand, in Barmen, Bremen, Danzig, Dresden, Flensburg, Frankfurt a. O., Gladbach, Görlitz, Gotha, Hagen, Halle, Hamburg, Kassel, Karlsruhe, Kiel, Königsberg, Liegnitz, Lübeck, Remscheid, Stettin, Straßburg, Stuttgart, Wiesbaden, Zittau u. a. In den meisten dieser Kaffeeschänken wird auch eine einfache, gute und billige Nahrung verabreicht und in vielen auch ein leichtes Bier.

Über einen gelungenen Versuch, den Branntweinverbrauch durch alkoholfreie Getränke und unter den letzteren wiederum den Kaffee durch den Tee zu verdrängen, berichtete in einer persönlichen Mitteilung die Direktion der Hamburg-Amerika-Linie.

Die Volkskaffeehäuser haben eine große Anerkennung und eine gedeihliche Entwicklung in der Schweiz auf besondere Anregung der dortigen Mäßigkeitsvereine zum blauen Kreuz gefunden *(Orelli)*; sie werden in der neuesten Zeit als ein vorzügliches Mittel im Kampfe gegen den Alkoholismus auch in Österreich, Dänemark, Norwegen, Belgien errichtet. Bedeutende Organisationen und Betriebe weist der nur durch weibliche Kräfte geleitete Frauenverein für Mäßigkeit und Volkswohl in Zürich auf, deren Einrichtungen musterhaft sind.[7]) Er gründete auch ein alkoholfreies Kurhaus auf dem Zürichberg.

Im Anschluß an diese vorzüglichen Einrichtungen sei noch erwähnt, daß in Dresden, Bremen, Bremerhafen, Kiel öffentliche Sonntags-Unterhaltungsabende[8]) veranstaltet wurden, in denen den minder begüterten Volksklassen nach anziehenden, belehrenden Vorträgen Unterhaltung durch Gesangs- und Konzertaufführung gewährt werden. Auch an diesen Abenden, die stets überreichlich besucht sind, werden berauschende Getränke, bis auf ein äußerst leichtes Bier, nicht verabreicht. Auch diese gemeinnützige Veranstaltung dient, das Volk zu veredeln und zur Mäßigkeit zu erziehen; sie sollte überall Nachahmung finden.

Der „Boys Club“ in den Vereinigten Staaten, die „Young men Christian Association“, die „Settlements“ werden alkoholfrei geführt. Welchen Umfang die von der Kneipe ablenkenden Volksvorträge (Free Lectures) z. B. in New-York[4]) angenommen haben, zeigen die Besucherzahlen:

1893/1894	170.368
1894/1895 . . .	224.118
1895/1896 . .	392.723

1896/1897	426.920
1897/1898	509.570
1898/1899	519.411
1899/1900	538.080
1900/1901	553.555
1901/1902	928.251
1902/1903	1,204.126
1903/1904	1,134.000

4665 Vorlesungen — 453 Vortragende in 143 Räumen.

5. Bildung von Mäßigkeits- und Enthaltsamkeits-Vereinen. Diese Vereine, welche seit Jahrzehnten in vielen Ländern in verschiedener Form und mit verschiedenen Grundsätzen bestehen, zeigen in ihrer geschichtlichen Entwicklung und in ihrer Verbreitung, wie unentbehrlich sie im Kampfe gegen die Trunksucht sind. Sie waren es, die immer und immer dem Volke die Schäden, welche die Unmäßigkeit hervorruft, vorhielten, die die öffentliche Meinung und die Gesetzgebung zu einer Umgestaltung und Umkehr anriefen, die unaufhörlich bemüht waren, die hergebrachten Anschauungen über den Nutzen und Wert der spirituösen und berauschenden Getränke umzuändern. Durch ihre Enthaltsamkeit haben Hunderttausende aus allen Lebensaltern und Berufsklassen die Entbehrlichkeit des Alkohols bewiesen und durch das Beispiel der Mäßigkeit haben viele andere dazu beigetragen, die besseren Gesellschaftsklassen von der Unmäßigkeit zu entwöhnen und die Nüchternheit unter die großen Volksmassen zu verbreiten.

Die Grundsätze, welche der Wirksamkeit und den Bestrebungen dieser Verbände zugrunde liegen, sind, wie schon angedeutet, wesentlich verschieden. Der bei weitem größte Teil der jetzt bestehenden Vereinigungen dieser Art in England, Amerika, Skandinavien, Schweiz befolgt den Grundsatz der vollsten Enthaltsamkeit von allen berauschenden Getränken. Jedes Mitglied verpflichtet sich durch ein Gelübde, kein berauschendes Getränk, weder Wein, Bier noch Branntwein — mit Ausnahme als verordnetes Heilmittel oder beim heiligen Abendmahl — weder selbst zu genießen, noch anderen zu verabfolgen. Ein anderer Teil dieser Gesellschaften will nur die Unmäßigkeit verbieten und hält den mäßigen Genuß für zulässig. Dort, wo die Vereinstätigkeit hauptsächlich darauf gerichtet ist, die großen Massen an sich zu ziehen und zu bekehren, die Trinker von dem Laster der Trunksucht zu befreien und andere vor dieser Gefahr zu schützen, erzielt lediglich der Grundsatz der vollen Enthaltsamkeit große und wirklich nachhaltige Erfolge, während die Vereine mit dem Mäßigkeitsgrundsatz von vornherein diese Kampfesart gar nicht betreten und ihr gesetztes Ziel auf anderen Wegen und mit anderen Mitteln zu erreichen suchen.

Schon zu Anfang des vorigen Jahrhunderts haben sich in Amerika die ersten Gesellschaften zur Unterdrückung der Unmäßigkeit, zur Bekämpfung des Mißbrauches der spirituösen Getränke gebildet (1808 in Saratoga, 1813 in Boston), welche sich sehr bald als „American

Temperance Society" in zahlreichen Vereinigungen über alle Staaten der Union verbreiteten. Die Bildung solcher Vereine fand die ausgedehnteste Nachahmung in England und in seinen Kolonien in den großen Nationalgesellschaften (United Kingdom Alliance, British Temperance League, Scottish and Irish Temperance League; National British Women Temperance Associat.). Auch auf dem Kontinent bildeten sich in fast allen Staaten Mäßigkeitsvereine, besonders nachdem *Robert Baird* von Amerika aus sein Propagandawerk (1830—1835) über alle Länder Europas ausgedehnt hatte. In Schweden bildeten sich schon 1830 mehrere Vereine zur Bekämpfung des Branntweingenusses und 1837 hat der Probst *Peter Wieselgren* in Gothenburg die „schwedische Nüchternheits-Gesellschaft" ins Leben gerufen.

In der Schweiz, in Dänemark, Holland, Rußland und auch in Deutschland, besonders in den nördlichen Landesteilen, wurde der Kampf von Mäßigkeitsvereinen in neuerer Zeit mit Eifer aufgenommen. In Frankreich entwickelt die „Association française contre l'abus des boissons alcooliques" *(Lunier, Robyns)*, die unter *Legrains* Leitung stehende „Union française antialcoolique" eine ausgedehnte und erfolgreiche Tätigkeit. In der jüngsten Zeit hat sich diese letztere, welche mehr zur Abstinenz hinneigte, mit der „Société française de tempérance" zu der Mäßigkeitsgesellschaft „Ligue nationale contre l'Alcoolisme" (Präsident *Chaysson*) vereinigt. Nicht minder erfolgreich wirkt in Belgien die vorzüglich organisierte „Ligue patriotique contre l'Alcoolisme" *(Le Jeune, Merzbach, Vaucleroy)*.

In den meisten dieser Länder war der Kampf ursprünglich lediglich gegen den Branntwein gerichtet und am heftigsten dort, wo er am meisten produziert und konsumiert wurde. In Preußen förderte König Friedrich Wilhelm III. die Bildung dieser Vereine mit andauernder Fürsorge und in den einzelnen Provinzen waren Geistliche *(Libetrut, Vetter*, der Franziskanermönch *Fieteck, P. Brzozowski*), einzelne Ärzte *(Kranichfeld, Laroche, Lorinser)* sowie hohe Beamte *(v. Graevenitz, Witt, v. Doering)* bemüht, das Volk aufzuklären. Zahlreiche „Vereine zur vollen Enthaltsamkeit von allem Branntweingenuß" wurden gebildet und Hunderttausende von Menschen wurden in Posen, Preußen, Schlesien, Hannover zur Nüchternheit bekehrt. Die Erfolge dieser mit Feuereifer um sich greifenden Mäßigkeitsbewegung waren jedoch Ende der vierziger Jahre hauptsächlich durch die große politische Bewegung und durch den Mangel an festen Organisationen und an wirksamen Ersatz- und Vorbeugungs-Einrichtungen wieder verflogen. Erst 1883 beginnt in Deutschland mit der Gründung des „Deutschen Vereines gegen den Mißbrauch geistiger Getränke" (*Lammers*-Bremen, *Nasse*-Bonn, *Struckmann*-Hildesheim) eine neue Kampfesbewegung gegen den Mißbrauch nicht nur des Branntweins, sondern gegen alle alkoholischen Getränke.

In der neuen, wieder aufblühenden Mäßigkeitsbewegung macht sich in Deutschland wie in anderen Ländern zur Zeit eine Entwicklungsphase geltend, die ihrer Wichtigkeit wegen nicht unerörtert bleiben kann. Schon früh hat sich in den Grundsätzen, welche der Wirksamkeit dieser Vereine zugrunde liegen, eine große und sehr wesentliche Umänderung vollzogen, und zwar wiederum von den ältesten amerikanischen Vereinigungen ausgehend. Der Erfolg der Gesellschaften, die den Alkoholmißbrauch unterdrücken wollen, war im Beginn der Bewegung wenig ersichtlich und ein nur geringer. Es drängte sich daher vielen die Überzeugung auf, daß man überhaupt und vorzugsweise unter den großen und weiten, besonders den ungebildeten Volksklassen nur dadurch Erfolge erreichen würde, wenn man die vollständige und absolute Enthaltung von allen alkoholischen Getränken zum Grundsatz annehme. „Der mäßige Genuß," meinte man, „sei der nächste Weg zum unmäßigen; die gänzliche Enthaltsamkeit von allen geistigen Getränken sei das alleinige Mittel, das die Unmäßigkeit mit allen ihren Folgen auszurotten vermag." Durch dieses Prinzip wollte man es dahin bringen, daß nach dem Erlöschen der gegenwärtigen Generation von Säufern kein Trinker mehr gefunden werden sollte. Der Grundsatz der „Totalabstinenz" wurde alsbald von den schon bestehenden und den später gegründeten Gesellschaften angenommen und dem Vorgange der amerikanischen Gesellschaften folgten alsbald die in England und auch viele in den anderen Ländern. Und so zeigt sich, daß in Amerika und in England schon seit vielen Jahrzehnten der Kampf gegen den Alkoholismus ganz allein von „Enthaltsamkeitsgesellschaften" geführt wird, weil hier nur Vereine dieser extremen Richtung vorhanden und „Mäßigkeitsvereine" nicht existierten. Erst in jüngster Zeit macht sich in Amerika eine Reaktion geltend durch die Wirksamkeit des zur wissenschaftlichen Erforschung der Alkoholfrage gebildeteten Fünfziger-Ausschusses (Commitee of Fifty).*

Zahlreicher noch als in den Vereinigten Staaten von Amerika sind die Enthaltsamkeitsvereine in Großbritannien. In großen Nationalvereinigungen, in Frauen- und Jugendvereinen *(Bands of Hope)* entfalten sie eine erstaunenswerte Tätigkeit im öffentlichen Leben, in den Gemeinden und auch im Parlament. Die Mitglieder dieser Gesellschaften belaufen sich in neuester Zeit auf mehr als 4 Millionen und der Zunahme dieser Anhängerschaft und ihrer Abstinenz wird allerseits die in den letzten Jahren eingetretene Abnahme des Alkoholkonsums zugeschrieben. An dem großen Aufwand von Geldmitteln für ihre Parteizwecke kann man die Opferwilligkeit und die Tätigkeit dieser Vereine bemessen; so verausgabt die „National Temperance League" jährlich 3367 Pfd. St., die „United Kingdom Allianee" über 19.000 Pfd. St., die „British Temperanee League" zirka 2000 Pfd St., die „Scottish Temperance League" zirka 8000 Pfd. St., die „Church of England Temp. Soc." 7500 Pfd. St. etc.

Auch in Schweden haben die zahlreichen Mäßigkeitsvereine einen erfolgreichen Kampf gegen die Trunksucht geführt. Anfangs der dreißiger

* Er besteht aus vier Unterausschüssen: einem ärztlich-physiologischen, einem wirtschaftspolitischen, einem gesetzgeberischen, einem sittlich-kulturellen. Der Fünfziger-Ausschuß setzt sich aus hervorragenden Männern zusammen, so unter anderen aus *Charles W. Eliot*, Präsident der Harvard-Universität, *James C. Carter*, Professor an der Columbia-Universität, *Caroll D. Wright*, Leiter des statistischen und Arbeitsamtes in Washington, *Seth Low*, früherem Oberbürgermeister von New-York u. A.

Jahre war von dem berühmten Naturforscher und Arzt *Retzius* in Stockholm ein Mäßigkeitsverein nach dem Grundsatz der Enthaltsamkeit gegründet, der durch die rastlose Tätigkeit des bekannten Mäßigkeitskämpfers Probst *Peter Wieselgren* immer mehr Ausbreitung unter dem Volke gewann und 1837 in die große „Schwedische Mäßigkeitsgesellschaft" aufging. An diese Gesellschaft schlossen sich nach und nach Hunderte von Vereinen mit zirka 100.000 Mitgliedern an. Auf das unausgesetzte Andrängen dieser Vereine sind zum größten Teile die segensreichen reformatorischen Umänderungen der Gesetzgebung in bezug auf Fabrikation und Handel mit spirituösen Getränken erfolgt, und noch in jüngster Zeit (1881), als es sich im Reichstage darum handelte, diese Gesetze zu ungunsten der Mäßigkeitssache umzugestalten, gelang es dem vereinten Anstürmen aller dieser zahlreichen Vereinigungen auf einer allgemeinen schwedischen Mäßigkeitsversammlung zu Jönköping, die Unterstützung des der Mäßigkeitssache zugetanen Königs Oskar zu gewinnen und die Gefahr abzuwenden. Nach zuverlässigen Angaben sollen zur Zeit gegen 320.000 Personen in Schweden vorhanden sein, welche allen berauschenden Getränken entsagen.

Wie in Schweden waren auch in Norwegen Mäßigkeitsvereine tätig; sie sollen 1850 bereits an 30.000 Mitglieder gezählt haben. In der Neuzeit breiten sich dort besonders die reinen Enthaltsamkeitsfreunde aus, und ihrem rastlosen Eifer ist der beispiellose Erfolg zu danken, daß Norwegen jetzt das nüchternste Land der Welt ist. Im Jahre 1886 bestanden in Norwegen über 600 Zweigvereine der großen, in Stavanger vom Asbjörnkloster 1859 gegründeten „Norwegischen Total-Enthaltsamkeitsgesellschaft" mit zirka 80.000 Mitgliedern. Es gibt, wie *Flood*[9]) bemerkt, keine Stadt und nur wenig Landgemeinden im ganzen Lande, wo kein Zweigverein der Gesellschaft existiert. Ende 1887 waren in Norwegen 643 Zweigvereine mit 83.000 Mitgliedern, die 1880 auf 700 mit zirka 95.000 Mitgliedern gestiegen waren. Außer diesen gibt es hier zirka 3000 Anhänger des „blauen Bandes" und zirka 13.000 Mitglieder der „Good-Templars". Zur Zeit gehören nach *Joh. Borgman* der Total-Enthaltsamkeitsgesellschaft über 100.000 Mitglieder in zirka 1000 Ortsvereinen an (Geschichte der Antialkoholbeförderungen, Hamburg 1904, S. 325).

In Dänemark bestehen seit einigen Jahren zirka 500 Total-Enthaltsamkeitsvereine mit etwa 25.000 Mitgliedern und außer diesen noch 6000 Mitglieder der Good-Templars. Diese sind besonders in Seeland stark verbreitet und haben ihre große Anhängerschaft besonders in den ländlichen Fortbildungsschulen. Die Zahl der Mitglieder der Abstinenzvereinigung beträgt jetzt zirka 550.000 in nahezu 1000 Ortsvereinen.

In Holland besteht seit länger als 40 Jahren die große, mit vielen Zweigvereinen verbundene Enthaltsamkeitsgesellschaft (Nederlandsche Vereenigung tot afschaffing van sterken Drank), welche im Verein mit der vor einigen Jahren gegründeten Mäßigkeitsgesellschaft, dem „Volksbond", mit reichem Erfolg unausgesetzt bemüht ist, durch Volksbelehrung, durch Einwirkung auf die Gesetzgebung die Unmäßigkeit zu beseitigen.

In der Schweiz sind neben den alten Enthaltsamkeitsvereinen die von *Bovet* und *Rochat* 1881 gegründeten Vereine „zum blauen Kreuz“ tätig. Der Verein zählt jetzt an 5510 Mitglieder gegen 366 im Jahre 1881; er ist in allen Kantonen der Schweiz verbreitet und findet vermöge seiner sehr praktischen Organisation in Frankreich und auch in Deutschland Anerkennung und Eingang. Die Satzungen dieses Vereins lassen 3 Kategorien von Mitgliedern zu: von wirklichen aktiven Mitgliedern, die vollständig enthaltsam sind, ferner von Anhängern, die nur auf eine bestimmte Zeit das Gelübde der Enthaltsamkeit resp. der Mäßigkeit ablegen, und endlich von solchen, die die Bestrebungen des Vereines durch einen Geldbeitrag unterstützen. Auf diese Weise kann der Verein den vielen Abstufungen der Vereinstätigkeit im Sinne des Mäßigkeitskampfes dienen, ohne daß er einem exklusiven Prinzipe zuliebe die werktätige Mit- und Beihilfe aller anderen etwas weniger streng Denkenden und der Sache dennoch zugeneigten, wohlgesinnten Personen von sich weist.

In Schweden, Norwegen, Dänemark, in Holland haben die Abstinenzgesellschaften die älteren seit lange bestehenden Mäßigkeitsgesellschaften beseitigt, und auch in Deutschland wird ein wenig erfreulicher Kampf zwischen Mäßigkeits- und Enthaltsamkeitsprinzip geführt. Die Abstinenzsache hat einen besonderen Aufschwung genommen durch das immer weitere Vordringen des Gut-Templer-Ordens, eines in Amerika 1851 gegründeten Ordens (Right Worthy Grand Lodge of Good Templars), der von hier aus allmählich sich in alle Weltteile und Länder ausbreitet. Diesem Orden muß das große Verdienst zuerkannt werden, daß er mit glänzendem Erfolg die Lehren der vollen Enthaltsamkeit in die Mittelstandsschichten, in die Kreise der Handwerker und der Arbeiter hineinträgt, daß er seine Anhänger gerade in denjenigen Kreisen zu gewinnen weiß, in welchen den Bestrebungen der anderen Vereinigungen durch unbeugsames Mißtrauen jeder Zugang unmöglich war. Dieser großartige segensreiche Erfolg des Gut-Templer-Ordens kann nicht rühmend und anerkennend genug hervorgehoben werden. Mit besonderem Erfolg sucht er seine segensreiche Tätigkeit in der individuellen Trinkerpflege zu entfalten, seine Wirksamkeit auf die Rettung von Trinkern auszuüben. Dieser Orden ist seit 1888 auch in Deutschland tätig. Durch mysteriöse Logenzeremonie nach freimaurerischem Ritus, durch ernste und heitere unterhaltende Versammlungen übt er eine große Anziehungskraft auf seine Anhänger aus und führt gleichzeitig durch strenge Ordensregeln viele Tausende von Trinkern der vollen Nüchternheit zu.“ Zahlreiche Logen sind von ihm in den letzten Jahren auch in Deutschland gegründet worden.

Nach den letzten Angaben (August 1905) hat dieser Orden 11.627 Logen und 615.047 Mitglieder in der ganzen Welt, und zwar 8579 Logen für Erwachsene mit 407.645 Mitgliedern, 3048 Jugendlogen mit 207.902 Mitgliedern[10]; 225.062 auf dem europäischen Festlande (Norwegen 28.434, Schweden 14.450, Dänemark 6569 Mitglieder). In Deutschland hat der Orden jetzt (1905) 729 Logen mit 25.458 Mitgliedern und 111 Jugendlogen mit

6190 Mitgliedern. Sein Wachstum ist ein stetiges, besonders in der letzten Zeit. Der Zuwachs der „Weltloge" betrug von 1902—1905 15%, in Deutschland 123·8%, in den 3 skandinavischen Staaten zwischen 27 und 32%; 1901 hatte er 492 Logen mit 14.348 Mitgliedern; 1903: 553 Logen mit 19.984 Mitgliedern und 1905: 729 Logen mit 26.107 Mitgliedern.

Neben diesen wirkt in Deutschland auch mit etwas modifizierten Prinzipien der Verein zum „Blauen Kreuz", der, von der Schweiz sich ausbreitend, auch vielfach Eingang und Anerkennung gefunden hat (Oberstl. a. D. *Curt v. Knobelsdorf,* Past. *Martius*). Im Jahre 1902 zählte das „Blaue Kreuz" in Deutschland 264 Ortsvereine, 9635 Mitglieder und 3709 Anhänger (= 13.344).

In neuester Zeit haben sich neben einem sehr radikalen Alkoholgegnerbund auch Abstinentenvereinigungen unter den verschiedensten Berufskreisen, den Ärzten, Geistlichen, Kaufleuten, Eisenbahnbeamten, unter den Frauen und, was ganz besonders wertvoll ist, auch unter den Arbeitern und in allerneuester Zeit unter den Juristen gebildet.

Endlich haben wir noch die schon angedeuteten Vereine anzuführen, die sich weniger an die großen Massen wenden, die weniger die eigentliche direkte persönliche Rettung des Trinkers zu ihrer Aufgabe machen, die der Mäßigkeitssache durch Aufklärung der öffentlichen Meinung, Belehrung des Volkes, durch Einwirkung auf die Gesetzgebung, durch werktätige Einrichtungen dienen wollen und auch dienen. Solche Vereine sind: „Der deutsche Verein gegen den Mißbrauch geistiger Getränke", 1883 gegründet[11]); „Die französische Gesellschaft gegen den Mißbrauch geistiger Getränke" (Association française contre l'abus des boissons alcooliques); der belgische (Ligue patriotique contre l'abus des boissons alcooliques) und auch der „Österreichische Verein gegen den Mißbrauch geistiger Getränke" *(v. Proskowetz, Daun).*

Alle diese Vereine, so verschieden auch die Mittel ihrer Kampfesweise sind, kämpfen gegen die Trunksucht und die Trunksitten mit allen ihren unzähligen verderblichen Folgen als Geißel ihrer Volksgenossen. Die Bildung dieser Vereine sollten daher alle wahren Menschen- und Vaterlandsfreunde unterstützen. Die Erfolge und die Leistungen dieser Vereine werden um so größer sein, je mehr sie in ihrer Organisation den nationalen Anforderungen und den lokalen Bedürfnissen entsprechen.

Die Anhänger der Totalabstinenz haben überall, wo sie mit dem ihnen eigenen Eifer in den Kampf eingetreten sind, viele und zahlreiche Kampfgenossen gewonnen und auch große sichtliche Erfolge erzielt. „Die Enthaltsamkeitsgesellschaften haben", wie wir an einer anderen Stelle hervorgehoben haben, „durch die Enthaltsamkeit vieler Hunderttausender ihrer Anhänger aus allen Ständen und Berufsarten gezeigt, daß der Alkohol unter den schwierigsten Verhältnissen und Lebenslagen vollkommen entbehrlich ist... Sie waren und sind ein Experiment im gewaltigsten Stil, das aller verbreiteten Anschauung zuwider den unmittelbaren Beweis liefert, daß der Alkohol für die gedeihliche Existenz des menschlichen Organismus durchaus nicht notwendig ist."

„Nicht minder wichtig ist das große Ziel der Mäßigkeitsgesellschaften; diese sind es, welche dem Volke immer wieder und wieder die Schäden der Trunksucht vorhalten und bemüht sind, die hergebrachten Anschauungen über den Nutzen und den Wert des Alkohols umzuändern, das Volk zur Selbstzucht zu erziehen; ihm allmählich das Verständnis für die Notwendigkeit beschränkender Gesetze beizubringen und die Bereitwilligkeit, sie zu befolgen. Die strengen Grundsätze der Enthaltsamkeitsgesellschaften können nur dort gedeihen, wo die Mäßigkeitsgesellschaften jenen den geeigneten Nährboden geschaffen; diese bilden tatsächlich eine Vorfrucht jener, und ohne diese würden sie sich keiner besonderen Erfolge rühmen." *Baer,* Alkoholismus, 1900, Bd. I, S. 13.

Im Kampfe gegen die Schädlichkeit des Alkohols sind die Mäßigkeits- wie die Enthaltsamkeitsvereine von unschätzbarem Werte; sie sollen eingedenk ihrer großen Ziele in einträchtiger Gemeinschaft sich ihren Aufgaben widmen. Die Bildung und Unterstützung dieser Vereinigungen ist aufs Eindringlichste und Nachdrücklichste zu empfehlen, ihr Vorhandensein ist als eine Grundbedingung zum Erreichen auch der geringsten Erfolge in diesem Kampfe anzusehen. [13])

Aus dem ärztlichen Berufe sind diesen Vereinigungen von jeher die gewichtigsten und einflußreichsten Kampfgenossen erwachsen. Je idealer der Beruf des Arztes aufgefaßt wird, je mehr dieser sich als Beschützer und Förderer des Gesundheitswohles am Volkskörper betrachtet und sich verpflichtet fühlt, ebenso die vorbeugenden als die heilenden Mittel zu erforschen und anzuwenden, desto mehr muß es ihm obliegen, das Volk vor dem Feinde „Alkohol" zu warnen und es vor drohendem Verderben zu bewahren. Überall, wo die Mäßigkeitssache bleibende Erfolge erzielt hat, waren die Ärzte die bewährtesten und auch die gesuchtesten Genossen in dem mühevollen Kampfe. Dem Ärztestand fällt auch hier die große Aufgabe zu, Licht und Wahrheit zu verbreiten, belehrend und erziehend auf das Volk zu wirken, das entscheidende Wort in dieser die Volksgesundheit und die Volkswohlfahrt betreffenden Frage zu sprechen.

6. Einrichtung von Heilanstalten für Gewohnheitstrinker, von sogenannten Trinkerasylen. Die freie Vereinstätigkeit kann endlich dazu beitragen, demjenigen, der der gewohnheitsmäßigen Trunksucht anheimgefallen ist, rettend dadurch beizustehen, daß sie ihm in eigens eingerichteten Anstalten die Möglichkeit einer Heilung von seiner krankhaften Neigung, respektive von seiner lasterhaften Gewohnheit gewährt. Ob und auf welche Weise diese Heilung zu erzielen ist und wie der Staat den Trinkerheilanstalten gegenüber Stellung zu nehmen hat, werden wir an einer späteren Stelle noch zu erörtern haben.

II. Was kann der Staat zur Bekämpfung der Unmäßigkeit tun?

So groß auch die Anstrengungen sein mögen, welche die Gesellschaft, die Vereinstätigkeit unternehmen, um die Trunksucht zu vermindern und zu beseitigen, so gering werden die Erfolge sein, wenn der Staat nicht die Bedingungen aus dem Wege schafft, welche die Verbreitung dieses Lasters begünstigen. Kann der Staat durch Gesetze und Vorschriften auch nicht direkt Sittlichkeit und Tugend verbreiten, kann er nicht Nüchternheit und Mäßigkeit durch sein Gebot herbeiführen, so erstrebt und erreicht er das Ziel seiner moralisierenden Einwirkung in entscheidender Weise doch immer dadurch, daß er die Quellen unsittlicher Handlungen beseitigt und ihre Entstehung zu verhüten sucht. Die Trunksucht ist ein großes Hindernis für die Kulturaufgaben des Staates, ein antisoziales Element von weittragender Bedeutung, feindselig und verderblich für die allgemeine sittliche und materielle Wohlfahrt, und darum muß der Staat mit allen ihm zu Gebote stehenden Mitteln ihre Entwicklung und Verbreitung verhindern und unmöglich machen.

Wir müssen uns darauf beschränken, die Maßnahmen, welche die staatliche Fürsorge im Kampfe gegen die Trunksucht in Anwendung bringen kann und welche in einzelnen Ländern auch zur Anwendung gekommen sind, nur andeutungsweise anzuführen.

I. Verminderung des Alkoholkonsums.

Alle hier in Betracht zu nehmenden und in Ausführung zu bringenden Maßregeln haben ein und dasselbe Ziel im Auge, und zwar die Verminderung des Alkoholkonsums. Da in den allermeisten Ländern von dem Branntwein der größere Teil aller der oben angeführten individuellen und sozialen Schäden ausgeht, so ist es die staatliche Aufgabe, vor allem und in erster Reihe den Branntweinkonsum auf das möglichst niedrigste Maß einzuschränken.

1. Einschränkung der Produktion. Je größer und uneingeschränkter die Branntweinproduktion vor sich geht und je weniger die Ausfuhr des Produktes direkt oder indirekt befördert werden kann, desto größere Mengen desselben bleiben im Produktionsgebiete, desto billiger wird der produzierte Spiritus und desto größer der Konsum. Diese sehr einfache Tatsache hat sich überall gezeigt, wo das Brennereigewerbe uneingeschränkt geblieben und die Überproduktion im Übermaße begünstigt worden ist. In einzelnen Ländern, in denen der Staat gegen die übermäßig verbreitete Trunksucht energisch einschreiten mußte, wie in Schweden usw., war daher der erste Schritt, die Zahl der Brennereien zu vermindern und die Menge des zu produzierenden Destillats genau festzustellen. Andrerseits haben die Erfolge in Schweden, Norwegen, in der Schweiz gezeigt, daß mit der

Einschränkung der Produktion die der Betriebe Hand in Hand gehen muß. In neuerer Zeit kommt noch hinzu, daß auch die Verwertung des Spiritus für technische Zwecke (chemische Fabriken, Beleuchtung, Motorbetriebe) am besten und erfolgreichsten von Großbetrieben (Zentralverkaufsstellen) aus geleitet und die Ablenkung des Konsums vom Menschen auf die Maschine durchgeführt wird.

Die Verminderung der Produktion an sich wird die Trunksucht im Lande noch nicht beeinflussen, wenn nicht bei den derzeitigen internationalen Handels- und Verkehrsinteressen dem Import ein Damm entgegengesetzt wird. Dagegen wird die Verminderung der Zahl der Produktionsstellen einen sehr wesentlichen sanitären Nutzen hervorrufen, wenn sie die kleinen sogenannten Hausbrennereien aus der Welt schafft. Diese haben überall, wo sie gesetzlich in großer Zahl zulässig und auch vorhanden waren, wie in Schweden, Norwegen, Finnland, bis in die neueste Zeit hinein in der Schweiz, Frankreich (bouilleurs du cru), Elsaß-Lothringen usw. in sehr bedenklichem Grade die Trunksucht, und zwar in ihrer schlimmsten Form, in der des Haustrunks gesteigert; der Branntwein wird in diesen meist nur für den örtlichen Verbrauch erzeugt und ist außerdem wegen der primitiven Destillierapparate stark fuselhaltig.

2. Besteuerung der Wirtschaften. In denjenigen Staaten, in welchen in der übergroßen Anzahl von Schankstellen die Hauptquelle für die Ausbreitung und Erhaltung der Trunksucht gesehen und in denen eine Monopolisierung des Getränkehandels nicht für zulässig erachtet wird, hat man die Zahl jener dadurch einzuschränken gesucht, daß eine hohe Besteuerung der Schanklizenz (High Licence) eingeführt wurde oder auch dadurch, daß die Schankerlaubnis immer nach einem bestimmten Verhältnis zur Zahl der Einwohner eines Bezirkes oder einer Gemeinde gewährt werden durfte (Limitation).

Die hohe Besteuerung der Schanklizenz war namentlich in einzelnen Staaten Amerikas vielfach in Anwendung gekommen (Massachusetts, Pennsylvania, Minnesota, Missouri, Nebraska und New-York). Je nach der Größe der Stadt und je nach der Lage der Schankstelle in dieser war die Besteuerung in verschiedene Klassen geteilt von 75—500 Dollars, in größeren Städten sogar bis zu 2000 Dollars pro Jahr. Man rühmt diesem System nach, daß es den Getränkehandel auf eine geringe Anzahl von Ausschankstellen konzentriere, daß eine sehr große Anzahl kleiner und schlechter Lokale, die Unterschlupfe des Lasters und des Verbrechens, eingehen, daß es eine strenge Überwachung der Schanklokale leicht ermöglicht und in den lizenzierten Schanklokalen bessere hygienische Maßnahmen, größere Ordnung und Sauberkeit gewährleistet, und endlich, daß die Schankwirte wegen ihrer geringen Anzahl eine viel geringere Macht in der Gemeinde- und Staatspolitik bilden als bei einer großen Anzahl dieser Schankstellen. Allerdings hat sich vielfach gezeigt, daß der geheime Ausschank bei dieser hohen Lizenzsteuer unter Anwendung der verschiedensten unsittlichen Mittel blüht, so daß eine Verminderung der Trunksucht durch dieses System nicht erzielt würde. Nach zuverlässigem Urteil soll jedoch diese Wirkung davon abhängen, wie die Reduktion der Schankstellen ausgeführt wird, ob sie in langsamem Tempo oder plötzlich, schnell vor sich geht — und ganz besonders davon, wie dies überwacht und ausgeführt wird. Im allgemeinen ist man darin einig, daß dieses System mancherlei Vorteile bietet und sich wohl eignet, unter gewissen Umständen die Trunksucht erheblich zu vermindern. Dies ist besonders der Fall, wenn die hohe Schanksteuer mit der Festsetzung der Zahl der Schankstellen in einem limitierten Verhältnis zur Zahl der Einwohner kombiniert wird, wie dieses in einzelnen Staaten der Fall ist.

Dieses letztere System ist für sich allein zur Grundlage des vielgenannten Niederländischen Schankgesetzes gemacht worden. Nach dem Gesetz von 1881 war der Kleinverkauf von spirituösen Getränken nur nach einer Erlaubnis der Behörde des Ortes, in dem der Schankbetrieb ausgeübt werden sollte, gestattet. Diese durfte nicht gewährt werden, wenn eine bestimmte Anzahl von Schanklokalen überschritten wird, und zwar sollte in Gemeinden von mehr als 50.000 Einwohnern 1 Schankstelle auf 500 Einwohner kommen, in Ortschaften von 20.000—50.000 Einwohnern 1 Schankstelle auf 300 und in den übrigen 1 auf 250 Einwohner. Die Schanklizenz wird nur auf 1 Jahr erteilt, u. zw. gegen eine Abgabe von 10—25 fl. für je 100 fl. Miete. Von den im Jahre 1881 in den Niederlanden vorhanden gewesenen 43.000 Branntweinverkaufsstellen hätten an 30.000 unterdrückt werden müssen, wenn das Gesetz nach seinem Wortlaut sofort ausgeführt worden wäre. Es wurden deshalb für die bereits vorhandenen Betriebe viele Erleichterungen in größeren Übergangszeiten vorgesehen und neue Konzessionen über die Maximalzahl hinaus nur in sehr erschwerender Weise zugelassen. Das Gesetz hatte strenge Maßnahmen für den Wirt vorgesehen (Verbot, Getränke an Angetrunkene und Minderjährige zu geben, Verbot gegen den unerlaubten Handel, gegen Trunkenheit auf öffentlicher Straße usw.). Die Zahl der Schankstätten war auch in den ersten Jahren beträchtlich gesunken, von 43.000 im Jahre 1881 auf 27.975 im Jahre 1885 und auf 24.000 im Jahre 1899. Allein die Hoffnung, daß das fixierte Minimum bis 1902 eingetreten sein würde, hat sich durch die vielen zulässig gewordenen Ausnahmen und, wie es scheint, durch eine wenig strenge Handhabung des Gesetzes nicht erfüllt. Und was die Abnahme der Trunksucht anbetrifft, so ist tatsächlich nur das erreicht worden, daß der Branntweinkonsum in den ersten Jahren eine geringe Abnahme erfahren hat (1880 pro Kopf 9·87 Liter à 50%, 1887: 9·01 Liter, 1899: 8·5 Liter) und später in diesem Maße gleichgeblieben ist.

Das Gesetz hat in den Niederlanden nicht das erfüllt, was man von ihm erhofft hatte, so daß man in der neuesten Zeit an eine Abänderung und im wesentlichen an eine Verschärfung desselben heranging. Auch in diesem Urbeginn des Gesetzes von 1881 war der leitende Gedanke, den Verkauf der alkoholischen Getränke und mit diesem den Konsum derselben einzuschränken. Auch hier denkt man in neuester Zeit an ein Staatsmonopol für den Branntweinverkauf und eine andere Partei will diesen von dem Lokal-Veto der Bewohner abhängen lassen. Die Regierung will jedoch vorher sehen, ob nicht die Nachakte zu dem alten Gesetz den Zweck erreichen wird. Sie will das im Gesetz von 1881 vorgeschriebene, aber nicht erreichte Maximum der Zahl der Schankstellen erreichen — und es sind 7000 von diesen mehr vorhanden, als vorgesehen wurde —, und zwar allmählich dadurch, daß die Konzession mit dem Tode der Inhaber erlischt. Sie will ferner den geheimen Ausschank besonders strafen und den konzessionierten Handel mit einem strengen Regime belasten. — Der Ausschank zum Genuß an Ort und Stelle und der Ausschank zum Genuß über die Straße soll in verschiedenen Lokalitäten stattfinden und das Minimum, das im Kleinhandel verkauft werden darf, wird auf $^1/_2\,l$ reduziert, das Maximum auf $10\,l$ erhöht. Der Verkauf von Bier und Wein, welcher bis jetzt ganz frei war, muß jetzt konzessioniert werden und wird die Konzession entzogen, wenn Branntwein im Geheimen verkauft wird. — Das Lokal selbst darf sich nicht im Keller befinden, muß auf die Straße gehen und darf nicht durch Jalousien verhängt werden etc. Es darf in diesen nicht gespielt, nicht konzertiert werden und keine Damenbedienung sein. Alles, was das Publikum verlocken kann, muß unterbleiben. Kinder unter 16 Jahren dürfen nur in Begleitung von Erwachsenen in diesen Lokalen geduldet werden; auch dürfen solche Kinder nicht zur Bedienung in diesen verwendet werden. — Auf offener Straße und in Anstalten, welche dem Staate gehören, darf kein Alkohol verkauft werden, vor 7 Uhr morgens in den Wochen- und vor 2 Uhr nachmittags an Sonntagen und nach 11 Uhr nachts darf kein Alkohol verkauft werden, wenn das Etablissement auch geschlossen wird. Im Herbst und Winter sind Ausnahmen zulässig, aber nur den wirklichen Gästen und Klubmitgliedern gegenüber. Mehr als eine Schankstelle darf niemand besitzen und wird anonymen Gesellschaften oder Mandataren von diesen keine Konzession gewährt, die bestehenden sollten 1905 aufhören.

Die Regierung hofft, daß sich philanthropische Ausschank-Gesellschaften wie in Schweden bilden, welche mit neuen Privilegien versehen sein werden; diese können mehrere Anstalten etablieren und sollen überall bei Bewerbungen den Vorzug haben. In Ortschaften von mehr als 10.000 Einwohnern will die Regierung Kommissionen errichten, deren Mitglieder von der Kammer ernannt werden und die mithelfen sollen, über die Ausführung des Gesetzes zu wachen.

3. Verbot des Handels mit berauschenden Getränken (Prohibition). Von seiten der Enthaltsamkeitspartei wird verlangt, daß der Staat jeden Handel mit berauschenden Getränken absolut verbieten solle, da, wie die Erfahrung lehrt, alle sonstigen gesetzgeberischen und privaten Anstrengungen den Alkoholismus doch nicht zu beseitigen imstande sind. In einzelnen Staaten Nordamerikas, wie Minnesota, New-

Jersey, Michigan, Ohio, Nord-Dacota, Iowa und am längsten in Maine, untersagte die Staatsverfassung oder ein besonderes Gesetz jeden Handel mit diesen Getränken bis auf die zu ärztlichen und technischen Zwecken gebrauchten Mengen, welche in Apotheken und in eigens bestimmten staatlichen Agenturen verkauft werden. Im Staate Maine ist das Prohibitivgesetz (Maine Law) bereits seit 1851 und wie nur in wenigen anderen Staaten trotz sehr heftiger Opposition noch heute in Kraft, während es in anderen (Rhode Island, Connecticut, New-York, Delaware, Massachusetts) früher eingeführt und wieder fallen gelassen wurde. Erst in der allerjüngsten Zeit (1889) ist der Versuch seiner Einführung in Pennsylvanien nach sehr erbittertem Kampfe zurückgewiesen worden. Bemerkenswert ist trotz alldem, daß in den 12 Staaten, in welchen seit 1880 über die totale Prohibition abgestimmt wurde, die Gegner derselben 1,822.000 und die Freunde derselben nicht weniger als 1,566.000 Wahlstimmen zählten. Alle Berichte über die Wirkung dieser sehr radikalen Gesetzgebung sind mit mehr oder weniger Vorsicht aufzunehmen, da ihre Verteidiger sie ebenso hochpreisen, als ihre Gegner sie schmähen. Die ersteren, so unter anderen der glaubwürdige Ex-Gouverneur Dingley und vor allem der alte Ex-Gouverneur General Neal Dow, der das Gesetz 1851 eingeführt, rühmen dem Gesetze nach, daß die allgemeine Trunksucht, die Zahl der Verbrecher und Armen seit jener Zeit sehr bedeutend zurückgegangen, daß in drei Viertel des Landes in den Landdistrikten, in den kleinen Städten, in den Dörfern das Schankgewerbe völlig ausgetilgt ist, weder Brennerei noch Brauerei im Staate existiere und der Getränkeverkauf nur auf einige Städte des Staates beschränkt ist, und letzteres auch nur deshalb, weil ohne Rücksicht auf die Gesetze der Einzelstaaten Kommissäre der Bundesregierung das Recht haben und auch ausüben, einem jeden, der sich bestimmten Verordnungen unterwirft, gegen eine Steuer von 25 Dollars eine Schanklizenz zu erteilen. Sie geben zu, daß das Gesetz allerdings den geheimen Ausschank nicht gänzlich unterdrückt, aber im großen und ganzen dem früher in furchtbarem Grade vorhanden gewesenen Übermaß des Schankgewerbes gesteuert habe. So existiert in Maine nur 1 Schankstelle auf 860 Einwohner, dagegen in Kalifornien 1 auf 100; so kommt in Maine 1 Verurteilter auf 1600 Einwohner, ein Hochverräter auf 7540 Einwohner, dagegen in Massachusetts 1 : 500 und 6000, in Kalifornien 1 : 550 und 1000.

Die Prohibitionsgesetze in den einzelnen amerikanischen Staaten sind zwar vielfach umgangen und mißachtet worden, sie haben aber immer den großen Nutzen gehabt, daß sie das Trinken als ein verächtliches Treiben erklärten, daß es in guter Gesellschaft unmöglich geworden und die Trinksitten eine starke Einbuße erlitten. Jetzt besteht dieses Gesetz noch in 4 Staaten (Maine, New-Hampshire, Kansas, Nord-Dakota). Es wird angenommen, daß unter diesem Gesetze die öffentliche Trunkenheit und der Alkoholkonsum erheblich abgenommen und daß eine allgemeine Verbesserung der wirtschaftlichen Verhältnisse in den Arbeiterfamilien eingetreten sei. Das Gesetz soll in den ländlichen Distrikten sich mit erheblichem

Erfolg bewährt haben, viel weniger jedoch in den Städten und in den stark bevölkerten Handels- und Industriezentren. Da das Gesetz nur die Erzeugung, die Einfuhr von Spiritus nicht verbietet, so ist dem Konsum auf diese Weise keine radikale Schranke gesetzt. Außerdem werden die spirituösen Getränke unter den verschiedensten Namen und Bezeichnungen als Heilmittel öffentlich und als Schmuggelware heimlich massenhaft verkauft und überdies vielfältig mit Farbstoffen und Fuselölen verfälscht. Auch sollen in den Städten die Staatsagenturen große Mengen Spirituosen verkaufen, und existieren neben den offenen Schankstellen (Hotels, Speisehäusern, Drogenhandlungen, Apotheken) eine Menge Winkelschenken in Zigarren- und Konfektläden, in Kellern und anderen Gelassen. Das Gesetz wird mit oder ohne Wissen der Polizeiorgane umgangen, und da die ganze Temperenzgesetzgebung eine lediglich politische Parteisache geworden ist, so hat sie, wie angegeben wird, bei der Methode ihrer Ausführung korrumpierend und demoralisierend gewirkt, weil sie einen großen Teil der Bevölkerung zur Bestechung, Meineid, Schmuggel und unehrlichen Handlungen zwingt und verleitet. Auch *Rowntree* und *Sherwell*[14]) weisen nach, daß dieses System in städtischen Zentren unbedingt fehlgeschlagen, während es in ländlichen Distrikten von Erfolgen gekrönt ist. Der beste Beweis für das Mißlingen der Prohibition in den Städten zeigt sich in der Tatsache, daß nach 50 Jahren praktischer Erfahrung die Frage, ob das Gesetz mit Gewalt aufrecht zu erhalten sei oder nicht, bei den Gemeindewahlen in den wichtigsten Städten in Maine noch immer die Hauptfrage bildet. Auch in Kanada haben 1898 bei dem jüngsten Plebiszit die ländlichen Distrikte mit großer Majorität zugunsten der nationalen Prohibition gestimmt, während die Städte dem Vorschlage eine nachdrückliche Negation entgegensetzten. Das radikale Prohibitivsystem wird in großen reichbevölkerten Staaten, wie wir schon an einer anderen Stelle ausgeführt haben, mit Anhäufungen von Massenbevölkerungen in Industrie- und Fabriksgegenden schwerlich jemand für durchführbar halten.[15])

4. Regelung des Getränkehandels durch Lokal-Option.

Nach sehr verschiedenem System wird der Verkauf der alkoholischen Getränke geregelt, verschieden nach den Landesverhältnissen und nach den beabsichtigten Zielen. In demjenigen Staate, in dem die Temperenzpartei einen wichtigen Faktor in der Gesetzgebung bildet, die Prohibition aber nicht allgemein durchgeführt werden kann, ist es den einzelnen Gemeinden überlassen, durch Abstimmung der steuerzahlenden Bürger festzustellen, ob der Kleinhandel mit alkoholischen Getränken zulässig sein soll oder nicht. Nur wenn die Majorität der Bürger sich für die Zulässigkeit desselben ausspricht, wird eine beschränkte Anzahl von Lizenzen auf eine bestimmte Zeit erteilt. Dieses Prinzip des Orts-Vetos oder der Ortswahl (Lokal-Option oder Lokal-Veto) ist in einzelnen Staaten Nordamerikas mit sehr verschiedenem Erfolg ausgeführt worden (Pennsylvanien, Indiana, Kentucky, New-Jersey, Maryland). Die Abstimmung wird auf den Antrag einer bestimmten Wählerzahl gewöhnlich alle 2 bis Jahre oder häufiger vorgenommen. In anderen Staaten wird eine Lizenz nur erteilt, wenn das Gesuch um eine solche von der Majorität der Stimmberechtigten in dem Bezirke befürwortet ist. Dieses System hat auf dem Lande gute Erfolge gehabt; es schließt aber keineswegs den illegalen Ausschank aus, besonders in den Städten. Nachteilig ist jedenfalls die Wandelbarkeit des Systems, da mit dem Wechsel der Majorität der aufgehobene Handel wieder zugelassen wird und umgekehrt. In Kanada hat dieses System, das nach der Temperance-Act 1878 zulässig ist, ebenfalls sich nur in ländlichen Distrikten, aber nicht in den Städten aufrecht erhalten.

5. Branntweinmonopol.

Die Zahl der Schankstellen wird vermindert in beliebiger Zahl, wenn Erzeugung, Verschleiß und Ausschank monopolisiert ist, entweder in den Händen des Staates oder in denen einzelner Gesellschaften. Das erstere sehen wir in der neuesten Zeit in Rußland, das letztere seit Jahrzehnten bereits in Schweden, Norwegen und Finnland ausgeführt.

In Rußland hat von 1826—1864 das System der Branntweinverpachtung bestanden. Einzelne Gesellschaften hatten den Branntweinhandel für gewisse Bezirke vom Staate gepachtet und diese verpachteten den Kleinverkauf an weitere Hände, so daß der Handel mit Branntwein gegen eine jährliche Pacht, die die Großpächter erhoben, zulässig war. Außerdem wurde noch eine Branntweinsteuer, die Akzise, von dem Produzenten und eine Schank-Patent-(Schankgewerbe-)Steuer von den Kleinhändlern erhoben. Die Steuer wurde wiederholt erhöht, um die kolossale Einnahme für das Staatsbudget zu erzielen, und obschon die hohe Steuer den Branntwein sehr verteuerte, nahm der Konsum nicht ab. Die Zahl der Schankstellen war eine enorm große, ebenso die Menge des eingeschmuggelten Spiritus, die Defraudation und der heimliche Handel. Der verbrauchte Branntwein war mit giftigen Surrogaten verunreinigt, um den geringen Alkoholgehalt zu verdecken.

Schon im Jahre 1881 war seitens des Staates eine Kommission eingesetzt, um Maßnahmen zur Verminderung der Trunksucht auszuarbeiten. Man hatte schon damals erkannt, daß die wichtigste Maßregel zunächst darin bestehen müsse, die Zahl der Schankstellen zu vermindern. Von einer praktischen Tätigkeit dieser Kommission war jedoch niemals etwas bekannt geworden. Die vielfach erhöhte Branntweinsteuer hat die Menge des konsumierten Branntweins nicht verringert, sie hat bloß die Staatseinnahmen vergrößert und dazu beigetragen, das Volk mit noch schlechterem Branntwein als vorher zu vergiften. In allerneuester Zeit ist in Rußland das Staats-Spiritus-Monopol eingeführt, 1894 als Versuch in vier östlichen Provinzen, von 1896 an im ganzen europäischen Rußland und voraussichtlich auch bald in Sibirien. Das System will von dem Spiritushandel die größtmöglichste Einnahme für den Staatssäckel gewinnen und gleichzeitig hygienischen sowie moralischen Zwecken dienen, die Trunksucht vermindern. Der Staat hat den Kleinhandel mit Branntwein für sich okkupiert, nicht den von Bier oder Wein. Die Branntweinbrennereien stehen unter amtlicher Überwachung; von den Fabrikanten kauft die Regierung das gewonnene Destillat, rektifiziert und verkauft es in versiegelten Flaschen durch Beamte. Die Branntweinsteuer ist um ein Achtel der früheren erhöht und der Spiritusgroßhandel in Privathänden verblieben. Dahingegen wird der Kleinhandel nur durch die Regierung betrieben in Regierungsläden und Niederlagen. In den Staatsläden ist der Verzehr an Ort und Stelle nicht gestattet. Nur in versiegelten Flaschen, auf denen der Preis und die Alkoholstärke verzeichnet sind, ist der Branntwein erhältlich; in den Gastwirtschaften I. Klasse, in den Städten und auf Eisenbahnstationen ist der Verkauf in Gläsern zulässig. Überall wird die Zahl der Branntweinschänken erheblich vermindert und auch die Zahl der Bierläden. Den Schankwirten wird eine Entschädigung gewährt in den Fällen, wenn die Schankkonzession als alte Schankgerechtsame auf dem Grund und Boden als Propinationsrecht ruht. — In den Schankläden soll kein Branntwein auf Borg und auf Pfand verabfolgt werden; der Branntwein selbst ist von besserer Qualität und von 40%iger (Volumprozent) Alkoholstärke. Dadurch, daß der Zwischenhandel ganz ausgeschlossen ist, erzielt der Staat sehr erhebliche Vorteile; schon bei den 4 Provinzen (Perm, Oufa, Samara und Orenburg) stieg die Einnahme 1895—1897 auf 56,237.000 Rubel gegen 37,700.000 vor dem Monopol.

Seitens des Staates sind, wie amtlicherseits angeführt wird, beträchtliche Summen ausgesetzt, um den Alkoholismus zu bekämpfen durch Aufklärung und Belehrung des Volkes, durch Unterstützung von Vereinen, welche Tee-, Speisehäuser, Bibliotheken, Unterhaltungs- und Theatervorstellungen für das Volk errichten, öffentliche Vorstellungen halten und Trinkerheilstätten und Trinkerasyle eröffnen sollen. In den Bezirken, in denen die Branntweinreform eingeführt ist, wurden (1894) Mäßigkeitskuratorien ins Leben gerufen, welche diese Maßnahmen einrichten und ausführen sollen. Auch werden Privatvereine zu diesem Zweck, Mäßigkeits- und Nüchternheitsvereine in ihrer Tätigkeit unterstützt und gefördert.

Über die Folgen dieses Monopols sind sichere Ergebnisse noch nicht anzugeben. Die allgemeine Befürchtung, daß das Monopol, welches dem Staate große Einnahmen verschaffen solle, sich mit der Aufgabe, den Alkoholkonsum zu vermindern, nicht vereinbaren lassen könne, scheint vollkommen berechtigt. Im Jahre 1898 war das Monopol bereits in 35 Gouvernements mit 51 Millionen Einwohnern eingeführt (in diesen gab es 1318 Brennereien, 252 Destillationen, 357 Niederlagen und 17.052 Verkaufsstellen) und der Branntweinkonsum soll trotzdem überall zugenommen haben; es wurden pro Kopf der Bevölkerung in diesen Gouvernements zirka 6·5 Liter Branntwein konsumiert, nur war die augenfällige Trunkenheit seltener geworden. Auch in der neuesten Zeit wird versichert *(Borodin)*, daß der Branntweinverbrauch nicht abgenommen, daß die Trunksucht aus der Schänke in die Familie getrieben sei. Man weiß, wie in Rußland gut gemeinte Maßnahmen von dem Heere der Aufsichtsbeamten ausgeführt werden, und dann werden jene Palliativmittel das russische Volk nicht von der demoralisierenden Trunksucht befreien, solange der Hauptgrund zu dieser noch vorhanden ist und das ist „die entsetzliche Unwissenheit des Volkes, der niedere Stand seines sittlichen Bewußtseins, die zur Verzweiflung treibende Beamtenkorruption und der unerträgliche Steuerdruck, der auf ihm lastet".

Sicher ist nach zuverlässigen Angaben, daß überall dort, wo dieses Monopol eingeführt ist, der Konsum beträchtlich zugenommen hat. In den Jahren 1890—1894, vor Einführung des Monopols, war der Gesamtkonsum 114,770.000 Vedros (286,946.500 Gallonen) und in den weiteren 5 Jahren (1895—1899) 121,681.000 Vedros (304,205.000 Gallonen). Der russische Staat hat aus dem staatlichen Branntweinverkaufe gezogen:

1900: 118,102.000 Rubel	1902: 462,808.000 Rubel
1901: 169,143.000 „	1903: 499,778.000 „ [16])

Während der Periode 1897—1902 ist der Gewinn pro Vedro verkauften Branntweins ständig gewachsen und von 4·90 Rubel Reingewinn auf 5·49 gestiegen. Von den Brutto-Einnahmen von 541 Millionen Rubel hat die russische Regierung 4 Millionen den Mäßigkeitskuratorien überwiesen.

Das russische Branntweinmonopol, heißt es an einer anderen Stelle [17]), ist eine gute Einrichtung für die Staatskasse. Nach dem letzten amtlichen Berichte war der Branntweinverbrauch in 63 Gouvernements mit einer Bevölkerung von 125 Millionen Menschen um 6,796.573 Vedro (= 83,597.847 *l*) gestiegen. Die Gesamteinnahmen in den staatlichen Verkaufsstellen betrugen 540,978.265 Rubel; nach Abzug der Ausgaben bleibt ein Reingewinn von 388,319.247 Rubel, ein Mehr von 41,430.000 Rubel. „Welch einen heiligen Eifer mag die russische Regierung hierbei entwickeln, um diese köstliche Milchkuh gesund zu erhalten."

Ein Monopol ähnlicher Art besteht seit 1892 in einigen Staaten Nordamerikas (Nord- und Süd-Karolina, Georgia und Alabama). Der Staat läßt durch eine Kommission Spiritus ankaufen und ihn rein und unverfälscht in versiegelten Gebinden von ½ Pint an bis 5 Gallonen durch Lokalagenten verkaufen. Diese müssen genau nachweisen, an wen und wieviel sie verkauft haben. Von 613 Verkaufsstellen im Jahre 1892 sind in Charleston 1898 nur noch 92 geblieben. Es sollen jedoch viele heimliche Schankstellen vorhanden sein. In den einzelnen Verkaufsstellen darf an Ort und Stelle nichts konsumiert werden; der Verkauf findet nur von Sonnenaufgang bis Sonnenuntergang statt. Eine Agentur kann nur durch Zustimmung der Gemeindewahlen zugelassen werden. Die Zahl der Schankstellen hat erheblich abgenommen, ebenso die Zahl der wegen öffentlicher Trunkenheit Arretierten. Dieses strenge Monopol (Dispensary-System) wird in größeren Staaten kaum durchführbar sein und sind die Erfolge desselben überhaupt sehr zweifelhaft.

Ein anderes Monopolsystem ist in der Schweiz seit dem 27. Mai 1887 in Kraft. Das Alkoholgesetz von 1885 läßt die Fabrikation und den Import von Spiritus allein dem Bunde zu, nur der Import von Qualitätsspirituosen steht gegen eine Monopolgebühr den Privaten frei. Der Bund sorgt für das Vorhandensein des zum Konsum notwendigen Spiritus teils durch Inlandsproduktion (ein Viertel) und dann durch Import (drei Viertel) von ausländischem Produkt und überläßt den genügend gereinigten Spiritus zu Trinkzwecken in Mengen von 150 Litern an Wiederverkäufer mit einem Verkaufsgewinn gegen Barzahlung. Das Hausieren mit Branntwein, der Kleinhandel mit diesem in den Brennereien sowie der Ausschank in den gewöhnlichen Geschäften ist verboten; die Monopolverwaltung unterwirft allen zum Konsum bestimmten Spiritus einer Rektifikation bis höchstens 1·5‰ der alkoholischen Verunreinigungen. Das Alkoholgesetz (Art. 31 der Bundesverfassung) überläßt den einzelnen Kantonen die Regelung des Wirtschaftsgewerbes und die Beaufsichtigung desselben; der größte Teil der Kantone legt der Konzessionserteilung die Bedürfnisfrage zugrunde und wird die Wirtschaftslizenz in den meisten derselben einer erhöhten Steuer unterworfen. Mit der Verteuerung des Branntweins sollte eine Verbilligung der gegorenen Getränke einhergehen dadurch, daß die kantonale Verteuerung derselben, die sogenannten Ohmgelder, aufgehoben und der Großhandel bis zum Minimum von 2 Litern ganz frei gegeben wurde. Der Branntweinkonsum selbst ist durch das Monopol allerdings nur in einem geringen Maße vermindert; er bewegt sich innerhalb der letzten Jahre in derselben Grenze zwischen 5·77—5·03 Liter pro Kopf (1892—1899). Die Alkoholverwaltung nimmt 6—6½ Liter 60grad. Alkohols pro Kopf als das Durchschnittsquantum an. Das Monopol hat günstig gewirkt dadurch, daß es die große Zahl der kleinen Brennereien mit ihrer unberechenbaren Überschwemmung des Landes mit schlechtem, unreinem Branntwein beseitigt und den Konsum auf eine gleichbleibende Stufe reduziert hat. „Man wollte," meint *Milliet,* der Direktor der schweizerischen Alkoholverwaltung, „vor allem den Branntweinverbrauch durch Förderung des Verbrauches gegorener Getränke einschränken. Dieses Ziel ist über alles Erwarten hinaus erreicht worden."

Recht günstig wirkt die Gesetzesbestimmung, daß ein Zehntel des Monopolgewinnes zur Bekämpfung des Alkoholismus in seinen Ursachen und Wirkungen verausgabt werden soll. In den 9 Jahren (1889—1898) belief sich diese Summe jährlich auf 450.000 Francs; von dieser wurden neben Ausgaben für Trinkerheilung und für Förderung der Mäßigkeit auch solche für Verbesserungen von Volkswohnungen, für Korrektions-, Kranken-, Irrenanstalten und für andere gemeinnützige Zwecke bestritten. Von 1889 bis inkl. 1900 wurden 5,954.364 Francs auf solche Weise verwendet. Vom Alkoholzehntel des Jahres 1900 haben die Kantone zur Bekämpfung der Trunksucht 762.552 Francs verausgabt. Zürich verwendete 1900 das Alkoholzehntel im Betrage von 76.269·77 Francs zur Besserung der Jugend, zur Fürsorge für schwachsinnige und epileptische Kranke, zur Versorgung armer Schulkinder mit kräftiger Nahrung und für Unterstützung der Ferienkolonien, zur Belehrung des Volkes über die verheerenden Wirkungen des Alkohols und zur Gründung und Unterstützung von Trinkerheilanstalten, Mäßigkeitsvereinen, für Zwangs- und Besserungsanstalten, Naturalverpflegung armer Durchreisender. Die anderen Kantone trafen analoge Verwendungen.

Von vielen Seiten wird besonders darüber geklagt, daß durch die steuerfreie Zulassung der Getränke im Handel bis zu 2 Liter der Konsum derselben ungemein begünstigt wird und ebenso die Zufuhr ausländischer Getränke durch Verkehrserleichterung, so daß jetzt weniger Branntwein-, aber unverhältnismäßig mehr Bier-, Wein- und Obstwein-Alkoholisten in der Schweiz vorhanden sind. Es ist wohl aus diesem Grunde, daß eine Revision des Alkoholgesetzes dahin erstrebt wird, daß das Quantum, die Menge des verkaufsfreien Minimums alkoholischer Getränke von 2 Liter auf 10 Liter erhöht werden soll. Man will auf diese Weise das Trinken im eigentlichen Hause, den Haustrunk, in der Familie erschweren.[18]) Ob nicht dadurch der Besuch der Schankwirtschaften über Gebühr gefördert wird? — Das Gesetz bestimmte, daß der Kleinhandel in Mengen von weniger als 2 Liter, die sogenannten „Zwei-Liter-Wirtschaften", nur den durch das öffentliche Wohl gesetzten Beschränkungen seitens der Kantone unterliegen; die Erwartung der Gesetzgeber, nur wenige Kantone würden davon Gebrauch machen, ging nicht in Erfüllung, drei Viertel der Schweizer Bevölkerung (17 Kantone von 25) stehen unter der Bedürfnisklausel. Die Wirtschaftskonzessionsgebühren wurden erhöht und brachten statt 1,800.000 nunmehr 2,600.000 Francs ein. Leider fehlt eine brauchbare Wirtschaftsstatistik.

Den Weinkonsum hat das Monopol kaum gesteigert, weder die Erzeugung noch die Einfuhr, wohl aber dieses Getränk besser verteilt, dagegen hat der Bierkonsum wie überall auch in der Schweiz in den Monopoljahren dauernd von 38 Litern pro Kopf im Jahre 1884 bis zu 69 pro Kopf im Jahre 1898 zugenommen; die Ursache liegt wohl in dem steigenden Wohlstand, in der werbenden Tätigkeit der absatzsuchenden, im Biergewerbe angelegten Kapitalien, in der gesteigerten Bautätigkeit gerade der neunziger Jahre, vielleicht auch in der allgemein verbreiteten Meinung, Bier sei nicht nur unschädlich, sondern sogar nahrhaft: „flüssiges Brot". Der Branntweinkonsum allerdings — etwa $6^1/_4$—$6^1/_3$ Liter pro Kopf — ist zwar nicht zurückgegangen oder nur vorübergehend, aber eine Steigerung desselben wurde wenigstens durch das Monopol verhindert. Wie *Milliet* mit Recht hervorhebt, wäre ohne Monopol bei der stärkeren Verbilligung des ausländischen Branntweins (dessen Einfuhr ja auch monopolisiert ist) die Konsumsteigerung wahrscheinlich eine gewaltige und verderbenbringende gewesen.

Die mittelbaren guten Folgen des Monopols (Befriedigung der landwirtschaftlichen Interessen, Ausscheidung der viel stärker am Verkauf beteiligten Privatinteressen, zuverlässige Verbrauchsstatistik) sind auch zu bedenken; vor allen Dingen aber lenkt das Monopol, insbesondere das „Alkoholzehntel", wie die jährlichen Berichte, welche die Kantone über das Alkoholzehntel erstatten, beweisen, das Interesse der Einzelregierungen und des Volkes dauernd und immer wieder auf die sozialhygienischen Schäden, die der Alkohol in jeder Form anrichtet; in dieser Art bleibt das Interesse der Allgemeinheit und des Einzelnen für diese soziale Krankheit lebendig.

Als Alkoholzehntel fanden Verwendung von 1889—1902 im ganzen ca. 8,000.000 Frcs., im Durchschnitt auf diese 14 Jahre p. a. 571.000 Frcs., davon

I. für Trinkerheilung und Unterbringung in Trinkerheil-Anstalten,
II. für Zwangsarbeit in Korrektionsanstalten und Unterbringung in solchen,
III. für Irrenanstalten oder für Irrenversorgung,
IV. für Epileptiker, Taubstummen- und Blindenanstalten oder Versorgung in solchen,
V. für Krankenversorgung im allgemeinen,
VI. für Versorgung armer, schwachsinniger, verwahrloster Kinder oder jugendlicher Verbrecher,
VII. für Speisung von Schulkindern und für Ferienkolonien,
VIII. für Hebung der Volksernährung im allgemeinen,
IX. für Naturalverpflegung armer Durchreisender,
X. für Unterstützung entlassener Arbeitshäusler und Sträflinge oder Arbeitsloser,
XI. für Hebung allgemeiner Volksbildung oder der Berufsbildung,
XII. für Armenversorgung im allgemeinen,
XIII. für Förderung der Mäßigkeit und für Bekämpfung des Alkoholismus im allgemeinen,
XIV. Rücklagen ohne nähere Angabe des Zweckes oder der Zweckbestimmung,

also für Bekämpfung vorwiegend der Wirkungen des Alkohols, Rubrik I.—V. . . . . . *A.* 40% des Zehntel
für Bekämpfung vorwiegend der Ursachen, Rubrik VII.—VIII. . . . . *B.* 25½% „ „
für Bekämpfung, vorwiegend beider Komponenten zugleich, Rubrik VI. . . . . *C.* 34½% „ „

Hervorzuheben ist noch, daß der Prozentsatz ad I. in den letzten 5 Jahren um ca. 5% gefallen ist; die ca. 5% verteilen sich gleichmäßig auf *B* und *C.*[1])

6. Hohe Besteuerung des Branntweins. Der Alkoholkonsum nimmt überall in demselben Verhältnis zu, als der Branntweinpreis niedriger wird, und die in den letzten Jahrzehnten überall sichtbar gewordene Steigerung des Alkoholismus hat, wie allgemein zugegeben wird, seinen wesentlichen Grund auch in dem allzu geringen Preis des in den Verzehr ge-

langenden Branntweins. „Solange der Branntwein", meint ein Arbeitgeber in bezeichnender Weise, „so billig sei, daß der Arbeiter für den Lohn einer Stunde sich einen Rausch verschaffen und gar für den Erwerb zweier Stunden sich von Sinnen und Verstand trinken könne, sei eine Besserung nicht möglich." Von jeher hat man den Branntwein für einen vorzüglich geeigneten Gegenstand der Besteuerung gehalten, weil er, ohne ein unentbehrliches Genußmittel zu sein, in jedem Übermaß auf Körper und Geist so verderblich wirkt, daß man, wie *Rau*[20]) sich ausdrückt, wünschen muß, seine Verzehrung vermittelst eines hohen Preises verringert zu sehen. Gewiß haben große Steuererhebungen allein, wie die Branntweinsteuer in Rußland, England und in Amerika bewiesen, nicht vermocht, die Trunksucht zu vermindern. Eine zu hohe Besteuerung des Branntweins ruft Schmuggelei und Defraudation hervor, und neben diesen demoralisierenden Wirkungen noch das Gegenteil von dem, was der Staat anstreben soll. Aber ebenso gewiß ist, daß eine zu geringe Besteuerung des Branntweins und der mit dieser verbundene zu niedrige Preis für den Trinkbranntwein die Trunksucht in einer exzessiven Weise begünstigt. Eine geringe Erhöhung der Branntweinsteuer wird auf die Verminderung des Konsums gar keinen Einfluß ausüben, wie das in vielen Ländern auch tatsächlich wiederholt der Fall gewesen. Die Branntweinsteuer wird den unmäßigen Genuß nur dann verhüten, wenn sie den Branntweinpreis derartig beeinflußt, daß auch der mäßige Genuß in den arbeitenden Klassen erschwert, der habituell unmäßige Genuß aber möglichst ausgeschlossen werde. Aber auch wenn der Staat die Branntweinsteuer nicht allein als rein fiskalische Maßnahme betrachtet, lediglich als ergiebige Einnahmequelle für den Staatssäckel, selbst wenn er mit der Erhöhung der Branntweinsteuer neben den großen Einnahmen auch eine Verminderung des Konsums und des Alkoholismus erreichen will, wird er der Anwendung anderer ihm noch zur Verfügung stehender Mittel nicht entbehren können. Ohne entsprechend hohe Branntweinsteuer werden aber diese letzteren allein sicher erfolg- und wirkungslos bleiben.

Nach Durchführung der Branntweinsteuer-Reform in Deutschland im Jahre 1888 war das Hektoliter reiner Alkohol besteuert (*Ginsberg,* Die deutsche Branntweingesetzgebung, Berlin 1903) in:

Großbritannien und Irland	391·4	Mark
Holland	202·4	„
den Vereinigten Staaten (Nordamerika)	199·6	„
Norwegen	180·0	„
Rußland	176·8	„
Frankreich	126·6	„
Italien	113·4	„
Schweden	112·5	„
Belgien	103·7	„
Deutsches Reich	90·0	„

In Wirklichkeit ist die Netto-Belastung des Hektoliters Trinkbranntwein, auf 100%igen Alkohol berechnet, in Deutschland noch viel geringer als oben angegeben, weil das Reich den Brennern große Zuwendungen an Geld macht (die sogenannte Liebesgabe), die zum Teil dazu benutzt werden, um den Spiritus billiger zu verkaufen, aus dem der Trinkbranntwein hergestellt wird. Dagegen haben die meisten anderen Länder, namentlich England, Frankreich und Rußland, die Branntweinbelastung in den letzten Jahren sehr erhöht, so daß das Mißverhältnis der deutschen Abgabenbelastung auf Branntwein gegenüber der in anderen Kulturländern zu ungunsten von Deutschland sich sehr vermehrt hat. Außerdem ist die Gemeindebesteuerung des Branntweins, welche in Deutschland verboten ist, in vielen anderen Ländern eine sehr erhebliche, so daß die Gemeinden einen namhaften Teil ihrer Einnahmen aus dem Branntwein ziehen. Man hat es bisher in Deutschland geradezu vermieden, durch eine derartige Besteuerung eine genügende Erschwerung des Branntweingenusses herbeizuführen.

Die Abgaben, mit welchen Staat oder Gemeinde in den verschiedenen Ländern den Verbrauch alkoholischer Getränke belegen, bilden einen mehr oder weniger wesentlichen Teil der Gesamteinnahmen. So haben z. B. die verschiedenen staatlichen Getränkeabgaben in den nachstehend angeführten Ländern folgende Prozentsätze der gesamten Staatseinnahmen ausgemacht (Reichsarbeitsblatt 1906, Juni):

In Großbritannien und Irland (1903)	26·9%
„ den Vereinigten Staaten von Nordamerika (1903)	26·7 „
„ den Niederlanden (1903)	16·9 „
„ Kanada (1903)	15·2 „
„ Belgien (1902)	11·9 „
„ Frankreich (1903)	10·7 „
„ Deutschland (1903)	9·7 „

Vom hygienischen und sozial-ethischen Gesichtspunkte aus, welchen wir hier vertreten, kann jeder Modus der Besteuerung des Branntweins von gleichem Werte sein, sei es die Monopolisierung der Fabrikation resp. des Verkaufes des Trinkbranntweins, sei es jedes andere kombinierte System, wenn es neben der gerechten Würdigung anderer Interessen besonders das Moment zu erreichen strebt, durch eine Erhöhung des Preises von Trinkbranntwein dessen Konsum und mit ihm die Trunksucht zu vermindern. Mit der Einführung des neuen Branntweinsteuergesetzes im Deutschen Reiche seit dem 1. Oktober 1887 ist neben der beabsichtigten Erhöhung der Steuereinnahmen im Etatsjahre 1887/88 eine Verminderung des Verbrauchs von Trinkbranntwein eingetreten, wie nach zuverlässigen Angaben berichtet wird um mindestens ein Drittteil (von 8·5 Liter auf 5 Liter pro Kopf), nach anderen Schätzungen sogar um 35—50%; und nach den bereits vorliegenden Anzeichen ist man nicht ganz unberechtigt, auch auf eine Abnahme der Erscheinungen des Alkoholismus, wenigstens nach der sanitären Seite, zu hoffen. In der Schweiz hat das neue Alkohol-Monopolgesetz, wie der erste Bericht pro 1887/88 mit Befriedigung hervorhebt, nach den übereinstimmenden Berichten aus den verschiedenen Landesteilen eine starke Verminderung des Schnapsverbrauches zur Folge gehabt. „Trotzdem", heißt es daselbst, „bleibt die Tatsache einer starken Verminderung des Schnapsverbrauches bestehen. Nach Schätzungen, welche die Alkoholverwaltung angestellt hat, würde der Verbrauch gebrannten Wassers jeder Art, in 50gradigem Branntwein berechnet, annähernd betragen haben: pro 1885, also vor dem Monopol, pro Kopf 7·25 Liter, 1888, also nach dem Monopol, pro Kopf 5·50 Liter, demnach um ca. 25% vermindert worden sein. . . . . . Wenn wir außerdem berücksichtigen, daß auch eine wesentliche Verbesserung in der Qualität eines Teiles der konsumierten Getränke eingetreten ist, daß das Alkoholgesetz trotz Einräumung bedeutender Begünstigungen an die inländische Landwirtschaft pro 1887/88 ein annehmbares finanzielles Erträgnis geliefert hat und voraussichtlich schon 1889 ein noch besseres liefern wird, so haben wir keinen Anlaß, durch die bisherigen Ergebnisse des Monopols nicht befriedigt zu sein."[21])

7. Mäßige Besteuerung der alkoholarmen Getränke. Es ist schon oben darauf hingewiesen, wie der Alkoholismus in den arbeitenden Klassen zu einem großen Teile auch durch die schlechte Nahrung bedingt wird, und daß die Beschaffung einer guten Nahrung das beste Mittel ist, den Arbeiter vor den Gefahren der Branntweinsucht zu schützen. Alles, was die gute Ernährung der großen Volksmassen erschwert, begünstigt den Branntweingebrauch, und dazu gehört auch die Besteuerung der notwendigen Nahrungs- und Lebensmittel. Jede Verteuerung derselben wird der Staat verhüten, wenn es ihm ernst ist mit der Bekämpfung der Trunksucht. Als vorzügliche Mittel im Kampfe gegen den Branntwein bewähren sich diejenigen Genußmittel, welche nur sehr wenig oder gar keinen Alkohol enthalten. Die Produktion leichter und billiger Biere sollte der Staat aufs eifrigste unterstützen. Mit der Überhandnahme der Produktion des untergärigen Bieres und mit ihrer Konzentration in mächtig großen Betrieben ist der kleine Brauereibetrieb und die Produktion des leichten, alkoholarmen, obergärigen Bieres immer mehr zurückgegangen. Mit dem Massenkonsum der alkoholreichen und stark berauschenden Biere werden die Erscheinungen des Alkoholismus, wenn auch in anderer und weniger intensiver Form, doch ebenso wie durch Branntwein erzeugt. Die starken Biere, wie sie namentlich in England, Amerika, in den skandinavischen Ländern und auch jetzt bei uns in Deutschland seit Jahrzehnten in übergroßen Mengen genossen werden, vermehren nur den Alkoholismus, anstatt daß sie ihn vermindern sollten. Die stark alkoholigen Biere, die doch nur von den wohlhabenden Klassen der Bevölkerung genossen werden können, sollten möglichst hoch besteuert werden, dafür aber sollten die ganz leichten möglichst steuerfrei bleiben.

Auch die anderen Ersatzmittel des Branntweins, wie Kaffee, Tee, Schokolade, sollten den großen Klassen zugänglicher und darum weniger besteuert werden. Mit der Abnahme des Branntweinkonsums und dem allgemeinen Steigen des Wohlstandes zeigt sich eine Steigerung des Konsums dieser Genußmittel.

8. Verminderung der Zahl der Schankstellen. In der Beschränkung der Zahl der Verkaufsstellen von Branntwein im Kleinhandel hat man von jeher ein Mittel erkannt, um die Zunahme des abnormen Alkoholgenusses zu verhüten. In allen Kulturstaaten war daher seit lange der Branntweinhandel und das Schankgewerbe nur auf Verleihung einer Erlaubnis seitens der Behörde gestattet. Überall dort, wo diese Lizenz in übergroßer Zahl mit zu großer Freigebigkeit erteilt wurde, hat sich bald eine solche Steigerung der Trunksucht gezeigt, daß eine Umkehr zur strengeren Praxis notwendig wurde.

Von mancher Seite wird, wie auf jedem anderen Handels- und Gewerbegebiete, auch für den Branntweinkleinhandel und das Schankgewerbe der Fortfall aller beschränkenden Konzessionen und die freigebigste Gewährung derselben verlangt, da jede Existenz der Schankwirtschaft ein Beweis dafür sein soll, daß sie einem vorhandenen Bedürfnisse entspricht. Indessen ist hervorzuheben, daß das Bedürfnis nach Branntwein kein effektiv natürlich begrenztes, sondern ein größtenteils künstlich gemachtes ist, das stets einer Steigerung fähig ist. Je größer die Zahl der Schankstellen, je stärker die Konkurrenz, je versteckter der Betrieb, desto mehr wird der Eigennutz und die Gewinnsucht der vielen Schankwirte darauf gerichtet, ihre Kundschaft zu werben und diese mit allen Mitteln der Verführung festzuhalten. Diese Schankstellen entwöhnen den Konsumenten von der Häuslichkeit und bilden die größten Feinde des Familiensinnes und des Familienlebens. Je geringer die Zahl der Schankstellen, desto geringer der Anreiz und die Versuchung für das immer sich von neuem bildende Heer der Trinker. Je mehr Schänken vorhanden sind, desto mehr Trinker finden sich. Das Bedürfnis nach alkoholischen Getränken kann unbegrenzt gesteigert werden. wie dies auch ein geschichtlicher Rückblick auf die Entwicklung des Alkoholismus ergibt. Beim Branntweinhandel richtet sich nicht das Angebot nach der Nachfrage, sondern umgekehrt, das Angebot schafft sich die Nachfrage. Je leichter es jedem einzelnen wird, an jeder Stelle, zu jeder Zeit und zu jedem Preise Branntwein zu finden, desto häufiger und desto mehr wird er ihn trinken, bis er ihm zum unüberwindlichen Laster wird.

Es ist von *Hofmann, Casper* u. A. und auch von uns die Zahl der Schankstellen als der Maßstab des Alkoholkonsums und der Trunksucht in einem Bezirke angenommen worden, weil, wie ersterer sich ausdrückt, Wirtschaften dieser Art sich nur etablieren dürfen, wo das Bedürfnis vorhanden ist und sie somit den Ausdruck der Trunkfähigkeit einer Provinz abgeben. Dieser Satz hat eine besondere Anfechtung erfahren durch die Ergebnisse der eidgenössischen Enquête[22]), welche konstatieren, daß die schlimmen Folgen des Alkoholismus vielfach gerade da am meisten hervortreten, wo die wenigsten Schankstellen vorhanden sind, so in Schweden, Rußland, Holland, Deutschland, England und auch in der Schweiz. Dies erkläre sich dadurch, daß sich der Branntweinkonsum von der Wirtschaft abgelöst und in besonders verderbenbringender Weise in der Häuslichkeit festgesetzt hat. Es habe deshalb die Reduktion der Schankstellen, für sich allein betrachtet, zur Beseitigung des Alkoholismus nur einen beschränkten Wert. Es würde uns zu weit führen, hier auf die Verhältnisse dieser Länder und auf eine etwaige Erklärung dieser Tatsache einzugehen; wir wollen jedoch hervorheben, daß trotz der oben erwähnten Tatsachen in den meisten Kulturstaaten die Verminderung der Zahl der Schankstellen als das wichtigste Moment zur Verminderung der Trunksucht angesehen wird, und daß das Schankgewerbe aus diesem Grunde fast überall eine strenge gesetzliche Regelung erfahren hat. Wir haben übrigens bei unseren Untersuchungen offen anerkannt, daß sich für die preußischen Landesteile ein Parallelismus zwischen der Zahl der Schankstellen und den einzelnen sozialen Erscheinungen des Alkoholismus allerdings nicht konstant nachweisen lasse, sind aber doch mit Anderen der Überzeugung, daß die Trunksucht in den allermeisten Fällen in einem direkten Verhältnis zur Zahl der vorhandenen Schankstellen stehe.[23])

Die Verminderung der Zahl der Schankstellen, meint man, habe auf die Abnahme der Trunksucht gar keinen Einfluß, weil der Trinker die vorhandenen Branntweinverkaufsstellen doch zu finden wissen und auch den weiteren Weg zu jenen nicht scheuen werde. Indessen soll jene Maßnahme durchaus nicht zur Rettung des bereits Trunksüchtigen, sondern wesentlich dagegen gerichtet sein, daß durch die vielen Versuchungsstellen Personen angelockt werden, die dem Trunke noch nicht ergeben sind. Daß dies aber geschieht und geschehen muß, dafür sorgt in naturgemäßer Weise der Eigennutz des Schankwirts; je größer die Konkurrenz, desto mehr ist der Egoismus des Wirtes darauf bedacht, neue Kunden zu gewinnen und sie durch allerlei Manipulationen der Verführung festzuhalten. Die Schänke ist der größte Feind des Familienlebens; sie zieht den Konsumenten aus dem geordneten Leben in seiner Häuslichkeit, verführt ihn zu Ausgaben, die er nicht leisten kann und setzt ihn allen den Gefahren aus, welche die Trunkenheit und Trunksucht mit sich bringt. Diese Momente werden eliminiert durch die Verminderung der Zahl der Schankstellen. Je ernster der Staat bestrebt ist, die Schäden des Alkoholismus zu beseitigen und zu verhüten, desto mehr soll er bedacht sein, die Zahl der Schankstellen einzuschränken, — und der Erfolg ist um so sicherer, je mehr er mit dieser Maßnahme auch noch andere gleich wirksame verbindet. Von welcher großen Bedeutung dieselbe gehalten wird, zeigt die große Strenge, mit welcher sie in einzelnen Ländern ausgeführt wird, und gerade auch da, wo das Prinzip der Handelsfreiheit sehr hoch gehalten wird.

Von vielen Seiten wird dieser Maßnahme jeder Erfolg abgesprochen, auch aus dem Grunde, weil die wenigen, aber sehr großen Schankstellen mehr Alkohol in den Konsum bringen können als sehr viele kleine Verkaufsstellen mit einer geringeren Kundschaft. Man hat darauf hingewiesen, daß vielfach gerade in denjenigen Ländern der Alkoholismus am größten war und zum Teil noch ist, wo die Zahl der Schankstellen am geringsten war, weil in diesen Ländern der Haustrunk sich einnistet und die schlimmsten Formen der Gewohnheitstrunksucht hervorbringt. Wir müssen zugeben, daß die Reduktion der Schankstellen allein nicht imstande ist, den Alkoholgenuß zu beseitigen. Daß ihr aber eine hervorragende, hochbedeutsame Wirksamkeit zuzuschreiben ist, beweist schon die empirische Tatsache, daß in allen Kulturstaaten, in denen ein ernster Kampf gegen die Trunksucht unternommen wird, das Hauptaugenmerk stets auf die Regulierung des Schankgewerbes und auf die Verminderung der Zahl der Schankstellen gerichtet ist. Diese Maßnahme hält freilich den bereits Trunksüchtigen vom Trunke nicht mehr ab, sie ist aber geeignet, viele von der Angewöhnung zum habituellen Alkoholgenuß abzuhalten.

In England wird nach der Licence Act 1872 bei der Entscheidung der Konzession, die nur auf ein Jahr erfolgt, das Hauptgewicht auf den guten Leumund und die strenge Sittlichkeit der Petenten gelegt. Sehr strenge Strafen sind getroffen gegen Übertretungen, und werden neue Lizenzen mit großer Vorsicht und unter großer Erschwerung erteilt, so daß tatsächlich die Zahl der Schankstellen in England im Verhältnis zur Bevölkerungszahl zurückgegangen ist. Mit diesem Gesetz war jedoch die große Temperenzpartei im Lande nicht zufrieden, sie erstrebte seit vielen Jahren die Local Option (Permissive Prohibition Liquor Bill) in der Weise, daß $^2/_3$ der Steuerzahler in einem Ort oder Distrikt den Verkauf berauschender Getränke gänzlich untersagen können. Alljährlich wurde diese Bill immer von der liberalen Partei des Hauses (Sir *Wilfried Lawson*) mit verschiedenem Stimmergebnis eingebracht. In der neuesten Zeit war die Regierung gewillt, die alten Gerechtsame zum Getränkeausschank durch Geldentschädigung abzulösen und auf diese Weise ihre Zahl zu vermindern; dieser Vorschlag (Compensation) wurde mit hartem Widerstande von der Temperenzpartei im Parlament bekämpft, aber doch in der Licensing Act 1902 vom konservativen Ministerium Balfour durchgebracht.[24])

9. Gothenburger System. Ein eigenartiges und im höchsten Grade nachahmenswertes System hat sich in Schweden ausgebildet. Hier war schon nach dem Gesetz von 1855 den Gemeinden das Recht eingeräumt, innerhalb ihrer Grenzen allen nicht auf besondere Gerechtsame beruhenden

Kleinhandel unter 40 Liter (15 Kannen), sowie den Ausschank von Branntwein zu verbieten. Die neu zu erteilenden Gerechtsame mußten vorher von der Behörde der Zahl nach festgesetzt und öffentlich meistbietend vergeben werden. Je nach der Qualität der bietenden Person war dann, ohne an das Höchstgebot gebunden zu sein, die Konzession auf drei Jahre erteilt. Da den Eigentümern auf dem Lande das Recht der sogenannten Hausbrennerei entzogen wurde, erhoben sie auch energisch das Einspruchsrecht gegen die Zulassung von Branntweinverkaufsstellen.

Die Zahl der Brennereien ging von 23.342 im Jahre 1853 auf 3481 im Jahre 1855, auf 590 im Jahre 1861 und auf 132 im Jahre 1896 zurück. Es gibt in Schweden etwa 2400 Landgemeinden; von diesen ließen 1800 = $^3/_4$ aller Gemeinden die Schenken und Kleinhandlungen eingehen.

Vor 1855 hatte man fast in jeder Hütte Branntwein kaufen können, und 1880 gab es in sämtlichen Gemeinden des Reiches nur 83 Läden und 205 Schänken, d. h. 1 Verkaufsstelle auf 13.450 Einwohner (1869 noch: 1 auf 8028 Einwohner). Es gab ganze Provinzen ohne ländliche Schankstätten. Noch anders gestaltete sich das Verhältnis in den Städten. Das Schankgesetz von 1855 hatte gestattet, daß der Branntweinkleinverkauf auch an Gesellschaften (Bolags) überlassen werden konnte, und von dieser Erlaubnis wurde 1865 in gemeinnütziger Weise zuerst in Gothenburg Gebrauch gemacht. Hier waren 1857 bei 35.000 Einwohnern 136 Branntweinschänken vorhanden und diese hatten, wie eine 1864 niedergesetzte städtische Kommission anerkannte, unter der zahlreichen Arbeiterbevölkerung der Stadt das größte Elend und einen Notstand hervorgerufen, dem dringend abgeholfen werden mußte. Es kam hinzu, daß wohltätige Bestimmungen des Gesetzes von 1855 (Unklagbarkeit der Trinkschulden; Verpflichtung der Wirte, Speisen feilzuhalten; Einschränkung der Verkaufszeiten) umgangen wurden. Zu diesem Zwecke traten angesehene und wohlgesinnte Bürger der Stadt zusammen, welche alle Schankgerechtsame, die von den Behörden vergeben wurden, ankauften mit der Bestimmung, von dem Betrieb bis auf die üblichen Zinsen nicht den geringsten Gewinn für sich zu behalten, diesen vielmehr zu einem Teile für das Wohl der Arbeiter zu verwenden und einen anderen Teil an die Gemeindekasse abzuliefern. Falun war 1850 vorangegangen, Jonköping war 1852 gefolgt. In geräumigen und gesunden Lokalen werden neben gereinigtem Branntwein Speisen und unschädliche Getränke verabreicht. Nur von letzteren hat der eingesetzte Wirt einen Nutzen, während er den Gewinn an Branntwein ganz abliefern muß. So bildete sich 1865 die „Gothenburger Ausschank-Aktiengesellschaft“, die noch heute segensreich wirkt und dreierlei Ziele erstrebt: 1. Ausschaltung des Privatgewinns des Branntwein-Kleinhändlers, Befreiung des Arbeiterstandes von den Ausbeutern, die bisher zum Trinken einluden und den Leichtsinn großzogen; 2. Überführung und Verwendung des Gewinns an gemeinnützige Anstalten; und

3. wollten sie durch ein verbessertes, von Mißständen gereinigtes Ausschankwesen den Branntweinverbrauch vermindern.

Die meisten schwedischen Städte folgten dem Vorbilde Gothenburgs; die Hauptstadt Stockholm im Jahre 1877. Im ganzen hatten im Jahre 1896: 92 Städte das Bolag-System (schwedisch Bolag, norwegisch Samlag = Gesellschaft) eingeführt; 8 davon hatten weniger als 1000 Einwohner, 43 zwischen 1000 und 5000, 20: 5000—10.000, 16: 10.000—25.000, 3: 25.000 bis 100.000, 2 über 100.000; diese beiden sind Stockholm (292.000) und Gothenburg (122.000).

Der Branntweinkonsum ist in Schweden

von 46 Liter 1824
auf 22 „ 1851
„ 7·2 „ 1896
und in Gothenburg von 13·0 „ 1875
auf 6·0 „ 1899,
in Stockholm von 13·8 „ auf 7·5 in der gleichen Zeit zurückgegangen.

Von den 61 lizenzierten Schankstellen hat die Schankgesellschaft in Gothenburg bei der nächsten Jahresversteigerung 40 und 1868 die Gesamtzahl an sich gebracht, und von diesen sofort 21 gänzlich eingehen lassen. Im Jahre 1899 hatte sie bei einer Bevölkerung von zirka 122.000 Einwohnern nur 75 Schankstellen im Betriebe; das beweist zur Genüge, in welchem Geiste der Branntweinverkauf gehandhabt wird. Hier ist jeder Erwerb, jeder Gewinn und Eigennutz ausgeschlossen, und darum jede Maßregel zur Einschränkung des Konsums zulässig und auch ausführbar. Hier wird kein Branntwein auf Borg, nicht an Minderjährige unter 18 Jahren und Betrunkene verabreicht; hier wird nur von 9 Uhr morgens bis 8 Uhr abends, an den Sonnabenden bis 6 Uhr, im Winter bis 7 Uhr, verkauft. Werbeplakate erziehen den Konsumenten zur Mäßigkeit; an die Schänke sich anschließende Leseräume lenken ihn vom Schnaps ab.

Es ist über das sogenannte „Gothenburger System“ viel Falsches und Unwahres berichtet worden, dasselbe hat viele ungerechte Angriffe und Anfeindungen erlitten. Der Gedanke, der dem System zugrunde liegt, ist ein gesunder und wohltätiger; er ist, wie wir uns durch eigene Beobachtung überführt, in seiner Ausführung vorzüglich geeignet, die Unmäßigkeit zu verhüten. Für die Güte dieses Systems spricht am besten die Tatsache, daß 1877 dasselbe in Stockholm und jetzt in allen Städten Schwedens, Norwegens und Finnlands eingeführt ist, und daß das System selbst von den strengen Mäßigkeitsfreunden in seiner guten Wirkungsweise anerkannt wird (*Grey* in England, *Bode* in Deutschland).

Die Zahl der Schankstellen ist, wie aus folgender Zusammenstellung zu ersehen, eine äußerst geringe; sie ist auf dem Lande, wo 1896 74% aller Bevölkerung wohnen, erheblich kleiner als in den Städten, wo 26% wohnen.

Jahr	Zahl der Verkaufsstellen		1 Verkaufsstelle auf Einwohner	
	in den Städten	auf dem Lande	in den Städten	auf dem Lande
1878/79	1042	308	663	12.626
1881/82	1004	278	708	13.925
1884/85	1005	234	774	16.431
1886/87 . .	981	214	850	18.148
1887/88 . .	968	212	884	18.297
1896	871	155*)	140	25.307

Als Beispiel der Bilanz einer solchen Aktiengesellschaft führen wir nach *Bode*[25]) die Aufstellung der Gothenburger an:

Umsatz einer Bolag.

Die Bolag in Gothenburg verkaufte 1899/1900

im Kleinhandel . . . . 1,317.362 Liter Spirituosen aller Art.
in den Schankstätten . . . . 552.541 „ Branntwein,
bessere Spirituosen in letzteren . 163.193 „
zusammen . . 2,033.096 Liter.

Dazu an Wein . . . . 2.146 Liter
und Bier . . . . 202.545 „
zusammen . . 2,033.096 Liter.

Der Bruttogewinn in den Schänken war . K 696.855·72
„ „ „ „ Läden . . . . . „ 586.767·97
Erlös aus weiter gegebenen Konzessionen . „ 80.875·—
Kapitalrenten. . . . . „ 25.854·23
Einnahme aus Grundbesitz . . . . . „ 1.359·73
zusammen . K 1,391.612·65

Der erste hervorragende Ausländer, der das Gothenburger System studierte, war *Chamberlain*, der Bürgermeister von Birmingham. Im Vorwort zu Dr. *Goulds* „Popular control of the Liquor Traffic 1884" schreibt er: „Nachdem ich eine Anzahl dieser Häuser besucht und sie alle übereinstimmend gefunden, sagte ich zu dem Polizeimeister, der mich begleitete: „Von dieser Art habe ich nun genug gesehen. Bitte, führen Sie mich jetzt zu Ihrem allerschlechtesten Hause im allerschlechtesten Stadtviertel Gothenburgs." — „Sie sind jetzt darin," war seine Antwort. „Dieses Haus liegt an dem Quai, wo sich die Hafenarbeiter, der niedrigste Teil der Bevölkerung, aufhalten. Früher war dies ein Hauptquartier von Dirnen und schlechten Kerlen, der Schauplatz beständigen Skandals und Unfugs. Sie können selbst urteilen, welche Änderung wir erreicht haben." Ich kann nur erklären, fährt *Chamberlain* fort, daß jene Schänke sich aufs vorteilhafteste unterschied von jedem Durchschnittswirtshaus in unsern großen englischen

*) Es existieren also im ganzen Königreich Schweden, mit 5 Millionen Einwohnern, weniger Branntweinverkaufsstellen als bei uns in Königsberg (180.000 Einwohner), oder in Bremen (150.000 Einwohner) oder in Stettin (140.000 Einwohner).

Städten.“ Dr. *Gould*, der vom Arbeitsamte der Vereinigten Staaten zu gleichen Studien nach Schweden gesandt war, fügt hinzu: „Man kann positiv behaupten, daß Spiel und geschlechtliche Unsittlichkeit unter dem Gothenburger System vollständig von der Schänke losgelöst sind, und das ist kein kleines Lob.“ Wichtig ist auch; daß die Schänken äußerlich gar nicht die Aufmerksamkeit auf sich ziehen; wer ihre Lage nicht kennt, könnte sie lange suchen. Die Überführung der Schänken in diese Form des Gemeindebesitzes bedeutet vor allem auch nach *Berontree* und *Sherwell* für amerikanische und englische Verhältnisse, wo Republikaner und Liberale alkoholfeindlich, Demokraten und Tories alkoholfreundlich gesinnt sind, die Ausmerzung der Wirtepolitik oder Schnapspolitik; es würde die genannten Parteien von der unwürdigen Notwendigkeit befreien, sich mit den Alkoholinteressenten gutzustellen.

Das Gothenburger System hat zur Voraussetzung:

1. daß die Leiter der Aktiengesellschaft Männer sind, welche die Idee der Mäßigkeit hochhalten und sie höher schätzen als das natürliche Bedürfnis der Kommunen, in den Bolags nur Einnahmequellen bzw. Einrichtungen, welche die städtischen Steuern abmindern, zu sehen;

2. daß neben den Bolags eine Antialkoholbewegung besteht, welche alle Schichten des Volkes beeinflußt.

Einzelbestimmungen des Systems. Von der Überzeugung ausgehend, daß rationelle Ernährung nicht nur den Branntweindurst, sondern den Durst überhaupt, die Müdigkeits- und Unlustempfindungen beseitigt, hat man in Gothenburg 4 Speischäuser eingerichtet, die für Arbeiter bestimmt und bei diesen sehr beliebt sind. Nur der Appetitschnaps ist hier gestattet, also nur ein kleines Glas auf jeden speisenden Gast; anfänglich trank auch fast jeder Gast sein Gläschen, jetzt hat über die Hälfte der Speisenden diese alte Sitte abgelegt. Vom 1. Oktober 1899 bis 1. Oktober 1900 wurden in den Speisehäusern 418.784 Portionen Suppe oder Fleisch oder Fisch und 75.120 belegte Brote verkauft; die Zubuße bei diesen Häusern belief sich in gleicher Zeit auf 19.720 Kronen. Aber wir sahen auch schon, daß man bemüht ist, auch die eigentlichen Schnapsschänken mehr und mehr zu Speischäusern umzuwandeln; daß es gelingt, die Trinkenden auch zum Essen zu bewegen, ersehen wir daraus, daß im Jahre 1899/1900 in allen Gothenburger Schänken 703.077 Portionen Suppe, Fleisch, Fisch und 798.382 belegte Brote verkauft wurden. Die Suppe kostet 10 Öre, die Fleischportion 25, Fisch 20, belegte Brote 12 und 6 Öre. Ferner hat die Aktiengesellschaft 7 Lesezimmer für Arbeiter geschaffen. Der Zuschuß zu dieser Einrichtung ist jetzt 122.000 Kronen. Die Zimmer sind von 7 Uhr früh bis abends 8 und 9 Uhr geöffnet; man kann Tee, Kaffee, Milch, Selters und Dünnbier dort haben, natürlich besteht kein Verzehrungszwang. Für Schreibmaterial ist gesorgt. Diese Zimmer nehmen im Jahre über 300.000 Gäste auf; im Winter dienen sie Wärmebedürftigen. Versteigerungen, Märkte, Gemeindeversammlungen, Rekrutenmusterungen werden in „respektvoller Entfernung" von den Schänken abgehalten.

Was den Reingewinn und seine Verteilung anbetrifft, so erhalten die großen Städte, z. B. Stockholm acht Zehntel, der Staat zwei Zehntel; die kleinen Städte erhalten nur sechs Zehntel, ein Zehntel die landwirtschaftliche Gesellschaft, der sogenannte Landsting ebenfalls zwei Zehntel bzw. drei Zehntel. Der Reingewinn aller schwedischen Aktiengesellschaften betrug 1878 bis 1896 pro anno zwischen $2^3/_4$ und $6^1/_2$ Millionen Kronen. Die Stadt Gothenburg erlöste im Durchschnitt pro anno fast 5 Mill. Mark, 30% ihrer Einnahmen, aus ihren Bolags. Dieser Prozentsatz erschien vielen, insbesondere den Enthaltsamkeitsanhängern, zu hoch. Im Jahre 1899 setzte daher der Stadtrat zu Gothenburg ein Komitee ein, das die durch den steigenden Zuzug*) und Wohlstand der Arbeiterbevölkerung (in Gothenburg waren 1900 in Fabriken bis 10.000 Männer beschäftigt) und durch vermehrten Biergenuß wieder zunehmende Trunksucht untersuchen und Mittel dagegen vorschlagen sollte. Es empfiehlt besonders: Verbesserung der Arbeiterwohnungen, scharfe Überwachung der Bierschänken**), Verbreitung der Mäßigkeitslehren, sodann reichlichen Ersatz für die Kneipenfreuden: Freie Musik in Parks und auf öffentlichen Plätzen, ganz billige Konzerte in Sälen, Volkstheater, Volkszirkus, Lichtbildervorträge, Vorlesungen, Abzweigungen der großen öffentlichen Lesehalle, mehr Lesezimmer in den Bolags und mehr Bücher in jenen, freier Zutritt zum Museum an einigen Abenden in der Woche, mehr Gelegenheit zum Turnen und zu Spiel und Sport im Freien. Das Komitee schlug ferner vor, daß ein Teil des Bolaggewinnes nur für solche Ausgaben verwandt werde.

Unmittelbare und mittelbare Wirkungen des Systems. Die Auffassung der Enthaltsamen, als schädige das Gothenburger System ihre Bewegung, ist nicht richtig, wie *Bode*[25]) nachwies; die Zahl der Enthaltsamen ist auf 180.000, d. i. auf fast ein Fünftel aller Familienväter gestiegen (die Guttempler zählen 110.000 Mitglieder).

Der Konsum ist in den Bolags selbst nur wenig gestiegen; sie verkauften in ganz Schweden pro Kopf (in Schänken und Läden zusammen) an Branntwein (à 50%):

1875	27·45 Liter	1896	13·25 Liter
1880	20·20 „	1897	13·68 „
1885	18·06 „	1898	14·59 „
1890	15·99 „	1899	16·00 „
1895	13·11 „		

*) Viele Landarbeiter kommen wochentags in die Stadt und frequentieren die Schänken als fehlendes „Heim".

**) Ihre Zahl beträgt in Gothenburg 834 (mit den Flaschenbierhändlern).

Es verkauften die Bolags pro Kopf*) Branntwein (50%)	in Gothenburg	in Stockholm
1875	27·45	—
1876	28·39	—
1877	26·88	—
1878	24·80	26·56
1879	21·90	23·89
1880	20·20	23·83
1881	19·15	23·37
1882	17·71	22·06
1883	18·08	20·31
1884	18·18	18·40
1885	18·06	18·61
1886	17·75	16·98
1887	16·90	16·48
1888	16·75	15·57
1889	16·06	14·83
1890	15·99	14·90
1891	14·83	14·06
1892	13·55	13·63
1893	13·20	14·00
1894	13·03	13·56
1895	13·11	13·93
1896	13·25	14·27
1897	13·68	15·59
1898	14·59	15·12
1899	16·00	16·62

Man führt gegen das Gothenburger System an die Zahl der Verhaftungen wegen Trunkenheit. Diese hat in Stockholm nicht zugenommen (1877: 49 auf 1000 Einwohner, 1890: 42), wohl aber in Gothenburg.

Sie betrug nämlich auf je 1000 Einwohner in Gothenburg:

Vor Einführung der Bolags	1871—1880	1881—1890	1891—1899
1855: 138	28	32	44
1856: 80	28	29	42
1864: 51	32	30	38
1865: 45	38	29	34
nach Einführung	42	29	31
1866: 30	39	31	35
1867: 29	40	32	44
1868: 26	32	31	54
1869: 28	31	34	84
1870: 26	31	46	—

*) 1/3 ist auf auswärtige Besucher, die nicht in Gothenburg oder Stockholm wohnen, zu rechnen.

Die Zahl der Verhaftungen beweist aber noch gar nichts, weil sie besonders vom Zugreifen der Polizei abhängt und weil einzelne Säufer, die oft betrunken sind und oft verhaftet werden, auf das Zahlenergebnis der Verhaftungen einen großen Einfluß ausüben.

Einen besseren Beweis für die gute Wirkung des Gothenburger Systems liefert die Abnahme der Selbstmorde, der Militäruntauglichen und die Abnahme der Verarmungsfälle.

Wie verkehrt es ist, die Zunahme der Trunkenheit in Verbindung mit dem Bolagsystem des Branntweinverkaufes zu bringen, zeigen auch folgende Zahlen. In Gothenburg hatten von den wegen Trunkenheit Verhafteten zuletzt getrunken:

	In Bolagschänken	In Bierwirtschaften	Zu Hause oder aus Läden	Unbekannt wo
1875—1879	42%	10%	13%	35%
1895—1899	18%	28%	24%	30%

Zum Militärdienst untauglich von den zur Aushebung Gelangenden waren:

1831—1840	35·7%	1861—1870	27·8%
1841—1850	36·4%	1871—1880	23·7%
1851—1860	35·7%	1881—1890	20·4%

Diese Besserung wird von vielen mit der größeren Nüchternheit des Volkes in Zusammenhang gebracht.

In Norwegen[26, 27]) wurden 1845 durch Gesetz die kleinen Hausbrennereien auf dem Lande unterdrückt. 1840 war schon die Zahl derselben von 10.000 auf 1400 vermindert und 1857 auf 700. Der Branntwein durfte auf dem Lande nur in konzessionierten Schankstellen verkauft werden und im Detail bis höchstens 40 *l*. Aber erst durch die Errichtung der Samlags im Jahre 1871 ganz nach den Grundsätzen der Bolags in Schweden wurde ein entscheidender Schritt gemacht. In diesen monopolisierten Schankstellen durfte allein ein alkoholisches Getränk, das 21% Alkohol enthielt, verkauft werden. Die Zahl der Schankstellen sank von 700 im Jahre 1857 abnehmend auf 156 im Jahre 1898, d. i. 1 Schänke auf 13.000 Einwohner. Gleichzeitig trat auch mehrfach eine Erhöhung der Steuer ein von 0·96 Francs auf 1 *l* Alkohol zu 100° auf 2·8 Francs, auf 2·73, auf 3·03 und 1904 auf 3·55.

Dieses System ist seit 1894 auch auf Bier und Wein ausgedehnt, so daß die Gemeindemitglieder das Recht haben, allen Getränkehandel zu verbieten oder zu gestatten. Den Großhändlern ist seit 1893 verboten, an Privatpersonen weniger als 250 *l* (früher 40 *l*) Branntwein zu verkaufen. Nur den Samlags ist der Ausschank von Branntwein im Kleinen erlaubt, jedoch können diese ausnahmsweise Konzessionen abgeben an Hôtels, Restaurants, Theater usw. Außerdem sind noch einige alte Gerechtsame für das Schankrecht vorhanden (Dampfschiffbesitzer).

Ein Gesetz von 1894 bestimmte, daß im Großhandel als Minimum 250 *l* verkauft werden dürfen; was unter diese Menge fällt, kann nur von den Samlags verkauft werden; die Großhandlungen mußten überdies eine Extrasteuer von 1400 Francs jährlich zahlen. Diese hohe Belastung der Schankstellen und ihre rapide Unterdrückung hatte aber in einem bedenklichen Grade den geheimen Ausschank und die häusliche Trunksucht gefördert. Anstatt des guten Branntweins tranken die Leute massenhaft den sogenannten Laddevin, ein abscheuliches Gemisch, das bis auf 12% Alkohol enthielt und als angeblicher Wein der Kontrolle entzogen war. Dieses Getränk war in hohem Grade geeignet, die Trunksucht hervorzurufen. Es bildeten sich Vereinigungen von Personen, die auf gemeinschaftliche Kosten große Mengen kommen ließen und diese verteilten; die Leute brachten sich ihren Kognak, ihren Whiskey in der Tasche mit in das Kaffeehaus, in den Konzertsaal. Ein neues Gesetz wurde 1904 nach langen Kämpfen durchgebracht, das den Detailhandel ungemein erschwert. Dieser ist nur möglich, wenn der Samlag die Erlaubnis gewährt, und das geschieht nur gegen eine Summe von ca. 14.000 Francs. Der Handel ist außerdem durch andere Vorschriften sehr erschwert, und das Gesetz noch nicht überall ganz durchgeführt.

Im Jahre 1904 gab es 33 Samlags in den Städten mit 87 Schankstellen; 1894 kam in Norwegen 1 Branntwein-Schankstelle auf 6000 Einwohner, 1905 hingegen 1 auf 11.900 Einwohner.

Die zahlreichen Anhänger der Totalenthaltsamkeit sind jedoch eifrig bemüht, die Samlags abzuschaffen. Bei den Gemeindewahlen über die Zulässigkeit oder das Verbot des Ausschanks — zu diesen Wahlen sind auch Frauen über 25 Jahre berechtigt — sind sie vielfach siegreich gewesen. In den letzten Jahren haben die Samlags wieder zugenommen, so daß alle großen Städte (exkl. Stavanger) sich für sie entschieden haben.

Die Samlags-Institution hat sehr gute Ergebnisse gehabt, sie hat die Entwicklung des Alkoholismus in Norwegen gehemmt, den Konsum des Alkohols von 8 *l* à 100% auf 2 *l* reduziert zu einer Zeit, als dieser in Frankreich 16 *l* und 7·12 *l* in England betrug.[28])

Die aus den Samlags erzielten großen Gewinnstüberschüsse werden, da die Geschäftsteilhaber nicht mehr als 5% Zinsen beziehen dürfen, an die Staatskasse (65%) und an die Gemeindekassen (15%) abgeliefert. Diese Überschüsse belaufen sich von 1881—1904 jährlich im Durchschnitt auf 1,806.000 K. Daß die Gemeindekassen den Überschußanteil zu gemeinnützigen und auch zu Gemeindezwecken und Wohlfahrtseinrichtungen verwenden, daß die Steuerzahler daher indirekt von demselben Nutzen ziehen, und daß von den Gemeinden der Branntweinverbrauch nicht ungern gesehen werde, bildet einen wesentlichen Angriffspunkt der Abstinenzpartei gegen die Samlags.

Seit dem Jahre 1901 fließen 65% der Einnahmen an den Staat, 15% an die Gemeinde, 20% an die Samlags selbst, und dient letztere Summe zur Bekämpfung der Trunksucht. Die Zahl der Brauereien, die 1833 9700 betrug, beläuft sich jetzt auf 21; auf dem Lande mit 2,000.000 Einwohner waren im Jahre 1904 13 Branntweinverkaufsstellen vorhanden. Bier und Wein sind in 50% der Landgemeinden untersagt; in den Städten bestehen 143 Ausschank- und Kleinverkaufsstellen, d. h. eine auf 3700 Einwohner (in Schweden auf 1263 Einwohner). Der Konsum ist entsprechend gesunken. 1895 nahmen alle Samlags 39,86.497 Kronen ein, gaben 2,201.265 Kronen aus, somit 1,767.232 Kronen Überschuß. Von den Ausgaben ging 1/3 an den Staat, dessen Branntwein- und Malzsteuer (1904) 10% des Ordinariums betrugen. Für gemeinnützige Zwecke verteilten die Samlags 1900 nach Abzug von 126.000 Kronen Reservefonds ca. 1,640.000 Kronen.

Bergen allein hat in den 21 Jahren von 1877—1897 für gemeinnützige Zwecke 2,652.725 Kronen, im Durchschnitt jährlich 126.320 Kronen verwenden können. Es sind ausgegeben worden für Hospitäler, Asyle 827.649, für Museen, Bibliotheken und Ausstellungen 620.391, für Baumpflanzungen, Parks, öffentliche Bäder und Erholungsplätze 409.178, für verschiedene Erziehungsinstitute 216.148, für das Bergensche National- und neue Theater 126.000, für Arbeiterwartezimmer 101.500, für verschiedene christliche Missionen 85.200, für Temperenzgesellschaften und Trinkerasyle 75.950, für verschiedene Wohltätigkeitsanstalten 61.400, für Sommerausflüge von Kindern und Näherinnen 28.000 und für verschiedene Zwecke, Freikonzerte, Knabenerziehung, Schiffsgesellschaft, Vogelschutz 101.316 Kronen.

Seit der Geltung des Gesetzes von 1897 haben in den Städten Abstimmungen über den Fortbestand der Samlags stattgefunden. Das Resultat war folgendes[28, 29]):

Jahr	Zahl der Städte, welche die Samlags beibehalten haben	Zahl der Stimmen	Zahl der Städte, welche die Samlags beseitigt haben	Zahl der Stimmen
1895	2	9.682	11	14.109
1896	4	21.437	5	23.760
1897	8	24.266	3	17.718
1898	8	25.855	4	18.128
1899	3	86.677	3	21.453

Hierbei stimmten die 2 Städte, welche im Jahre 1895 für Beibehaltung gestimmt hatten, wiederum für die Beibehaltung. Von den 11 Städten, welche im Jahre 1895 für die Unterdrückung gestimmt hatten, stimmten 6 für deren Wiederherstellung. Ende 1895 gab es nach *Kiaer's* Mitteilungen im ganzen 51 Städte, die das Samlagsystem eingeführt hatten. In den 39 Städten, in welchen sowohl in 1895—1899 als in 1900—1904 Volksabstimmungen stattgefunden haben, ist die Zahl der Anhänger der Samlags von 40.141 auf 48.066 gestiegen, während die Prohibitionisten von 47.109 auf 43.094 zurückgegangen sind. (Der Alkoholismus. Zeitschr. etc. 1906, S. 202.)

Die erfolgte Beseitigung einer Anzahl von Samlags wird vielfach als ein Mißgriff angesehen. Man hat die Erfahrung gemacht, daß die gänzliche Unterdrückung der Schänken nicht zur Unterdrückung des Trunks geführt hat, daß vielmehr infolge der Beseitigung der Samlags die Spirituosen von andern Städten bezogen wurden und die Fälle der Bestrafungen wegen Trunkenheit sich in verschiedenen dieser Städte sogar erheblich vermehrt haben.[30])

Am 1. Januar 1905 ist in Norwegen das Gesetz vom 17. Mai 1904 betreffend den Verkauf und den Ausschank von Branntwein, Bier, Wein, Fruchtwein und Met in Kraft getreten. Es hat die Tendenz, dem Genuß alkoholhaltiger Getränke entgegenzuarbeiten. Beibehalten wird das im Jahre 1871 eingeführte sog. „Gothenburger System", wonach in den Städten durch Volksabstimmung — der über 25 Jahre alten Männer und Frauen — über die Frage der Zulässigkeit des Branntweinhandels jedesmal für 6 Jahre entschieden, und ob dieser Handel durch besonders organisierte (Aktien-)Gesellschaften („Samlag") monopolisiert werden kann. Diesen können durch die Stadtverwaltungen mit königlicher Genehmigung bestimmte Gerechtsame zum Verkauf und Ausschank von Branntwein erteilt werden, deren Ausübung an Dritte jeweilig für ein Jahr gegen entsprechende Abgabe übertragen werden darf. Neu ist hierbei die Bestimmung, daß die Abgabe, welche bisher für alle in einem Orte verliehenen Verkaufskonzessionen gleich hoch war, nunmehr nach der Größe des Umsatzes der einzelnen Konzessionsinhaber abgestuft werden kann. Der Mindestbetrag der Jahresabgabe ist auf 10.000 Kronen festgesetzt. Neu eingeführt ist ferner eine Abgabe von 100 Kronen jährlich für die Konzession zum Branntweinausschank am Bord von Dampfschiffen.

Über die Verwendung von Überschüssen der Branntwein-Gesellschaften sind folgende z. T. abgeänderte Bestimmungen getroffen worden: Vom Reingewinn fallen 15% der Gemeinde zu, in welcher sich die Gesellschaft befindet; 10% erhält die Gesellschaft selbst und weitere 10% die zuständige Bezirksbehörde zur Verteilung unter sämtliche Gemeinden des Bezirks im Verhältnisse zur Bevölkerungszahl. In den nächsten auf das Inkrafttreten des Gesetzes folgenden Jahren ist der den Genossenschaften zufallende Anteil zu erhöhen sowie der zur Verteilung unter die Gemeinden bestimmte Anteil zu vermindern, und zwar folgendermaßen: für das erste Jahr mit 8%, das zweite mit 6%, das dritte mit 4% und das vierte mit 2%. Die den Genossenschaften sowohl wie den Gemeinden des Bezirkes zufallenden Mittel sollen zu gemeinnützigen und wohltätigen Zwecken solcher Art verwendet werden, deren Förderung den Gemeinden nicht schon kraft Gesetzes obliegt. Der Rest des Reingewinnes fällt an die Staatskasse. Im Zusammenhang hiermit ist noch zu erwähnen, daß ein bestimmter Teil der Gesamteinnahmen, die der Staatskasse auf Grund dieses Gesetzes zufließen, einem früheren Gesetze zufolge bis Ende des Jahres 1910 dem vom Storthing festgelegten Fonds für Invaliditäts- und Altersversicherung zuzuführen ist. Später eingehende Einnahmen sind in einem besonderen Fonds zu sammeln, der nach Anweisung des Königs angelegt und verwaltet und über dessen Verwendung durch ein besonderes Gesetz bestimmt werden soll.

Über die bisherige Entwicklung des Branntweinverbrauchs gibt folgende Tabelle Auskunft:

Jahr	Der Verbrauch in Litern (zu 50% Alkoholstärke)		Anzahl der Branntwein-gesellschaften	Menge des durch diese vermittelten Umsatzes in Litern
	im ganzen	auf den Kopf der Bevölkerung		
1900	7,523.000	3·42	27	3,251.966
1901	7,681.000	3·45	33	3,572.770
1902	7,598.000	3·39	33	3,491.665
1903	7,170.000	3·16	32	3,370.723
Zum Vergleiche dienen einige Zahlen einer früheren Statistik:				
1876	12,268.000	6·7	18	1,015.019
1880	7,462.000	3·9	36	1,575.410
1885	6,840.000	3·5	47	2,181.935
1890	6,206.000	3·1	50	3,045.507

Von weiteren Maßnahmen zur Einschränkung des Branntweinhandels sind folgende zu erwähnen: Verboten ist der Verkauf und Ausschank von 10 Uhr abends bis 8 Uhr morgens, ferner am Sonnabend und an den einem Feiertage vorhergehenden Tagen nach 1 Uhr nachmittags; desgleichen an Sonn- und Feiertagen. Ausnahmen können, wenn die betreffende Gemeindeverwaltung es befürwortet, bis 12 Uhr nachts gestattet werden. Die Polizeiverwaltung kann für Fälle größerer Menschenansammlungen, z. B. Jahrmärkte, Wahlen, Ausmusterungen usw., weitere zeitliche Beschränkungen anordnen.

Auch für den Bier- und Weinhandel sind die Vorschriften verschärft worden. Dieser kann von einer besonderen kommunalen Konzession abhängig gemacht werden. Die Maximalgrenze der Schanksteuer, welche die Gemeindeverwaltungen zu erheben berechtigt sind, ist von 400 Kronen auf 600 Kronen jährlich für die Landgemeinden und auf 1200 Kronen für die Städte erhöht worden. Von Transportwagen der Brauereien darf das Bier künftig nicht mehr verkauft werden. Im Belieben der Gemeinden steht es fortan, zu bestimmen, daß der Bierverkauf von der Brauerei aus nicht unter einer gewissen Menge zulässig und das Zubringen von Bier verboten ist. Auf dem Lande dürfen in der Nähe von militärischen Übungsplätzen Wein und Bier innerhalb eines Abstandes von 1 *km* ohne Erlaubnis des zuständigen militärischen Befehlshabers nicht verkauft oder ausgeschenkt werden. In den Städten kann für den Kleinhandel mit Wein eine besondere Jahresabgabe von 100 Kronen festgesetzt werden. Auf den Strecken der norwegischen Staatsbahnen ist der Ausschank nur an Reisende im Speisewagen gestattet; auf den Stationen kann er durch die Gemeindeverwaltungen verboten werden. Zum Ausschank auf den Dampfschiffen ist künftig eine königliche Erlaubnis erforderlich.

Ein besonderes Gesetz betrifft den Handel mit steuerfreiem, alkoholfreiem Bier, worin gleichzeitig andere alkoholfreie Getränke, wie Kaffee, Tee, Schokolade, Limonade etc. berührt werden. Zum Handel mit diesen Getränken erhält jeder ohne weiteres die Genehmigung, wenn er sonst die Bedingungen in bezug auf rechtschaffenen Wandel, Lokal usw. erfüllt.[31])

In Finnland[32]) ist die Gesetzgebung ähnlich wie in Norwegen. Der Verkauf von Branntwein, auch von Wein, ist auf dem platten Lande verboten. Einige wenige Ausnahmen bestehen für Touristenhotels, Dampfschiffe und Eisenbahnstationen. Die Gemeinden beschließen, ob der Verkauf von Bier erlaubt sein soll oder nicht. Die meisten haben den Verkauf verboten. Einige wenige Brauereien auf dem Lande haben das Recht zum Detailverkauf, aber nicht in Quantitäten von weniger als 25 Flaschen. Die Städte haben das Gothenburger System angenommen. Der Verkauf von Branntwein und Wein geschieht durch die Bolags unter Aufsicht der Gemeindebehörden. Der Verkauf von Bier ist frei.

Der Bevölkerung von Finnland sind diese gesetzlichen Bestimmungen nicht weitgehend genug. Im Jahre 1898 wurde ein ganz eigenartiger Streik organisiert. 70.000 Männer und Frauen aus allen Teilen des Landes beschlossen, sich ein Jahr, vom 1. Mai 1898 an gerechnet, aller alkoholhaltigen Getränke zu enthalten.

Das Gothenburger System ist insbesondere von den Enthaltsamkeitsanhängern vielfach und nicht wenig auch im eigenen Lande angefeindet worden. Sein unübertroffener und unvergleichlicher Vorzug gegenüber anderen Einrichtungen besteht aber vornehmlich darin, daß es sämtliche Verkaufsstellen im Monopol hat, daß es tatsächlich jedes Interesse am Handelsgewinn unter Ausschluß jeglicher Konkurrenz und somit jedes Motiv zur Beförderung des Alkoholkonsums beseitigen kann und auch beseitigt. Bei der Gründung dieses Systems war der wesentlichste und einzig wichtige Zielpunkt, den Konsum von Spirituosen, von Branntwein im Volksgebrauch immer mehr und mehr einzuschränken und zu vermindern, da der Verbrauch an Wein und Bier ein relativ sehr geringer war. Da der Verbrauch an letzteren wie in den meisten Kulturländern in den letzten Jahren sehr erheblich zugenommen und die Gefahren des Alkoholismus durch diesen unterhalten und gefördert wird, so wird, was zu hoffen ist, die Einsicht der schwedischen Gesetzgebung das Monopol auch auf den Ausschank von Bier und Wein ausdehnen und zweifellos durch das Bolagsystem auch diese Gefahren eindämmen und beseitigen.

Ein unberechenbarer Wert des skandinavischen Systems liegt auch darin, wie *Rowntree* und *Scherwell* in neuester Zeit (Public central of the liquor traffic, a review of the Scandinavian experiments in the light of recent experience, London 1903) mit Recht hervorheben, daß jeder politische Einfluß auf Gesetzgebung und Verwaltung hinsichtlich des Getränkehandels, welcher von den kapitalsmächtigen Produzenten und Händlern (Brauern, Brauereien und Wirten) überall ausgeht und sich heimlich und offen mächtig dokumentiert, ganz beseitigt, die Korruption von dieser Seite unmöglich und somit ein schweres Hindernis für die Reform der Trinksitten sowie auch für andere soziale Einrichtungen aus dem Weg geräumt ist.

In einem Bericht, den wir schon 1883 nach einer eingehenden Studie in Schweden und Norwegen in Gemeinschaft mit *Lammers, Klöffler* auf Veranlassung des Deutschen Vereins gegen den Mißbrauch geistiger Getränke publiziert haben, haben wir schon hervorgehoben, daß das Gothenburger System die Vorteile bietet, daß es den Eigennutz des Privathandels ausschließt, die Zahl der Schankstellen immer zu reduzieren vermag, je nach dem wirklichen lokalen Bedürfnis angepaßt, daß es den Verkauf auf Borg nicht zuläßt und jedes Mittel unterlassen kann, das das Publikum zum Trinken anlockt und reizt.

Bedenkt man zuletzt noch, daß der nicht unbeträchtliche Gewinn, der den Bolags aus dem Getränkemonopol entsteht, lediglich für wirklich gemeinnützige Zwecke, öffentliche wohltätige Einrichtungen verausgabt wird, und vielleicht in noch besserer Weise verwendet werden kann, als in neuerer Zeit von oppositioneller Seite angegeben und behauptet wird, so glauben wir in dem Gothenburger System, wie es sich in Schweden und Norwegen ausgebildet hat und in einer noch vollkommeneren Weise ausbildungsfähig ist, dasjenige System erblicken zu können, das den Anforderungen der Mäßigkeitsbestrebungen im idealsten und vollkommensten Sinne entspricht und das uns als Vorbild vorschwebt, das nachgeahmt zu werden verdient.

Folgende Sätze geben unsere Anschauungen über den Wert des Gothenburger Systems wieder: „Das Gothenburger System ist unzweifelhaft eine der erfolgreichsten Maßregeln zur Förderung der öffentlichen Sittlichkeit und Ordnung, von denen die Geschichte der europäischen Kulturvölker weiß . . . Die Mängel und Fährlichkeiten, denen es ausgesetzt ist, können auch in den Augen unbefangener fremder Beobachter nicht dazu führen, daß man seine weit überwiegenden Vorzüge zurückstellt.“

„Es bringt die geschäftliche Verbreitung des gefährlichen Volksgenußmittels in die Hand der gebildeten und durchschnittlich auch bestmeinenden Gemeindeglieder und beseitigt die Handhabung dieses Geschäftszweiges im Interesse an hohem Absatz.“

„Auf diese Weise erst lassen sich die Vorschriften der Gesetzgebung, daß nicht an Minderjährige und an schon trunkene Leute eingeschenkt werden dürfe, zu befriedigender Lösung bringen; nun verschwindet aus dem Kleinverkauf das Kreditieren. . . . Die Versucher zu diesem verhängnisvollen Giftgenuß entfernt das Gothenburger System, indem es die Zahl der Versuchsstätten bedeutend einschränkt.“

„Man bringt an die Stelle ungereinigten Schnapses den zehnfach gereinigten fuselfreieren. . . . Man schließt schon vor der Zeit des allgemeinen Zubettegehens und öffnet nicht vor einer späteren Morgenstunde. . . . Die Ruhe und Ehrbarkeit des Sonntags wird geschützt durch Einschränkung allen Branntweinausschankes. An Markttagen sorgt zeitweilige oder frühere Schließung der Schänken für die Verhütung einer ausgebreiteten Trunkenheit unter den der Stadt zuströmenden Landleuten."

„Das alles muß auf die Einschränkung des Branntweintrinkens wirken und tut es nach der vorliegenden Statistik in der Tat. Es findet eine unverkennbare allgemeine Besserung der Gewohnheiten und Sitten statt. — Und dazu kommt endlich noch die allgemeine Verwendung des Gewinnes aus der Unternehmung der Schankgesellschaften zu rein gemeinnützigen Zwecken!"[27])

Das Gothenburger System hat in neuester Zeit weite Anerkennung und praktische Nachahmung gefunden dadurch, daß die von Lord *Grey* in England und in Deutschland von dem Verein für Gasthausreform *(v. Diergardt, W. Bode, Eggers*-Bremen) eingeführte und erstrebte Gasthausreform ganz nach den Grundsätzen jenes Systems gedacht und eingerichtet wird.

10. Beaufsichtigung des Getränkehandels nach Ort und Zeit.

Mit Recht wird von allen Freunden der Mäßigkeitssache verlangt, daß der Verkauf von Branntwein in den Spezerei-, Gewürz- und Vorkosthandlungen absolut verboten sein soll. Das Schankgesetz in Schweden verbietet dies ausdrücklich; in Schottland ist dies durch die „Forbes Mackenzie Act" der Fall.

Alle Schankgesetze geben genau die Zeit an, wann der Ausschank geschlossen werden müsse (Polizeistunde), und in vielen Staaten (Amerika, England, Schweden, Norwegen) ist der Verkauf am Sonntage gänzlich untersagt oder nur auf einige Stunden erlaubt; in noch anderen ist er sogar an Sonnabend, abends 6 Uhr, bis Montag früh 9 Uhr ganz verboten. Es wird diesen Vorschriften eine große Abnahme der Fälle öffentlicher Trunkenheit an den Sonn- und Festtagen sowie der mit diesen zusammenhängenden Verbrechen und Vergehen nachgerühmt. Nach den oben angeführten Daten sind diese Tatsachen leicht erklärlich. Indessen werden solche Gesetze sich nur dort ein- und mit Erfolg durchführen lassen, wo sie in Übereinstimmung sind mit den sonstigen Anschauungen über die allgemeine Sonntagsheiligung, und wo sie dem allgemeinen Rechtsgefühl und Bedürfnis entsprechen.

II. Sorge für Reinheit des Trinkbranntweins.

Nur in wenigen Spezialschankgesetzen, so im schwedischen (1869) und englischen (1872), wird ausdrücklich eine harte Strafe für die Fälschung des Trinkbranntweins (mit für die Gesundheit schädlichen Stoffen gefälscht; wer geistigen Getränken schädliche oder sonst verbotene Stoffe beimischt) besonders festgesetzt. Handlungen dieser Art können in anderen Staaten nach den bestehenden Nahrungsmittelgesetzen und auch nach den Bestimmungen des allgemeinen Strafgesetzes geahndet werden.

In die Kategorie dieser fürsorglichen Tätigkeit des Staates fällt die viel diskutierte Frage nach der Entfuselung des Trinkbranntweins. Man ist von gewisser Seite so weit gegangen, zu behaupten, daß reiner, fuselfreier Branntwein vollkommen unschädlich sei, so daß in der Entfuselung des Branntweins die ganze Lösung der Frage des Alkoholismus liege. Es kann auf das Irrtümliche und Falsche in dieser Auffassung nicht genug hingewiesen werden. Der unmäßige Genuß von ganz reinem Branntwein, von reinem Äthylalkohol, ruft sicher viele Erscheinungen des Alkoholismus hervor, so daß in erster und letzter Reihe der gewohnheitsmäßig mißbräuchliche Genuß auch des reinsten alkoholischen Getränkes zu bekämpfen ist. Die Frage, um die es sich hier handelt, ist die, ob die im Spiritus bei dem Prozeß der Destillation von Kartoffeln, Getreide, Rüben, Mais u. dgl. sich entwickelnden sogenannten schweren Alkohole, ob die Fuselöle, wenn sie dem Trinkbranntwein beigemischt bleiben, die Wirkung des Äthylalkohols erhöhen, die Erscheinungen der Trunksucht an In- und Extensität vermehren. Es ist eine Tatsache, daß die schweren und degenerativen Erscheinungen des Alkoholismus dort, wo Wein und Bier konsumiert wird, nur wenig bekannt sind, selbst wenn der in ihnen enthaltene Äthylalkohol sehr große Mengen ausmacht und habituell unmäßig genossen wird. Mit der Abnahme des Wein- und Zunahme des Branntweingenusses treten erst die eigentlichen Säuferkrankheiten auf, so in Frankreich, Italien und in neuester Zeit auch im südlichen Österreich. Wir wissen ferner aus zahlreichen Experimenten an Tieren und aus den Beobachtungen einzelner Forscher an sich selbst, daß die schweren Alkohole schon in geringer Menge erheblich mehr toxisch wirken als der Äthylalkohol.

Es ist erwiesen, daß die einzelnen Alkohole mit ihrem Gehalt an Kohlenstoff und mit der Höhe ihres Siedepunktes an Toxizität zunehmen, so daß der Butylalkohol mit 107° Siedepunkt bedeutend toxischer wirkt als der Äthylalkohol (78·5°), und daß der Amylalkohol (131·40) am giftigsten wirkt *(Cros, Rabuteau, Richardson, Dujardin-Beaumetz* und *Audigé).* Der Amylalkohol, der wesentlichste Bestandteil des Fuselöls, wirkt nach *Rabuteau* 15mal aktiver als Äthyl- und 3—4mal aktiver als Butylalkohol. Die tödliche Dosis pro Kilo beträgt nach den Versuchen von *Dujardin-Beaumetz* und *Audigé* für

Äthylalkohol . . .	8·0 Gramm
Propylalkohol . .	2·9 „
Butylalkohol .	2·0 „
Amylalkohol .	1·7 „

Féré hat bei seinen Versuchen über den Einfluß des Alkohols auf die Entwicklung des Hühnerciembryos gefunden, daß der Äthylalkohol lange nicht soviel anormale mißgestaltete tote Embryonen hervorbringe und auch nicht soviel kurzlebige Junge als die höherwertigen Alkohole.[32]) — Besonders intensiv und schnell tritt schon nach der Aufnahme ganz geringer Mengen dieser Alkohole das Stadium der Depression ein, und wenn auch in den gebräuchlichen alkoholischen Getränken, selbst in dem konzentriertesten derselben, in dem Trinkbranntwein, die Mengen dieser Verunreinigungen ungemein gering sind, so ist ihre Anwesenheit bei größeren und häufigeren

Dosen sicher nicht ohne Bedeutung. *Strassmann* hat gefunden, daß bei einem Zusatz von 3% Amylalkohol die Wirkung sehr bedeutend und erst bei 1% diese nicht wesentlich gesteigert ist, und nach *Georg Baer* ist bei der Gegenwart von 4% eines hohen Alkohols im Äthylalkohol die Giftigkeit beträchtlich und erst bei 1% ganz unbedeutend erhöht.

Viele Beobachter stimmen darin überein, daß der durch Fuselöl verunreinigte Branntwein durch den während vieler Jahre fortgesetzten Genuß, wie es bei der Gewohnheitstrunksucht beim Menschen der Fall ist, die schweren degenerativen Erscheinungen der Organe erheblich befördert. Nicht nur, daß Beimengungen von Amylalkohol die akuten Intoxikationserscheinungen in einer viel stürmischeren Art hervorrufen, es ist auch an Tierversuchen erwiesen, daß durch lange fortgesetzte Einverleibung von Alkohol mit Beimengungen von Amylalkohol die fettige Degeneration und Infiltration der Zellen der Leber und des Gehirns sowie der Grad des Degenerationsprozesses sehr bedeutend verstärkt werde.[33]) Wenn es auch richtig ist, daß die Gefahren des Alkoholismus durch den unmäßigen Genuß des in allen berauschenden Getränken (Branntwein, Bier, Trauben- und Obstwein) enthaltenen Äthylalkohols allein verursacht werden, so ist doch ebenso sicher, daß jene um so größer werden, je mehr diese Getränke mit fuselartigen und anderen gesundheitswidrigen Beimengungen verunreinigt sind. In neuester Zeit (1896) hat auch eine von der Académie de Médecine in Paris eingesetzte Kommission in einer Resolution erklärt: „Die Gefahr (sc. des Alkoholismus) wird größer sowohl durch das Vorhandensein von Unreinigkeiten, von schlechtem oder gar nicht rektifiziertem Alkohol, von Furfurol, von Fusel etc., oder durch Hinzufügen von künstlichen Buketts, von Essenzen und Ölen, von Substanzen, welche wirkliche Gifte sind."

Dr. *Franz Lindl*[34]) schreibt der Verunreinigung durch Fuselöl eine besondere Wirkung bezüglich der Polyneuritis alcoholica zu. Diese neuritischen Beschwerden findet man, wie er hervorhebt, bei Biertrinkern viel seltener als bei Schnapssäufern. Die Häufigkeit und Intensität der Erkrankung an Polyneuritis (Schmerzen der Muskeln und Nerven, Waden, Oberschenkeln, Arme etc.), meint er, steigt proportional der Menge, der Einwirkungsdauer und vor allem proportional der Konzentration sowie dem Fuselgehalt der genossenen Spirituosen. Auch relativ kleine, aber dauernd dem Körper einverleibte Mengen derartiger unreiner und starkprozentiger Spirituosen wirken toxisch auf verschiedene Organe des Körpers.

Auch sind nicht selten, wie ältere und neuere Untersuchungen dartun, sogenannte Branntweinschärfer (Pfeffer, Paradieskörner, Kapsikum, spanischer Pfeffer, Paprika) dem Trinkbranntwein beigemengt. *Nikton* hat sie verschiedentlich im „Kümmel" und „Nordhäuser" nachgewiesen.[35]) Daß der Genuß dieser scharf reizenden Substanzen für den Magen und das Nervensystem nicht ohne Bedeutung bleibt, ist wohl selbstverständlich.

„Die höher molekularen Alkohole, die sogenannten Fuselöle (Propyl-, Butyl-, Amyl-Alkohole), hebt Prof. *Ziehen* hervor, sind fast ausnahmslos schwere Gifte für das Nervensystem.[36]) Selbst in verschwindend kleinen Dosen bewirken sie schwere und bei wiederholtem Genuß dauernde Schädigung des Rückenmarks und namentlich des Gehirns. Diese hochmolekularen Alkohole sind nun in dem Branntwein durchweg in erheblicher Menge enthalten. Während die Naturweine und Biere nur sehr wenig enthalten, enthält der Branntwein bis zu 0·3%. Der letztere Gehalt ist so hoch, daß der Branntweingenuß in jeder Form und in jedem Maße unbedingt als schädlich bezeichnet werden muß. Hier kommt für den Einsichtigen nur die völlige Abstinenz in Betracht."

„Die schädliche Wirkung des Alkohols," meint auch Prof. *Weichselbaum* auf dem Wiener Antialkoholkongreß, „hängt nicht bloß davon ab, wieviel jedesmal genossen und wie lange der Genuß fortgesetzt wird, sondern auch von der Beschaffenheit des alkoholischen Getränkes, d. h. davon ab, ob das betreffende Getränk außer dem eigentlichen Alkohol noch andere, den letzteren an giftiger Wirkung übertreffende Substanzen enthält, wie dies tatsächlich bei minderen Branntweinsorten der Fall ist, und endlich noch ganz besonders von dem körperlichen Zustande des einzelnen Individuums.[37])

Die zahlreichen sehr exakten Versuche von Prof. *v. Grützner*[38]) und seinen Schülern *(Breyer, Räther, Führer)* haben die große Verschiedenheit der Giftwirkung dieser Alkohole auf das evidenteste dargetan. „Es ist keineswegs," meint auch dieser Autor, „gleichgültig, ob in den alkoholischen Getränken nur reiner Äthylalkohol oder auch noch jene höheren, überaus giftigen Alkohole bzw. anderweitige, vielleicht noch giftigere Zersetzungsprodukte enthalten sind. Sie erhöhen die Giftigkeit alkoholischer Getränke sehr bedeutend. . . ." Alle Alkohole, meint er, haben erst eine anregende und erst später eine lähmende Wirkung. Die anregende Wirkung der höheren Alkohole ist nur bei den allerkleinsten Mengen dieser Stoffe nachzuweisen, da sie sich äußerst schnell in die lähmende umsetzt. Sie wirken beinahe so wie größere Mengen der niederen Alkohole, während kleine Mengen dieser niederen Alkohole außerordentlich lange eine kräftig anregende und erst später eine lähmende Wirkung entfalten.[39])

In Schweden wird schon seit vielen Jahren und in der Schweiz seit Einführung des Branntweinmonopols nur gereinigter Branntwein verabreicht. Als Maximum des zulässigen Gehalts von Amylalkohol ist hier 3 pro Mille des Trinkbranntweins normiert, ein Quantum, das wir (*A. Baer:* Die Verunreinigungen des Trinkbranntweins insbesondere in hygienischer Beziehung. Wissenschaftliche Beiträge zum Kampf gegen den Alkohol. 1886) zu einer früheren Zeit als die zulässige Grenze bezeichnet haben. In dem neuesten belgischen Gesetz vom 22. Dezember 1905 wird im Artikel 3 verboten: „zu fabrizieren, zu verkaufen Spirituosen, welche auf 1 Liter mehr als 3 *g* einer der höheren Alkoholarten (Amylalkohol, Aldehyd etc.) enthalten. Das Maximum von Absinth darf sich nur auf 2 *g* belaufen". In gleich strenger Weise sind Beimengungen anderer Art verboten (Mirbanöl, Salizyl, Aldehyd u. dgl.). — In Deutschland ist der im Branntweinsteuergesetz von 1887 vorgeschriebene Reinigungszwang wieder aufgehoben worden bis zu dem Zeitpunkte, wo die Wissenschaft eine genaue Kenntnis der einzelnen Alkohole, welche das Fuselöl bilden, in toxischer und sanitärer Beziehung liefern wird. In Frankreich hat die Deputiertenkammer den vom Senat gemachten Vorschlag angenommen, einen hohen Preis auszusetzen für denjenigen, welcher ein brauchbares und einfaches Verfahren angeben wird, das von den Verwaltungsbeamten angewendet werden kann, um in den alkoholischen Getränken und in den im Handel befindlichen Spirituosen die Gegenwart und die Menge der anderen Substanzen außer dem chemisch reinen Äthylalkohol nachzuweisen.

III. Bestrafung der öffentlichen Trunkenheit.

Die Unterdrückung der Trunksucht durch Bestrafung des Trinkers ist schon vor Jahrhunderten in verschiedenen Ländern und, wie man weiß, mit nur geringem Erfolge versucht worden. Bekannt sind die drakonischen Strafen, mit welchen das Edikt Franz I. in Frankreich 1536 den Trinker belegte. Dieses bestraft jeden, der betrunken getroffen wird, zunächst mit Gefängnis bei Wasser und Brot, im Rückfalle außerdem noch mit öffentlicher Züchtigung, in wiederholtem Rückfalle mit Ohrenabschneidung und Verbannung. Minder hart waren die alten Strafbestimmungen unter Jakob I. in England; das Edikt von Georg II. in Hannover (1736) straft die Branntweintrunkenheit mit dreitägiger Gefängnisstrafe zu Wasser und Brot, bei nicht verspürter Besserung je nach dem Befinden der Gerichtsobrigkeit mit der Karren-, Zucht- und Spinnhausstrafe.

Obschon die Erfolge dieser älteren Gesetzgebung nicht sehr aufmunternd sind, sind in vielen modernen Kulturstaaten Strafgesetze gegen die öffentliche Trunkenheit erlassen. Der Gesetzgeber untersagt viele Handlungen im Interesse der öffentlichen Ordnung und Wohlfahrt, auch Handlungen, die an sich nicht unsittlich sind, die jedoch die Unsittlichkeit zu befördern geeignet sind. Trunksucht und Trunkenheit sind zweifellos Zustände, welche schwere Schädigungen der öffentlichen Wohlfahrt herbeiführen, das sittliche Leben in einem hohen Grade gefährden, und darum will der Gesetzgeber diese Quelle so vieler Gemeinschäden durch Strafmittel unterdrücken. Der Trunkene ist in dem Zustande der Trunkenheit sich und anderen gefährlich; die öffentliche Trunkenheit ist eine Beleidigung des allgemeinen Sittlichkeitsgefühls, und aus diesem Grunde soll und muß sie von dem Gesetz als strafwürdige Handlung bezeichnet werden. Die Bestrafung der öffentlichen Trunkenheit ist im Kampfe gegen die Trunksucht unerläßlich notwendig, damit jener der Makel der unsittlichen Handlung anhafte, damit sie von dem Gesetz als solche gebrandmarkt werde.

In einzelnen Staaten wird die öffentliche Trunkenheit nur dann bestraft, wenn sie öffentliches Ärgernis erregt; in anderen auch schon die Trunkenheit an sich. Die Strafen sind sehr verschieden, von geringen Geld- und Gefängnisstrafen im ersten Falle bis zu größeren Geld- und Freiheitsstrafen, selbst bis zum Verluste der politischen Ehrenrechte im wiederholten Rückfalle (Frankreich). Ältere Spezialverordnungen gegen die öffentliche Trunkenheit bestehen schon in Schweden (1841), Norwegen (1845), England (1862,

1872 und 1903); ebenso verschärfte Strafen bei Trunkenheit mit lärmendem und ungebührlichem Verhalten. Das Gesetz „zur Unterdrückung der öffentlichen Trunkenheit“ vom 3. Januar 1873 in Frankreich ist namentlich im wiederholten Rückfalle sehr streng. In Österreich besteht seit 1877 ein Gesetz „zur Hintanhaltung der Trunkenheit“ nur für Galizien und die Bukowina; dasselbe sollte nach einem früheren Gesetzentwurf auch auf die übrigen Kronländer ausgedehnt werden.[40]) In den Niederlanden wird nach dem Schankgesetz von 1881 mit Geldstrafe von 50 Cents bis 50 fl. jeder bestraft, der sich im kenntlichen Zustande von Betrunkenheit auf öffentlichen Wegen betreffen läßt; im Rückfalle tritt Gefängnisstrafe ein, welche beim dritten und weiteren Rückfalle binnen 6 Monaten auf 1 bis 21 Tage bemessen werden kann, und daneben kann auch die Aufnahme in ein Arbeitshaus von 3—12 Monaten erkannt werden. Das belgische Gesetz über die Trunkfälligkeit von 1887 bestraft jeden, der an einem öffentlichen Orte in einem Zustande von Trunkenheit betroffen wird, und Unordnung, Ärgernis oder Gefahren für sich selbst oder für andere herbeiführt. In Italien bestimmt das neue Strafgesetz, daß derjenige, welcher auf öffentlichen Plätzen und Straßen in deutlicher Betrunkenheit betroffen wird, eine Geldstrafe bis zu 30 Frcs. bezahlen soll und im Wiederholungsfalle mit einer Haft von 6—24 Tagen belegt werde. Die neueste Licensing Act 1902 in England bestraft die öffentliche Trunkenheit an sich als ein Vergehen. In Deutschland ist das 1881 vom Bundesrat eingebrachte Gesetz, betreffend die Bestrafung der Trunkenheit, vom Reichstage zurückgewiesen worden.

Die Zahl dieser Bestrafungen ist in einem und demselben Lande häufig eine ungleiche und wechselnde. Sie ist nur dort, wo das Gesetz von den Behörden und den Aufsichtsorganen gleichmäßig gehandhabt wird, in einem gewissen Sinne der Maßstab für die im Lande oder in einem Distrikte herrschende Trunksucht, aber auch nur lediglich der scham- und rücksichtslosen öffentlichen Trunkenheit, während sie über die stille, heimliche und vielleicht gefährlichere Form des Alkoholismus keine Auskunft gibt.[42, 43])

In England und Wales sind wegen Trunkenheit und unordentlichen Benehmens *(drunk and disorder)* verhaftet worden:

Jahre	Zahl der wegen Trunkenheit etc. verhafteten Personen	Prozent von allen Verhafteten in diesem Jahre	Jahre	Zahl der wegen Trunkenheit etc. verhafteten Personen	Prozent von allen Verhafteten in diesem Jahre
1860	88.361	—	1891	176.101	—
1865	105.310	—	1895	175.628	—
1870	131.880	23	1896	187.258	—
1875	203.989	31	1897	193.276	—
1880	172.859	26	1901	210.429	—
1885	183.221	27·5	1903	213.803*)	—
1887	162.772	24·5			

*) National Temperance League's Annal., 1899—1906.

In London betrug die Zahl der Verhafteten überhaupt und auf je 1000 der Bewohner:

1831: 31.353	und 20·5	1885: 22.568	und 4·2
1835: 21.794	„ 13·3	1887: 20.658	„ 3·7
1845: 17.361	„ 7·5	1896: 36.565	„ —
1855: 19.297	„ 6·9	1897: 43.512	„ —
1865: 19.275	„ 5·7	1902: 51.952	„ —
1875: 30.976	„ 7·5	1903: 54.193	„ —

Bei diesen Zahlen ist nicht zu vergessen, daß London eine Einwohnerzahl hatte 1831: 1,523.875; 1861: 3,118.754 und 1887: 5,476.447.

In Schweden wurden verurteilt wegen Betrunkenheit im Jahre

1861: 13.017 = 0·33% der Bevölk.	1876: 20.095 = 0·44% der Bevölk.
1865: 10.831 = 0·26% „ „	1880: 19.326 = 0·42% „ „
1870: 8.630 = 0·21% „ „	1885: 18.307 = 0·39% „ „
1875: 18.739 = 0·43% „ „	

In Galizien und in der Bukowina wurden bestraft:

	1877	1878	1879	1880	1881	1882
	Galizien					
Wegen Trunksucht . . .	5587	18.346	17.848	17.475	18.995	18.705
Wegen Versetzung in den Zustand der Trunkenheit . .	119	291	277	346	320	271
Wegen Verabreichung von Getränken an Unmündige .	223	724	790	637	850	887
	Bukowina					
Wegen Trunksucht	353	1077	935	1798	2000	1567
Wegen Versetzung in den Zustand der Trunkenheit . .	—	65	5	34	1	7
Wegen Verabreichung von Getränken an Unmündige .	7	35	50	1144	124	96

Über die Wirksamkeit dieses Gesetzes in sozialer Hinsicht äußerten sich die zuständigen höchsten Justizbehörden (1883) äußerst günstig. „Seit der Einführung dieses Gesetzes," heißt es in den Berichten, „läßt sich statistisch eine konstante Abnahme jener Straffälle nachweisen, in welchen die unter dem galizischen Landvolke sonst zur traurigen Gewohnheit gewordene Trunksucht die Quelle und Triebfeder von Verbrechen und Übertretungen bilde. Namentlich trage die Mitwirkung der autonomischen Organe durch Angabe der konstatierten Übertretungen bei den Gerichten zur Wirksamkeit des Gesetzes wesentlich bei." In den letzten Jahren hat die Zahl der Bestrafungen noch zugenommen; so betrug sie 1883: 23.368 in Galizien und 1867 in der Bukowina; 1884: 23.985 und 2043; 1885: 22.228 und 2273.[41])

In Frankreich hat sich die Wirkung des Gesetzes von 1873 folgendermaßen gezeigt. Es wurden bestraft:

Jahre	Wegen einfacher Übertretungen	Wegen Übertretung in Gemeinschaft mit anderen Vergehen	Im zweiten Rückfalle	Zusammen
1873	52.613	5.754	980	59.347
1875	81.486	14.473	5523	98.482
1877	70.062	10.369	4462	84.893
1879	54.644	3.940	3005	65.989
1880	49.073	9.040	2601	60.714
1881	54.185	10.255	2939	67.379
1882	55.298	10.266	3370	68.934
1883	56.110	9.967	3429	69.506
1884	54.943	9.535	3594	68.072
1885	50.892	8.603	—	—
1890	49.167	9.869	—	—
1895	45.396	9.461	—	—
1900	53.759	8.126	—	—
1902	49.004	8.190	—	—
1903	45.164	6.964	—	—

„Die Berichte über die Erfolge dieses Gesetzes," meint *Claude,* „lauten im allgemeinen günstig; indessen sollen sie jedoch besonders auf dem Lande viel zu wünschen übrig lassen, weil die Ortsvorsteher, um ihre Popularität besorgt, den niederen Polizeiorganen die Ausführung dieses Gesetzes überlassen, und diese sich hüten, zu strenge zu erscheinen in der Verfolgung eines Vergehens, dessen sie sich selbst gar häufig schuldig machen. Im allgemeinen hat sich das Gesetz nach übereinstimmendem Urteil in Frankreich in keiner Weise als ein wirksames Mittel zur Bekämpfung des Alkoholismus bewährt. Während in der ersten Zeit, wie im Jahre 1875, über 80.000 Personen bestraft wurden, sank diese Zahl hier schon 1879 um ein Drittel und ist dann in neuester Zeit auf die Hälfte heruntergegangen. Diese Abnahme der Zahl der Bestraften entspricht durchaus nicht einer Abnahme der Trunkenheit. Die offizielle Statistik schreibt diese Abnahme nur der Saumseligkeit der Beamten zu; es wird nicht mehr mit der Strenge durchgeführt, als es anfangs geschah, wo es wie alle andern Gesetze mit großem Eifer durchgeführt wurde. Diese Zahlen beweisen gar nichts, wenn man bedenkt, daß seit 20 Jahren der Alkoholkonsum um 25% zugenommen und daß die den Steuern unterworfenen Mengen in Absinth, Likör und Spirituosen um $^2/_3$ gewachsen sind."

Ein Gesetz zur Bestrafung der Trunkenheit kann nach allen Erfahrungen sich nur dort wirksam erweisen, wo gleichzeitig der Trunksucht in präventiver Weise mit strengem Ernst entgegengetreten wird. Dort hingegen, wo der Branntwein zu äußerst billigen Preisen und auf jeden Schritt zu haben ist, wo die Besteuerung des Branntweins sehr gering und die Zahl der Branntweinverkaufsstellen übergroß ist, scheint es beinahe hart, die öffentliche Trunkenheit zu bestrafen. Wo die Versuchung und Verleitung zum Trunke so planmäßig gefördert wird, sollte man davon abstehen, die Trunkenheit als eine gesetzwidrige Handlung zu ahnden.

Wir müssen uns versagen, näher auf die mediko-legale Frage der Bestrafung resp. der Strafloshaltung der in Trunkenheit begangenen

Verbrechen einzugehen. Indessen ist doch darauf hinzuweisen, daß es nicht im Interesse der Bekämpfung der Trunksucht liegt, und daß es das allgemeine Rechtsbewußtsein schwer verletzt, wenn eine große Zahl der in der Trunkenheit begangenen Verbrechen der strafrechtlichen Ahndung sich gänzlich entzieht. Dort, wo die einfache und die öffentliche Trunkenheit bestraft wird, kann das in dem Zustande der Trunkenheit begangene Verbrechen als erschwerendes Moment angesehen werden, so daß die Strafe nicht für das Verbrechen, sondern für die qualifizierte Trunkenheit, und zwar in ansehnlicher Steigerung eintreten müßte. Dort, wo die Trunkenheit nicht bestraft wird, liegt mindestens eine fahrlässige Handlung vor. Fehlt auch bei der in sinnloser Trunkenheit begangenen Handlung die freie Willensbestimmung und kann, wie die Motive zum Entwurf eines Gesetzes, betreffend die Bestrafung der Trunkenheit im Deutschen Reich 1881, ausführen, „die in sinnloser Trunkenheit begangene Handlung dem Täter als eine vorsätzliche nicht zugerechnet werden", so ist damit noch nicht die Bestrafung ausgeschlossen, welche darin zu finden ist, „daß der Täter in nicht entschuldbarer Weise in jenen Zustand gelangt ist, der den rechtswidrigen Erfolg verursacht hat". Wenn auch beim Begehen der Tat die Zurechnungfähigkeit durch sinnlose Trunkenheit ausgeschlossen ist, so sollte eine gänzliche Straflosigkeit nimmermehr eintreten, da der Trinker sich als gemeingefährlich erwiesen und schon aus Gründen der öffentlichen Sicherheit gestraft werden müßte.

Nach dem deutschen Gesetzentwurf von 1881 sollte jede Handlung, welche in einem bis zur Ausschließung der freien Willensbestimmung gesteigerten Zustand von Trunkenheit begangen ist, bestraft werden, und zwar ist die Strafe nach derjenigen Norm zu bemessen, welche den Täter treffen würde, wenn er die Tat im Zustande freier Willensbestimmung begangen hätte. An die Stelle einer alsdann angedrohten Todes- oder lebenslänglichen Freiheitsstrafe tritt Gefängnisstrafe nicht unter einem Jahre; in allen anderen Fällen ist die Strafe zwischen $^1/_4$ des Minimal- und $^1/_2$ des Maximalbetrages der angedrohten Strafe zu bemessen, wobei an die Stelle des Zuchthauses Gefängnisstrafe von gleicher Dauer tritt. Nach verbüßter Strafe kann die verurteilte Person in ein Arbeitshaus, oder in diesen Fällen in eine zur Heilung oder Verwahrung von Trunksüchtigen bestimmte Anstalt gebracht werden. Wir wissen, daß dieser Entwurf keine Gesetzeskraft erhalten hat, und in Deutschland, wie in vielen anderen Ländern wird die Trunkenheit tatsächlich vielfach als Milderungs- respektive Strafausschließungsgrund angesehen.

Das neue italienische Strafgesetz hält den Trunkenen für gemindert zurechnungsfähig und belegt die im Zustande der Trunkenheit verübten Handlungen mit geringeren Strafen; gewohnheitsmäßige Trunkenheit wirkt straferschwerend. War die strafbare Handlung im Zustande der Betrunkenheit begangen, so wird der Täter bestraft, und zwar mit Haft bis zu 1 Jahr oder mit $^2/_3$ der Strafe, die ihn für das im zurechnungsfähigen Zustand begangene Verbrechen treffen würde. War der Täter bis zur Bewußtlosigkeit volltrunken, so kann ihm das Verbrechen nicht angerechnet werden, aber er wird für die Trunkenheit an sich mit einer Haftstrafe bis zu 1 Jahre belegt. Das Gesetz bestraft außerdem jede öffentliche Trunkenheit mit einer Geldstrafe bis zu 30 Francs und im Wiederholungsfalle mit Haft von 6 bis 24 Tagen. — In Schweden wird derjenige, welcher in berauschtem Zustande öffentlich angetroffen wird, mit Geldstrafe von 5—20 Kronen bestraft, in Norwegen mit 1—800 Kronen, bei 3maliger Wiederholung mit Gefängnis; auch wird, wer in Norwegen im eigenen Hause durch Trunkenheit Frieden und Ordnung stört, ins Gefängnis gebracht, bis er wieder nüchtern ist.

Jedenfalls darf die Trunkenheit kein Grund sein, die Strafe für ein begangenes Verbrechen auszuschließen.

IV. Maßregeln gegen den Gewohnheitstrinker.

Wichtiger noch als Strafbestimmungen gegen den Gelegenheitstrinker sind gesetzliche Maßnahmen gegen den Gewohnheitstrinker. Dieser entzieht sich durch seine krankhaft gewordene Leidenschaft, welche seine materielle und moralische Existenz früher oder später unausbleiblich vernichtet, allen Pflichten, die er dem Staate, der Gemeinde, selbst der Familie schuldet. Hat die Gesetzgebung nicht die Aufgabe, das schutzlose Weib, die unmündigen Kinder vor dem Ruin zu wahren, welchen die Trunksucht des Gatten, des Vaters bereitet? Ist es doch eine häufige Erscheinung, daß Trinker, um ihrer verderblichen Neigung zu fröhnen, ihre Angehörigen den härtesten Entbehrungen überlassen und sie fortgesetzt brutal mißhandeln, deren Arbeitseinkommen vergeuden. Und welche schwere Nachteile erwachsen aus dem bestehenden Familien- und Erziehungsrechte eines solchen Vaters für die sittliche und materielle Zukunft der Kinder? Will man dem Trinker die Freiheit seiner Handlungsweise lassen, eine Freiheit, die zu gebrauchen er nicht mehr fähig ist, und will man ihm das Recht einräumen, über das Wohl der Seinen zu bestimmen? Soll dem Trinker, bis er ein Verbrechen begangen oder irrsinnig geworden, die persönliche Freiheit verbleiben, obschon er ein Gegenstand der Gefahr für sich, für die Familie und die Gesellschaft ist? Diesem beklagenswerten und von allen Seiten tief empfundenen Übelstande kann nur abgeholfen werden durch gesetzliche Maßnahmen, welche die Entmündigung des Trinkers und in viel wirksamerer Weise durch seine zwangsweise Unterbringung in eigenen Anstalten ermöglichen.

a) Die Entmündigung des Trinkers.

Die Frage über die gesetzliche Entmündigung des Trinkers ist vielfach erörtert worden. Auf dem internationalen Kongreß gegen den Mißbrauch geistiger Getränke zu Brüssel (1880), auf der Versammlung des deutschen Vereins gegen den Mißbrauch geistiger Getränke zu Darmstadt (1887), auf dem deutschen Juristentage zu Stettin (1888) und auch von anderen autoritativen Stimmen ist die Notwendigkeit dieser Maßnahme anerkannt worden.[43,44]) Die sachkundigen Begutachter *(v. Schwarze, v. Strauß, Fuld, Lammers, Miquel, Makower)* waren alle mehr oder minder der Meinung, daß die Entmündigung des Trinkers nicht vermöge der bestehenden gesetzlichen Bestimmungen über die Entmündigung der Verschwender und der Geisteskranken vor sich gehen könne, sondern daß es hierzu einer besonderen gesetzlichen Bestimmung bedürfe. Der Berichterstatter auf dem Juristentage *(Makower)* legte das Hauptgewicht darauf, daß bei Gewohnheitstrinkern, d. h. Personen, welche infolge ihrer Trunksucht sich oder andere gefährden, die Voraussetzungen vorliegen, unter denen ihre Geschäftsfähigkeit vom Staate beschränkt oder entzogen werden darf, und unter welchen ihnen Beschränkungen der persönlichen Freiheit auferlegt werden dürfen. „Nicht bloß der Vergeudung des Vermögens und des Erwerbes und der durch den Trunk herbeigeführten Verminderung der Erwerbsfähigkeit sei vorzubeugen, damit nicht der Trinker und seine Familie allmählich der Armenpflege verfallen, sondern auch dem unleidlichen Zustande sei abzuhelfen, daß Frauen und Kinder in gesetzlicher Abhängigkeit von einem Manne gehalten werden, der durch gewohnheitsmäßigen Rausch sich außerstand setzt, den nach Sitte und Gesetz ihm obliegenden Pflichten zu genügen. Das Gesetz verleiht die ehemännliche Voigtei und die väterliche Gewalt unter der Voraussetzung der vernünftigen Pflichterfüllung." Der Vorschlag des Referenten, in das bürgerliche Gesetzbuch die Bestimmung aufzunehmen: „Eine Person, welche infolge der Trunksucht sich oder andere gefährdet, kann entmündigt werden; hört dieser Zustand auf, so ist die Entmündigung wieder aufzuheben", wurde angenommen. „Dem Zwecke einer solchen Entmündigung entsprechend, seien noch die Wirkungen besonders zu bestimmen. Der Trunksüchtige, so wird ausgeführt, sei gegen sich selbst zu schützen, daher müsse es zulässig sein, ihn in eine Heilansalt zu bringen und dort eine mäßige Zeit auch gegen seinen Willen festzuhalten. Die Familie sei gegen ihn zu schützen, ihm seien daher die elterlichen und ehelichen Rechte mit Ausnahme der Nutznießung zu entziehen; im Interesse der Familie und des unterstützungspflichtigen Verbandes sei er in der Verwaltung seines Vermögens zu beschränken."

Es ist ein großes Verdienst des Deutschen Vereins gegen den Mißbrauch geistiger Getränke, durch unabläßliche Bemühung[45]) *(Struckmann)* diese wohltätige Gesetzesbestimmung in dem Deutschen Bürgerlichen Gesetzbuch zur Geltung gebracht zu haben.

Das bürgerliche Gesetzbuch bestimmt in § 6: Entmündigt kann werden:

Absatz 3. Wer infolge von Trunksucht seine Angelegenheiten nicht zu besorgen vermag, oder sich oder seine Familie der Gefahr des Notstandes aussetzt, oder die Sicherheit anderer gefährdet.

Dieses Gesetz bedeutet einen großen Fortschritt, weil es zuläßt, gegen den Trunksüchtigen schon zu einer Zeit einzuschreiten, bevor er und seine Familie dem vollen Ruine anheimgefallen ist, und besonders deshalb, weil der Vormund des Trinkers jetzt auf seinen Verfall, auf die Familie Rücksicht nehmen und ihn auch sonst zu beschützen und zu versorgen berechtigt ist. Man hat einen besonderen Wert darauf gelegt, daß dem Vormund des Trinkers das Recht und die Pflicht zusteht, diesen zu beaufsichtigen und seinen Aufenthalt zu bestimmen (§ 1631 B. G. B.), und daß der letztere auf diese Weise einer Anstalt überwiesen werden kann, wo er vor einem weiteren Verfall geschützt und einer geeigneten Behandlung unterzogen wird. Aber auch jetzt wird bei der Entmündigung hauptsächlich der wirtschaftliche Verfall des Trinkers und seiner Familie als das entscheidende Moment angesehen. In den meisten Fällen jedoch, wo eine Entmündigung des Trinkers notwendig wird, ist von einem Schutz des Besitzstandes oder eines Vermögens nicht die Rede. Andrerseits ist zu der Zeit, wo der Trinker seine Familie der Gefahr des Notstandes aussetzt, die Trinkgewohnheit bereits derartig krankhaft gebieterisch geworden, daß die Entmündigung allein eine Besserung in seinem Zustande nicht herbeizuführen imstande ist. Die Entmündigung des Trinkers kann möglicherweise abschreckend auf Andere wirken, aber sie allein wird seinen und seiner Familie materiellen und sozialen Verfall nicht aufzuhalten vermögen.

Die Entmündigung wegen Trunksucht hat tatsächlich nur eine ungemein seltene Anwendung gefunden. Es sind nach dem Inkrafttreten des Bürgerl. Gesetzbuches wegen Trunksucht entmündigt in ganz Deutschland nach *Cramer:* 1900: 688, 1901: 852, 1902: 903, 1903: 976 Personen: in Preußen nach *Endemann:* 1900: 384, 1901: 528, 1902: 576 und 1903: 623 Personen. Und doch waren im Jahre 1901 nach unsern obigen Ausführungen (S. 81) im Jahre 1901 im Deutschen Reiche in die allgemeinen Krankenhäuser an chronischem Alkoholismus und Säuferwahnsinn zugegangen 16.474 Personen (in Preußen 12.803). In den preußischen Kranken- und Irrenanstalten waren 1899 an Alkoholismus behandelt worden 21.361 Personen; *Schaefer*[48]) berechnet die Zahl der anstaltsbedürftigen Trinker in Preußen auf 2 von 10.000 Einwohner, das würde also 7000 ausmachen. *Meinert* gibt diese Zahl sogar auf 25.000 an.

Die Zahl der Entmündigungen wegen Trunksucht ist eine relativ so geringe, weil die Angehörigen des Trinkers, die allein berechtigt sind, den Antrag auf Entmündigung zu stellen, in der Entmündigung desselben weder für sich noch für ihn einen wirklich greifbaren Nutzen sehen, und weil sie in vielen Fällen aus Scheu oder Furcht den Antrag zu stellen unterlassen.

Es wird allgemein anerkannt, daß der Trunksüchtige, der seine Widerstands- und Willenskraft eingebüßt und sich oder seine Familie der Gefahr des Notstandes aussetzt, als ein kranker Mensch anzusehen ist, für welchen die öffentliche Fürsorge schützend einzutreten verpflichtet ist. Trinker dieser Art müssen derartig untergebracht sein, daß die Gesellschaft von ihrer Gemeinschädlichkeit und Gemeingefährlichkeit gesichert und ihm selbst die Möglichkeit einer Heilung oder Besserung gewährt wird. Dies ist nur zu erreichen, wenn der Trinker schon frühzeitig auf längere Zeit nach einem eingetretenen gerichtlichen Verfahren in eine Anstalt gebracht wird, welche speziell zur Behandlung von Trunksüchtigen (Heilanstalt für Alkoholkranke, Trinkerasyl) eingerichtet ist. Diese Versorgung muß auch wider seinen Willen zwangsweise geschehen können, und aus diesem Grunde kann nicht gewartet werden, bis der Trinker entmündigt ist und der Vormund seine Verbringung in die Wege leitet. Von der Entmündigung ist eine wohltätige Wirkung auf den Trinker im allgemeinen nicht zu erwarten, diese ist nur zu erreichen durch seine Unterbringung in einer Spezialanstalt für Trinker.

b) Unterbringung in Spezialheilanstalten, Trinkerasylen.

In den späteren Stadien der gewohnheitsmäßigen Trunksucht gibt es eine beträchtliche Zahl von Trinkern, welche unzweifelhaft geisteskrank sind und an den verschiedensten Formen der Geistesstörung leiden. Es treten auf alkoholischer Basis nicht allein vorübergehende Erscheinungen von Trübsinn, Tobsucht, von Wahnvorstellungen und Verrücktheit auf, sondern der Alkoholismus führt auch zu dem sekundären Blödsinn, zu der chronischen Verrücktheit, zum epileptischen Irrsinn, zum Verfolgungswahn und zu noch andern Formen von unheilbaren Geistesstörungen. Alkoholisten dieser letzteren Art gehören in eine Irrenanstalt; ihrer Aufnahme in diese steht gesetzlich gar keine Schwierigkeit entgegen. Sie sind daselbst in bester Weise untergebracht und versorgt.

Wiederum gibt es eine Reihe von Trinkern, bei denen die Alkoholexzesse nur ein Symptom einer Krankheit des Nervensystems bilden, welche schon geisteskrank waren, bevor sie Trinker wurden. In den Anfangsstadien der Manie, der Melancholie, der allgemeinen Paralyse werden viele von diesen Personen durch ihre veränderte krankhafte Stimmung häufig zum Alkoholgenuß getrieben. Diese Personen sind Geisteskranke, die als solche auch bald erkannt und in Irrenanstalten untergebracht werden.

Auch die Dipsomanie, jener periodisch auftretende Trieb zum Trinken, welcher Personen befällt, die mit einem zur Erkrankung disponierten Nervensystem behaftet und außerhalb des Anfalles äußerst nüchterne Menschen sind, jene eigentümliche Erscheinung, welche bei diesen tief bedauernswerten Menschen meist mit Angstgefühl, Gemütsverstimmung und Lebensüberdruß auftritt und sie unwiderstehlich zum Genuß geistiger Getränke bis zur Sinnlosigkeit treibt, auch diese Form von Trunksucht ist, wie neuerdings auch *Tuczek*[47]), *Gaupp*[48]) und *Bonhöfer*[49]) ausführten, eine periodisch auftretende Geistesstörung.

Außer diesen Geisteskranken, welche der Trunksucht ergeben waren oder noch sind, gibt es eine Anzahl von Trinkern, welche auf der Grenze zwischen geistiger Gesundheit und Krankheit stehen, die vermöge ihrer ererbten geistigen Schwäche, ihrer durch geistige Überanstrengung erworbenen Reizbarkeit der Gewohnheit des exzessiven Alkoholgenusses erliegen.

Aber noch viel größer ist die Zahl der Gewohnheitstrinker, die, ohne jemals geisteskrank oder zur Geistesstörung disponiert zu sein, durch den lange fortgesetzten unmäßigen Alkoholgenuß in denjenigen Zustand gekommen sind, in welchem sie dem Drang zum Trunke nicht widerstehen können, in welchem sie einen solchen Grad von Willens- und auch von intellektueller Schwäche, von Reizbarkeit und Gemütsstumpfheit, von Gleichgültigkeit gegen Sitte und Anstand, von Mißtrauen und Rücksichtslosigkeit gegen die Angehörigen zeigen, daß ihre Gemeingefährlichkeit stark in Frage kommt. Die Zahl dieser Personen ist unter den chronischen Alkoholisten bei weitem die größte; diese Personen sind, wenn auch anfangs gesund, doch durch den fortgesetzten Trunk krank geworden, und um die geeignete Unterbringung resp. Sicherstellung dieser chronischen Säufer geht der eigentliche Streit. „Nicht der tobsüchtige Trinker, der Delirant, der Verrückte aus Alkoholismus," sagt *Gauster*[46]), „ist die größere Gefahr, solche werden rasch im Krankenhause zur Heilung von der zeitweilig auftretenden Geistesstörung gebracht; der anscheinend beruhigte Alkoholist ist die größere Gefahr, so lange das Nervensystem noch in stärkerem Maße an der Vergiftung leidet; er ist die größere Gefahr, weil die gefährlichen Zustände latent sind, anscheinend schlummern, aber ganz plötzlich vulkanartig hervorbrechen und weil in dem anscheinend beruhigten Zeitraum die Degeneration auf die Nachkommenschaft übertragen wird."

Sollen diese Trinker sich im Leben frei bewegen dürfen? Der allergrößte Teil derselben wird nicht in Irrenanstalten aufgenommen, weil sie trotz ihrer Widerstandsunfähigkeit gegen den Alkoholreiz noch nicht geisteskrank im engsten Sinne des Wortes sind. Und auch der Teil dieser Alkoholisten, welcher wegen seiner Gemeingefährlichkeit in die Irrenanstalt aufgenommen werden muß, wird möglichst bald entlassen, um sofort wieder seiner alten Neigung nachzugehen. Nach den überstandenen akuten Delirien, nach einer eingetretenen Beruhigung kann der Kranke, da er meist wieder dispositionsfähig ist, nicht mehr zurükgehalten werden; andrerseits wird er auch gern entlassen, weil er ein sehr störendes Element für die anderen Kranken und für die Verwaltung bildet. Kranke dieser Art bedürfen zu ihrer andauernden Besserung und Heilung einer längeren Retention, einer strammeren Zucht und einer anders gearteten Einwirkung auf den psychischen und sittlichen Organismus, als sie bei Geisteskranken mit der modernen Irrenpflege vereinbar ist.[47, 50])

In einzelnen Ländern kann der Säufer auf eine bestimmte Zeit zu seiner Bestrafung und Besserung nach einer öffentlichen Korrektionsanstalt gebracht werden. Auch das Strafgesetz für das Deutsche Reich bestimmt (§ 361, Ziffer 5), daß derjenige, der sich dem Spiel, Trunk oder Müßiggang solchergestalt hingibt, daß er in einen Zustand gerät, in welchem zu seinem Unterhalte oder zum Unterhalte derjenigen, zu deren Ernährung er verpflichtet ist, durch Vermittlung der Behörde fremde Hilfe in Anspruch genommen werden muß, mit Haft bestraft werde, und gleichzeitig kann er nach verbüßter Strafe der Landpolizeibehörde überwiesen werden mit der Befugnis, ihn entweder bis zu 2 Jahren in einem Arbeitshaus unterzubringen oder zu gemeinnützigen Arbeiten zu verwenden. Die Absicht des Gesetzgebers, die Neigung zum Trunke zu brechen und damit, wenn möglich, den Rückfall in jenes Laster zu verhüten, wird erfahrungsgemäß wohl niemals erreicht. Die Verbringung in das Arbeitshaus geschieht zunächst viel zu spät, sie kann ja gesetzlich nur nach extremster Verarmung, also erst nach dem vollständigen materiellen und sittlichen Ruin eintreten; und dann ist die Freiheitsentziehung und Verwahrung in einem gewöhnlichen Arbeitshause in Gemeinschaft mit anderen Verbrechern, Bettlern und Müßiggängern wahrlich nicht dazu angetan, den Trinker zu bessern und vor dem Rückfalle zu schützen. Es ist schon oben darauf hingewiesen, wie groß die Rückfälligkeit der wegen Trunksucht in die Landes-Arbeitsanstalten Aufgenommenen ist. Und gegen die Bestrafung der Trunksucht als solche hat sich insbesondere auf den Antrag von *Jolly* der Verein der deutschen Irrenärzte auf seiner Jahressitzung zu Weimar 1891 einstimmig ausgesprochen. Sogar die Verbringung der Gewohnheitstrinker in Trinkerheilanstalten soll nicht auf strafrechtlichem Wege erfolgen dürfen (Zeitschr. f. Psychiatrie, Bd. 48, S. 465).

Soll mit der Freiheitsentziehung und der zwangsweisen Unterbringung des Trinkers weniger seine Bestrafung als seine Besserung und Heilung erzielt werden, so kann das weder in Irrenanstalten, wohin die meisten Säufer gar nicht gehören, noch in Gefangen- und Arbeitshäusern erwartet werden, sondern in eigenen Anstalten, in denen eine entsprechend geeignete Behandlung und Disziplin planmäßig zur Anwendung kommen muß. Anstalten dieser Art, wie sie als Asyle für Trinker zuerst in einzelnen Staaten Nordamerikas durch Hilfe von Privaten oder auf Kosten des Staates errichtet worden sind (Inebriate Asylums), sind auch in Deutschland insbesondere von den Irrenärzten als dringend notwendig empfohlen worden[51]), so von *Nasse*, *Salomon*, *Roller*, *Flemming*. *Lähr*, *Hitzig*, *Fürstner*, *Pelman*, *Tilkowski*, *Gauster*, *v. Kraft-Ebing* u. A. Wiederholt hat sich der Verein deutscher Irrenärzte auf Anregung seines einstigen Vorsitzenden *Nasse*[52]), des Mitbegründers des deutschen Vereins gegen Mißbrauch geistiger Getränke, mit dieser Frage beschäftigt und das Bedürfnis solcher Anstalten auch für Deutschland entschieden ausgesprochen.

In Amerika hat *Benjamin Rush* schon 1804 verlangt, daß in jeder großen Stadt oder in jedem Distrikt eine Anstalt vorhanden sei, welche nur Trinker zu ihrer Heilung aufnehmen solle. Im Jahre 1841 war der Abgeordnetenkammer von Massachusetts eine Petition überreicht, in welcher, von hervorragenden Irrenärzten unterstützt, die Gründung eines Spezialasyls zur Heilung von Trunksüchtigen verlangt ward; ein solches, das erste seiner Art, war in Boston 1857 eröffnet. Im Staate New-York war Binghampton als ein solches Asyl im großartigsten Stil 1867 fertiggestellt, und diesem Beispiele waren die meisten anderen Staaten gefolgt, so daß im Jahre 1872 in 8 Staaten der Union bereits 12 solcher Anstalten in

Funktion (Illinois, Massachusetts, Baltimore, Pennsylvanien, Connecticut, New-York) und noch andere im Bau begriffen waren. Im Jahre 1870 sind die Ärzte und Beamten dieser Anstalten zu einem eigenen Verbande zusammengetreten (American Association for the Cure of Inebriates), welcher die Trunksucht und die Behandlung der Trinker zum Gegenstande seiner Studien gemacht, auf die öffentliche Meinung und die Gesetzgebung einzuwirken sich zum Ziele gesetzt hat. Wir können hier auf die einzelnen Anstalten und ihre Wirksamkeit nicht eingehen und verweisen in dieser Beziehung bei dem Mangel zuverlässiger neuer Mitteilungen auf die von uns an einer anderen Stelle gemachten Angaben (*Baer,* Der Alkoholismus, 1878, S. 506 ff.). Als die größten Anstalten dieser Art waren tätig: das Washingtonian Home of Boston (Mass.); New York State Inebriate Asylum (N. Y.); Inebriates Home for Kings County, Brooklyn (N. Y.); Maryland Asylum (Baltimore); Chicago Washingtonian Home (Illin.); Sanitarium for the Treatment of Inebriates at Media (Pa.); Franklin Reformatory Home for Inebriates in Philadelphia; The Inebriate Home Fort Hamilton New York. Nach Dr. *Alfords* Angaben sind 1879 in den Vereinigten Staaten nicht weniger als 26 solcher Anstalten in vollster Tätigkeit gewesen und 14 andere sollten noch gegründet werden. Diese Asyle waren anfangs unter strenger staatlicher Aufsicht; die Aufnahme- und Entlassungsbedingungen waren in besonderen, vom Staate erlassenen Gesetzen geregelt. Sie wurden teilweise durch Privatmittel und durch die eingehenden Pensionskosten unterhalten; ein großer Teil erhielt Staatsunterstützungen, meist 10—12% der Steuern von den geistigen Getränken. Der Eintritt in die Anstalt ist ein freiwilliger oder ein zwangsweiser. Im ersteren Falle ist eine schriftliche Verpflichtung nötig, in der Anstalt 4 bis 6 Monate verbleiben zu wollen. Der Aufgenommene kann alsdann für diese Zeit zurückbehalten werden, oder auch noch länger, bis zu 12 Monaten. Die zwangsweisen Aufnahmen geschehen auf die Dauer von 3—12 Monaten auf richterlichen Urteilsspruch, nachdem 2 Ärzte und 2 angesehene Bürger erklärt haben, daß „der Trinker seine Selbstbeherrschung verloren habe, durch den Trunk unfähig sei, seine Geschäfte zu versehen und in der Freiheit gefährlich sei". Die Entlassung geschieht nach Begutachtung des Direktors oder des Arztes, und ist eine richterliche Kommission bestimmt, über Klagen wegen unrechtmäßiger Zurückhaltung zu entscheiden. Diejenigen Aufgenommenen, die zahlungsunfähig sind, können zu einer nützlichen Beschäftigung verwendet werden; der Nebenverdienst verbleibt der Familie oder ihnen selbst bis zur Entlassung. Auch können Personen wegen eines im Trunk verübten Vergehens auf den Antrag der Aufsichtsmitglieder der Asyle, durch Verfügung der Behörde oder des Richters bis zum Ablauf der Strafzeit in ein solches Asyl aufgenommen werden. Die Behandlung wird darauf gerichtet, die körperlichen Störungen zu beseitigen, den Körper diätetisch zu kräftigen durch Arbeit und Zerstreuung, durch moralische und religiöse Einwirkung die Widerstandskraft zu heben. In allen Anstalten gilt der Grundsatz, den Aufgenommenen unter der strengsten absoluten Enthaltsamkeit von allen geistigen Getränken zu halten. Indessen waren die Einrichtungen in den Anstalten für die bemittelten Klassen zu komfortable und luxuriös, die Disziplin dagegen zu wenig streng gehandhabt, so daß später eine strengere Zucht und eine regelmäßige Beschäftigung von mehreren Seiten verlangt wurde. Die Erfolge dieser Behandlung waren nach den Anstaltsberichten sehr günstige; in Binghampton bei New-York wird die Zahl der Geheilten auf fast 60% angegeben. Dr. *Day* will sogar 70% aller Kranken heilen; die meisten gaben 30—35% der Entlassenen als geheilt an. Die Zahl der freiwillig Eingetretenen überwog zuerst die der unfreiwilligen Aufnahmen; später änderte sich in den vom Staate geleiteten oder unterstützten Anstalten das Verhältnis sehr beträchtlich.

Nach einer Mitteilung von Dr. *Crothers* auf dem Züricher Anti-Alkoholkongreß sind in Amerika über 50 Trinkerhospitäler gegründet, von denen noch jetzt 30 mit Erfolg bestehen, während die andern in Irrenhäuser, wie Binghampton, oder in Wasserheilanstalten u. dgl. umgewandelt sind. Einige dieser Homes sind buchstäblich Logierhäuser, wo die Patienten einige Tage bleiben und sich von den Folgen des Trinkens erholen; nur in sehr wenigen wird die Trunksucht vom wissenschaftlichen Standpunkt aus studiert und behandelt. Nicht weniger als 2000 Trinker wurden in amerikanischen Spitälern behandelt und über 1000 in den Spezialasylen. Diese Patienten sind seit 5—30 Jahren Trinker gewesen und zeigen die kompliziertesten Grade physischer und geistiger Entartung. Und doch sind die Resultate in den rationell geleiteten Anstalten höchst ermutigend. Es ergibt sich aus 3000 Fällen, daß beinahe 40% geheilt geblieben waren, nachdem sie 5—8 Jahre aus dem Hospital getreten waren. „Die besten Autoritäten," meint er, „stimmen darin überein, daß sie 35% als permanent geheilt betrachten von denen, welche ein Jahr oder länger im Spital geblieben sind." Die meisten Trinkerspitäler sind Privatunternehmungen mit teilweiser staatlicher Unterstützung. Arme Patienten werden in diesen Hospitälern nur wenige aufgenommen. Im Staate Connecticut soll ein Spital für kriminelle Trinker errichtet werden und in 3 anderen Staaten solche für arme Trinker.

Die Art der Trinkerbehandlung in den amerikanischen Anstalten wird vielfach angefochten und namentlich deshalb, weil sie durchaus nicht für alle Trinker geeignet sei. Die Amerikaner gehen von dem Grundsatze aus, daß jede Trunksucht eine Krankheit sei (Intemperance is a disease), daß die Trinker geistig abnorm und geschwächt, daß ihr Mangel an Selbstbeherrschung, ihre Unfähigkeit zur Arbeit und ihre Gemeingefährlichkeit die Beschränkung ihrer Freiheit durch Detention in einer Anstalt rechtfertigen, daß die Trunkfälligkeit wie jede andere Krankheit heilbar, aber mit Erfolg nur in besonderen Anstalten zu behandeln sei. *Bucknill*[53]) hat die Trinkerasyle in Amerika besucht und sie mit Recht angegriffen, weil sich viele Leute in diesen Anstalten unter dem lässigen Vorgeben einer gar nicht vorhandenen Krankheit aufhalten; außerdem sei die Disziplin in vielen derselben so schlaff, daß selbst die volle Enthaltsamkeit von spirituösen Getränken von den Kranken vielfach umgangen werde.

Die großen Mißerfolge, die einzelne Staatsinstitute Amerikas erlitten haben, sind, wie namentlich aus älteren Berichten unschwer zu ersehen, zum großen Teile auf die Verwaltungsgrundsätze zurückzuführen, welche unter der Oberleitung von Nichtärzten allerlei unwissenschaftlichen und einseitigen Anschauungen nachgegeben, von denen ein konsequenter Erfolg in der Behandlung von Individuen so mannigfaltiger Gestaltung nicht erwartet werden konnte. Da, wo ein rationelles Verfahren in Anwendung war, war der erhoffte Erfolg auch nicht ausgeblieben. Auch *Forel* meint, daß Mißerfolge von staatlichen Trinkerasylen auf fehlerhafte Organisation und Leitung zurückzuführen sein dürften. Wir sind der Überzeugung, daß die Leitung großer Anstalten dieser Art lediglich der ärztlichen Autorität zu unterstellen ist, und daß von dem System der Behandlung und ihrer Durchführung der Erfolg allein abhängig wird. Auch *Gauster* spricht sich in diesem Sinne aus: „Lehnt sich eine solche Anstalt," meint er, „an eine Irrenanstalt an, so kann die fachgemäße Leitung von dort besorgt werden, wenn nicht, so müßte ein Arzt die Leitung haben, dem ein Verwaltungsbeamter zur Seite steht."

Nach dem Beispiel Amerikas waren in England und insbesondere in Schottland von den Irrenärzten *Forbes*, *Winslow*, *Peddie* und *Skae* besondere Anstalten zur Behandlung von Gewohnheitstrinkern verlangt und dieselben auch von den Irrenhausinspektoren (Commissioners in Lunacy) als notwendig erachtet worden. In Schottland soll 1866 das erste Asyl für Frauen, 1875 bei London das erste Asyl für Männer von Privaten gegründet sein, und in wenigen Jahren war die Zahl dieser Asyle bereits auf 10 angewachsen. Im Jahre 1871 brachte Dr. *Donald Dalrymple*, Arzt und Parlamentsmitglied, im Unterhause einen Gesetzentwurf ein zur Behandlung von Gewohnheitstrinkern (Habitual Drunkards Bill). Um diese Frage genau zu untersuchen, war *Dalrymple* auf Beschluß des Unterhauses nach Amerika gereist, um die dortigen Asyle an Ort und Stelle kennen zu lernen. Eine Spezialkommission von 15 Mitgliedern unter dem Präsidium von *Dalrymple* vernahm eine große Reihe von Sachverständigen und unter diesen 2 Direktoren amerikanischer Asyle, die bekannten Dr. *Parrish* und *Dodge*. Die Kommission spricht sich in ihrem sehr eingehenden Berichte [99]) für die Notwendigkeit von Sanatorien aus, welche Gewohnheitstrinker aufnehmen und verwahren sollen. Die von *Dalrymple* eingebrachte Bill will Anstalten für freiwillig eintretende und für ihre Unterhaltung bezahlende (Retreats) und für solche, die auf Urteil der Behörden dorthin geschickt werden (Reformatories). Diese Bill stieß auf viel Opposition, und nach dem Tode von *Dalrymple* (1873) war auf Andrängen einer eigens zur Betreibung dieses Gesetzes (Society for Promotory Legislation for the Control and Cure of Habitual Drunkards) gegründeten Gesellschaft von Ärzten, Rechtsgelehrten u. a. und auf die erneuerte Einbringung eines Gesetzentwurfes von Dr. *Cameron* ein solches Gesetz zustande gebracht. Dieses Gesetz (The Inebriates Act, 1879) ist seit dem 1. Januar 1880 in Kraft zunächst für die Dauer von 10 Jahren und bestimmt, daß Personen freiwillig in ein Asyl für Gewohnheitstrinker (retreat) aufgenommen werden können. In diesem Falle muß sich der Applikant schriftlich an die lizenzierte Anstalt wenden und die Zeit angeben, welche er in dieser verbleiben will. Die schriftliche Erklärung muß von einer Erklärung von 2 Personen begleitet sein dahingehend, daß der Applikant ein Gewohnheitstrinker im gesetzlichen Sinne ist. Die Unterschrift dieser beiden Personen muß von 2 Friedensrichtern seines Wohndistrikts bescheinigt sein, und auch diese müssen erklären, daß der Applikant ein Gewohnheitstrinker ist, daß sie ihm die Wirkung seines Aufnahmegesuches in die Anstalt und die seiner Aufnahme auseinandergesetzt haben, und daß er auch die Folgen beider verstanden habe.[54]) Das Gesetz erklärt einen Gelegenheitstrinker als „eine Person, welche gesetzlich nicht geisteskrank, doch infolge gewohnheitsmäßigen Mißbrauches geistiger Getränke zeitweise sich selbst oder anderen gefährlich, oder unfähig ist, sich selbst zu leiten und seine Geschäfte zu versehen“. Der Aufgenommene kann die Anstalt innerhalb der Zeit, welche er zu verbleiben sich verpflichtet hat, nicht verlassen, wenn sie nicht 12 Monate überschreitet. Die Retreats werden vom Staate konzessioniert und periodisch inspiziert; sie stehen unter der Aufsicht des Ministers des Innern. Sehr harte Strafen sind gegen den Vorstand dieser Anstalt bei Übertretungsfällen festgesetzt und auch gegen das Dienstpersonal, das dem Insassen ohne Wissen des Vorstandes irgend ein berauschendes Getränk, ein narkotisches oder stimulierendes Mittel verschafft. Ist ein Insasse entflohen, so wird er aufgegriffen, bestraft und wieder eingesperrt.

Dieses Gesetz hat in England zuerst nicht viel Freunde gefunden. Das Gesetz hat jede zwangsweise Unterbringung von Trinkern abgelehnt und hat nur den freiwilligen Eintritt zugelassen für den, der bezahlen kann; es legt allerdings kein Hindernis in den Weg, daß philanthropische Gesellschaften solche Anstalten errichten und unvermögende Trinker aufnehmen. Auch die Vorschrift, daß der Applikant vor 2 Friedensrichtern erscheinen muß, hat sich als ein großes Hindernis für den freiwilligen Eintritt gezeigt; diese Prozedur ist für viele und namentlich für Frauen zu abschreckend, und auf dem Lande auch schwer durchführbar. Es ist unter andern auch von der Britischen medizinischen Gesellschaft in neuester Zeit petitioniert, das Gesetz nach Ablauf der 10 Jahre abzuändern und namentlich dahin, daß die Unterschrift eines Richters genügen solle. In der Parlamentssession 1888 ist das Gesetz in der Tat auf weitere Zeit in Kraft belassen (The Inebriates Act, 1888) und dahin abgeändert, daß das Zulassungsgesuch nicht mehr von zwei zuständigen, sondern von zwei beliebigen Richtern attestiert zu sein braucht.

Im Jahre 1898, wieder nach Ablauf von 10 Jahren, ist dieses Gesetz erheblich amendiert worden (The Inebriates Act, 1898). Dasselbe trifft eingehende Bestimmungen über die Bestrafung und Behandlung von Personen, welche mit Gefängnis oder Zuchthaus bestraft werden, wenn die Straftat unter dem Einfluß der Trunkenheit geschehen oder wenn diese eine Hauptursache zu jener Straftat gewesen, und festgestellt wird, daß der Übeltäter ein Gewohnheitstrinker ist (Criminal Habitual Drunkard). Solche Personen sollen für eine Zeit bis zu 3 Jahren in einer Staats-Trinkerheilanstalt (State Inebriate Reformatory) oder in eine staatlich konzessionierte Anstalt (Certified Inebriate Reformatory) untergebracht werden, wenn der Verwalter derselben ihn aufnehmen will. In Anstalten letzterer Art werden Personen untergebracht bis zu 3 Jahren, wenn ein Gewohnheitstrinker innerhalb 12 Monaten 4mal zur Verurteilung kommt. Das Gesetz ermächtigt den Minister des Innern, Trinker-Besserungsanstalten zu schaffen, ihre Einrichtung und Verwaltung nach den Gefängnisbestimmungen zu ordnen (Prison Act, 1865—1898). Auch kann er geeigneten Personen die Erlaubnis geben, solche Anstalten zu halten, und gelten für diese dieselben Vorschriften wie für die Staatsanstalten. Eine Person, welche zu einem Aufenthalt in einer dieser Anstalten verurteilt ist, wird zwangsweise in diese zurückgebracht, wenn sie vor dem Ende der Detentionszeit aus dieser entweicht.

In fast allen britischen Kolonien bestehen Gesetze und Anstalten zur Aufnahme und Heilung von Gewohnheitstrinkern, so in Kanada, Ontario, Quebec, Victoria, Neu-Seeland usw. Fast alle diese Institute sind staatliche; sie nehmen freiwillige Patienten auf und solche, die auf gerichtliche Untersuchung dahin geschickt werden. Die Untersuchung kann von einem Freunde verlangt werden (Ontario) oder von dem Vormunde (Quebec). Auf das Zeugnis zweier Ärzte und das Gesuch eines Freundes kann der Bezirksrichter den Trinker in eine Anstalt schicken (Victoria). Die Patienten, auch die freiwilligen, sind zur Arbeit verpflichtet und, wenn sie sich dieser Regel widersetzen, einer Geldstrafe von 50 Pfund Sterling unterworfen. Hier werden auch unbemittelte Patienten aufgenommen. In Neu-Südwales wird die Einrichtung einer Trinkerheilanstalt auf öffentliche Kosten verlangt, und außerdem noch eine Anstalt für Trinker, die ein Verbrechen begangen haben, um in dieser die Strafzeit zu verbringen, weil die gewöhnliche Gefängnisstrafe, wie die Erfahrung lehrt, ein Mißgriff sei. „Ist es nicht die höchste Zeit," meint Dr. *Norman Kerr,* „daß England in seiner Gesetzgebung dem energischen Beispiel seiner Tochterländer, den Kolonien nachfolge dadurch, daß es für den armen wie für den reichen Trinker sorgt und jedem, der bereit ist, auf seine Freiheit eine Zeitlang zu verzichten, die Gelegenheit zur Heilung bietet, und die Behörden bevollmächtigt, den Trinker gesetzlich zu verwahren, um 1. seine Heilung zu ermöglichen, 2. seiner Frau und seiner Familie ein unaussprechlich jammervolles Leben zu ersparen und 3. das Publikum vor den Gewalttätigkeiten und Ausbrüchen tobsüchtiger Trinker zu bewahren?"

Die staatlichen Trinkerheilanstalten sind in letzter Zeit in erheblicher Zunahme begriffen. Im Jahre 1899 gab es 4 Anstalten mit 227 Betten und 88 Zugängen im Jahre; 1902 waren 8 Anstalten mit 624 Betten und 714 Insassen vorhanden und 1904 11 Anstalten mit 1073 Betten und 1430 Insassen. Außer diesen gab es in England 1899 noch 7 lizenzierte Privat-Trinkerheilanstalten für Männer, 3 für Männer und Frauen und 22 nur für Frauen.

Bemerkenswert ist, was Dr. *Branthwaite*, der Staatsinspektor der Trinkeranstalten, über die Erfolge in den Reformatories sagt: „Das Gefängnis," meint er „verhärtet und degradiert den Verurteilten, es macht jedes Besserungswerk zu schanden. Würden unsere Insassen zu uns geschickt, bevor sie durch die Gefängnisbehandlung hoffnungslos gemacht sind, dann ist es zweifellos, daß viele gebessert würden. Bekommen wir sie aber, wie es jetzt geschieht, bereits hoffnungslos gemacht, dann werden die guten Resultate immer gering an Zahl bleiben."

Auf dem europäischen Kontinente ist in keinem Lande durch das Gesetz eine Anstalt für die Unterbringung resp. Heilung der Gewohnheitstrinker vorgesehen. In einzelnen Staaten werden durch die Privatinitiative solche Anstalten errichtet; der Eintritt ist hier überall ein freiwilliger mit voller oder nur geringer Bezahlung. Kein Gesetz bindet den Eingetretenen an die Anstalt auf irgend eine Zeit; dieser Umstand wird von allen Verwaltungen ohne Ausnahme schwer empfunden und tief beklagt, weil jeder Erfolg allein von dem schwachen und schwankenden Willen des Patienten abhängt. — In Norwegen besteht die Anstalt „Heimdal" im südlichen Norwegen bei Tönsberg am Tönsbergfjord, früher unter der Verwaltung des fachtüchtigen und erfahrenen *Flood*. Die Anstalt ist nur für Personen aus den gebildeten Klassen bestimmt; Dauer der Behandlung 12 Monate. In Schweden existieren 2 Asyle; das eine zu Bie ist für wohlhabende Personen eingerichtet und unter ärztlicher Verwaltung, das andere zu Tornäs ist für die arbeitenden Klassen bestimmt. Hier müssen die Aufgenommenen besonders in der Landwirtschaft arbeiten; der Aufenthalt ist auf 1 Jahr festgesetzt. — In Finnland ist die Anstalt *Türven* zu erwähnen. — In Holland ist ein solches Asyl in Colde unweit Groningen errichtet. — In Frankreich hat Dr. *Theophile Roussel*, der bekannte Philanthrop, gesetzliche Maßnahmen gegen den Gewohnheitstrinker beantragt, die gesetzgebenden Körperschaften haben aber jeden Eingriff in die individuelle Freiheit des Trunkenboldes abgelehnt. In neuerer Zeit ist die Einrichtung solcher Anstalten von *Berthelot*[100]) 1882 angeregt, auch von *Foville* und namentlich von *Lunier* in ihrer Nützlichkeit und Notwendigkeit anerkannt. Hier ist in neuester Zeit die Anstalt in Ville-Evrard bei Paris unter *Legrain's* Leitung mit 600 Betten für die Aufnahme und Behandlung von Alkoholisten eingerichtet. — In Belgien geht die Ligue patriotique contre les boissons alc. daran, eine solche Anstalt zu errichten, und in Holland hat die altbewährte Enthaltsamkeitsgesellschaft gemeinsam mit dem Volksbond ein solches Asyl geschaffen. — In der Schweiz ist der Kanton St. Gallen in vorbildlicher Weise für die Versorgung seiner Gewohnheitstrinker vorgegangen (Dr. *Sonderegger*). Nach dem Gesetz vom 21. Mai 1891 können „Personen, welche sich gewohnheitsmäßig dem Trunke ergeben, in einer Trinkerheilanstalt versorgt werden" (Art. 1), in der Regel auf 5—18 Monate (Art. 2). Die Versetzung in eine solche kann erfolgen auf Grund freiwilliger Meldung oder durch Erkenntnis des Gemeinderates der Wohngemeinde (Art. 3) und nur auf Grund eines amtsärztlichen Gutachtens (Art. 5). In sämtlichen Kantonen sind zusammen 13 Anstalten, teils öffentliche, teils private, mit 317 Betten vorhanden. Die meisten dieser Anstalten werden staatlicherseits von dem einen Zehntel des Steuereinkommens durch das Branntweinmonopol reichlich unterstützt. Die bekannteste und größte unter diesen Anstalten ist die auf Anregung von Prof. *Forel* gegründete, in mustergültiger Weise verwaltete *(Bosshart)* in Ellikon bei Zürich. Sie erfreut sich des besten Rufes und verdient auch alle Anerkennung wegen ihrer guten Erfolge. Aus dem letzten Berichte (17. Jahresbericht der Trinkerheilanstalt zu Ellikon a. d. Thur über das Jahr 1905, Zürich 1906) sind nachstehende Angaben hervorzuheben:

	Von 855 Entlassenen aus den Jahren 1889—1900	Von 262 in den letzten 5 Jahren Entlassenen 1901—1905
a) sind abstinent geblieben . . .	215 = 46·3%	136 = 51·9%
b) halt. sich ordentl., aber nicht abst.	100 = 20·6%	75 = 28·6%
c) sind rückfällig oder unbekannt	173 = 35·0%	51 = 19·4%

Auch von den anderen Anstalten können die Erfolge als befriedigende angesehen werden. Nach Pfarrer *Marthaler* sind nachfolgende Ergebnisse zu verzeichnen:

Anstalten	Zahl der Entlassenen		In Prozenten	
	geheilt	ungeheilt verstorben geistekrank verschollen	geheilt	ungeheilt
1. Pilgerhütte . .	339	339	50	50
2. Trélex	81	461	15	85
3. Ellikon . . .	250	352	41·5	58·5
4. Nüchtern . . .	67	112	37	63
5. Blumenau . . .	33	34	50	50
6. Weißhölzli . .	30	25	54·5	45·5
7. Vonderflüh .	44	19	70	30
8. Pontareuse . .	2	4	33·3	66·6
9. Schloß Hard 10. Etagnières . . .	zu kurze Zeit bestehend			
Total . .	846	1346	39	61

Von der Gesamtzahl der 2192 Entlassenen wären etwas mehr als 800 als geheilt anzusehen, oder erheblich mehr als ein Drittel. Scheidet man die Verstorbenen, die in Geisteskrankheit Verfallenen und die zu kurz in den Anstalten Verharrenden aus, so dürfte sich die Heilziffer der Hälfte nähern.

Eine noch ungelöste Frage ist, ob als geheilt ausschließlich diejenigen Pfleglinge anzusehen seien, welche sich vollständig abstinent halten, oder auch solche, welche, ohne gänzlich abstinent zu bleiben, mäßig weiterleben und nicht mehr in Trunksucht verfallen sind. Man pflegt jene ersteren allgemein als geheilt, die zweiten als gebessert zu bezeichnen. Die Gefahr des Rückfalles ist für diese „Mäßigen" selbstredend immer größer als für Abstinente. Solange sie jedoch nicht eigentlich rückfällig sind, kann man sie den Geheilten im weiteren Sinne beizählen.

Für das Ergebnis der Anstaltsbehandlung ist es von größter Wichtigkeit, daß die Anstalten sich der ausgetretenen Pfleglinge fortgesetzt annehmen. Dies kann geschehen und geschieht durch brieflichen Verkehr. Vielen ist die Anstalt lieb geworden; zwischen ihnen und den Anstaltsleitern bilden sich Verhältnisse dauernder Freundschaft. Diese Anhänglichkeit will genährt und gepflegt sein durch Briefwechsel, woraus den leitenden Personen viel Arbeit, aber auch große Befriedigung erwächst. Doch sind manche Pfleglinge auf diesem Weg nicht zu beeinflussen, weil sie die Fortdauer geistiger Beziehungen nicht wünschen. Da mag denn in manchen Fällen persönlicher Besuch eher zum Ziele führen. Die Leiter der Anstalt sollten wenigstens alle paar Jahre einmal ihren früheren Pflegling besuchen können. Sehr zu empfehlen ist das Vorgehen der Anstalt Ellikon, die Ausgetretenen zu einem Vereine „Sobrietas" zusammenzuschließen. Es müssen sich dafür allerdings unter den gewesenen Pfleglingen solche befinden, die Eifer und Geschick genug besitzen, einen solchen Verein zu leiten und lebendig zu erhalten.

In Deutschland bestanden im Jahre 1901 Privatanstalten, und zwar:

I. Ausschließliche Trinkerheilanstalten:

a) In Deutschland .	31 Anstalten	mit	681	Betten,
davon *b)* „ Preußen .	26 „	„	562	„

II. Anstalten, die gleichzeitig anderen Zwecken dienen:

a) In Deutschland .	5 Anstalten	mit	219	Betten,
davon *b)* „ Preußen .	3 „	„	149	„

Im ganzen also:

In Deutschland . .	36 Anstalten	mit	900	Betten,
davon „ Preußen . .	29 „	„	711	„

Nach diesen Zahlen würde es immerhin möglich sein, wenigstens die in Preußen entmündigten Trinker in Anstalten unterzubringen. Die übrigen 5000 anstaltsbedürftigen Trinker dagegen hätten schon wegen Platzmangel allein nicht untergebracht werden können. Angenommen, die in Trinkeranstalten Untergebrachten seien auch sämtlich gerettet und wieder zu ordentlichen Mitgliedern der menschlichen Gesellschaft gemacht worden —

eine Annahme, die nicht richtig sein würde, denn für die in der Schweiz in Anstalten Verbrachten wird nur ein Drittel als geheilt bezeichnet —: welch kleines Ergebnis unserer so gut gemeinten und mit Freuden begrüßten Gesetzgebung!

Nach *Kappelmann* gab es ausschließliche Trinkerheilanstalten (1905?) in Deutschland 31 mit 681 Betten, davon in Preußen 26 mit 562 Betten; Anstalten, die auch anderen Zwecken dienen, noch 8 (3 in Preußen), zusammen also in Deutschland 36 Anstalten mit 900 Betten, davon in Preußen 29 mit 711 Betten (ibid. pag. 200).

Ein Teil der Anstalten zur Aufnahme Trunksüchtiger stehen in enger Verbindung mit den segensreich wirkenden *P. v. Badelschwingschen* Arbeiterkolonien, so in Rickling bei Neu-Münster (Holstein), in Sophienhof bei Tessin (Mecklenburg), in Nieder-Leipa bei Jauer (Schlesien), Kästorf bei Gifthorn (Hannover), Karlshof bei Rastenburg (Weimar-Eisenach). Die neueste Schöpfung dieser Art ist die Trinkerheilanstalt zu Klein-Drenzig bei Guben (Provinz Brandenburg), gegründet von dem Brandenburger Provinzverein gegen den Mißbrauch geistiger Getränke.

Die älteste, größte und viel bekannte Anstalt ist die von Lintorf (Düsseldorf), welche 1851 von der Rheinisch-Westfälischen Diakonenanstalt zu Duisburg gegründet, seit 1869 unter der Verwaltung des P. *Hirsch* gestanden und jetzt unter der des P. *Kruse* steht. In die dort seit November 1879 eröffnete besondere Kuranstalt „Siloah“ werden Männer aus den gebildeten Ständen aufgenommen gegen ein Entgelt von 100 bis 150 Mark monatlich, während bei Aufnahme in das Männerasyl die jährlichen Verpflegungssätze sich auf 150—450 Mark jährlich und in die 1901 eröffnete Heilanstalt Bethesda auf 60—70 Mark monatlich belaufen. Als Regel ist der Aufenthalt im Durchschnitt auf 1 Jahr vorgesehen, sehr viele verlassen aber die Anstalt schon früher. Nach dem Berichte des P. *Kruse* zählten die Anstalten 1558 Aufnahmen. „Auf Grund langjähriger Erfahrungen,“ meint der Berichterstatter, „darf die Hälfte der Behandelten als geheilt angesehen werden.“ — Die Erfolge sind nach ihm um so besser geworden, je mehr es gelungen ist, die Aufenthaltsdauer in die Höhe zu bringen. Im Jahre 1902 waren sogar 72·84% Heilungen erzielt worden. (Die deutschen Heilanstalten für Alkoholkranke im Jahre 1903, S. 4 ff.)

Eine besondere Erwähnung verdient die Heilstätte „Waldfrieden“ bei Fürstenwalde a. d. Spree. Von dem Berliner Verein gegen den Mißbrauch geistiger Getränke (Dr. *Waldschmidt*) im Jahre 1900 mit 50 Betten für männliche Trinker gegründet und 1905 zur Aufnahme auch psychisch kranker Alkoholisten aus Irrenanstalten erweitert, hat sie jetzt einen Bestand von durchschnittlich 150 Kranken. Die Anstalt hat den unverkennbaren Vorzug, daß sie lediglich unter ärztlicher Verwaltung steht. In den Jahren 1902 und 1903 sind 138 Pfleglinge entlassen worden und von diesen konnten 60 (= 43%) als geheilt, 23 (= 17%) als gebessert angesehen werden, während der Rest von 55 (= 40%) unheilbar erschien (Berl. Bez.-Verein, Geschäftsbericht 1904, S. 4). Im Jahre 1905 wurden 108 ordnungsmäßig entlassen. Von den 52 auf eigene Kosten Verpflegten waren 20 (= 40%) geheilt und 14 gebessert.

Im Königreich Sachsen wurden in den letzten Jahren zwei Trinkerheilanstalten gegründet und in Baden will man einen Antrag an die Regierung richten, die Schaffung einer solchen herbeizuführen, sobald die Gesetzgebung den erforderlichen Zwang zur Unterbringung und Zurückhaltung des Trinkers zuläßt.

Eine staatliche Fürsorge für Trinker ist bisher nicht vorhanden, sie ist jedoch mit Sicherheit zu erhoffen. Der Gesetzentwurf für das Deutsche Reich von 1881 betreffend „die Bestrafung der Trunkenheit" verlangte bereits für die Unterbringung krimineller Trinker eine zur Heilung oder Verwahrung von Trunksüchtigen bestimmte Anstalt. Diese Anregung fand schon damals vielseitige Zustimmung. „Ich halte es in der Tat," meinte auch der Abg. Dr. *Virchow* (Sitzung am 6. April 1881), „für erwünscht, daß dem Gedanken, welchen die Regierung nach dem Vorgange namentlich der englischen Gesetzgebung in § 5 zum Ausdruck gebracht hat, nämlich Asyle für Gewohnheitstrinker einzurichten, näher getreten wird." „Es muß irgend eine Form gefunden werden," meint er, „wie es möglich ist, derartige Personen in einer Anstalt unterzubringen, damit sie wenigstens gezwungen werden, eine längere Zeit hindurch ein geregeltes Leben zu führen. Dazu gehört aber, daß ihnen eine gewisse Beschränkung des Freiheitsgebrauches auferlegt wird." In dem 10 Jahre später eingebrachten Gesetzentwurf (15. Januar 1892) betreffend „die Bekämpfung der Trunksucht" bestimmt § 11, daß derjenige, „welcher infolge von Trunksucht seine Angelegenheiten nicht zu besorgen vermag oder sich und seine Familie der Gefahr des Notstandes aussetzt oder die Sicherheit anderer gefährdet", entmündigt werden kann. „Der Entmündigte," heißt es daselbst (al. 3), „erhält einen Vormund. Der Vormund kann den Bevormundeten mit Genehmigung der Vormundschaftsbehörde in einer Trinkerheilanstalt unterbringen." Sind diese beiden Gesetzentwürfe auch nicht Gesetz geworden, so hat das jetzt geltende Bürgerliche Gesetzbuch die Entmündigung des Gewohnheitstrinkers und dessen Unterbringung in einer Trinkerheilanstalt durch den Vormund (§§ 6, 1896 und 1631) ausdrücklich zugelassen. Es wird nicht ausbleiben, daß der Staat oder ein anderer Verband (Provinz, Gemeinde) Anstalten zur Aufnahme dieser Trinker errichten, daß der Staat die gemeinnützigen privaten Anstalten konzessionieren und überwachen wird. Er wird im Sinne einer heilsamen Prophylaxe gesetzlich zulassen müssen, daß der Gewohnheitstrinker in eine solche Anstalt schon vor der Entmündigung zwangsweise gebracht werden kann, und daß Trinker, welche freiwillig in eine solche Anstalt eintreten oder zwangsweise in diese gebracht werden, daselbst mit Zwang zurückbehalten werden können. Diese Anforderungen werden in Erfüllung gehen müssen, wenn diese Anstalten sich wirklich erfolgreich erweisen sollen.

Die Leitung und Verwaltung von Trinkerheilanstalten kann, wie wir in Übereinstimmung mit der großen Mehrheit der Sachkenner[55]), insbesondere auch der Irrenärzte und im Gegensatze zu anderen Meinungen hervorheben wollen, nur einem Arzt anvertraut werden. Die Versammlung des Vereines deutscher Irrenärzte hat in diesem Sinne 1891 einstimmig auf den Antrag *Jolly* beschlossen: „Die Trinkerheilanstalten müssen unter sachverständiger ärztlicher Leitung stehen und sind in gleicher Weise staatlich zu beaufsichtigen, wie die Irrenanstalten." Der Alkoholist hat wie der Morphinist durch eine chronische Intoxikation seinen krankhaften Zustand herbeigeführt. Der Gewohnheitstrinker bietet durch die lange andauernde Intoxikation stets eine Reihe von krankhaften Veränderungen in den einzelnen Organen und eine so tiefe Degeneration des Gesamtorganismus, daß derjenige, der den Trinker heilen soll, diese Veränderungen kennen und eingehend berücksichtigen muß. Ist auch bei der Heilung der Trunksucht die Enthaltsamkeit von allen berauschenden Getränken die unentbehrliche Grundlage des Heilverfahrens, so ist doch mit der Abstinenz allein noch nicht die Aufgabe des Heilregimens gelöst. Die Überwachung der hygienischen Maßnahmen in der Anstalt, die diätetischen und medikamentösen Verordnungen, die Berücksichtigung des individuellen Zustandes und die Überwachung des Kranken in den einzelnen Stadien der Anstaltsbehandlung, die Handhabung einer rationellen, progressiv sich verschieden gestaltenden Disziplin in Gemeinschaft mit der Ausübung einer psychisch-suggestiven Therapie und ihrer wohltätig wirksamen Einwirkungen, alles das sind Agentien, die in einer Trinkerheilanstalt in Anwendung kommen müssen. Und dieses rationelle Verfahren verlangt erheblich mehr, als die Empirie einer schablonenhaft ausgeübten Abstinenz.

Vielfach wird auch mit Recht verlangt, daß nicht allein Anstalten zur Aufnahme von heilbaren Trinkern, sondern auch solche zur Aufbewahrung von unheilbaren Trinkern (Pflegeanstalten) geschaffen werden sollen.

Den Trinkerheilanstalten kommt neben der spezifisch medizinischen auch eine allgemeine Bedeutung im Kampfe gegen den Alkoholismus zu. Die Trinkerheilanstalten verfolgen als nächsten Zweck, den aufgenommenen Alkoholkranken Heilung zu bringen. Hinter dieser Hauptaufgabe haben alle anderen Rücksichten zurückzutreten. Allein gerade je erfolgreicher die Anstalt an einzelnen wirkt, um so größer ist ihr Segen für die Antialkoholbewegung im großen und ganzen. Pfarrer *Marthaler*[56]) weist mit vollem Recht auf folgende Punkte hin:

1. Durch Heilung einer großen Zahl Alkoholkranker entreißen die Trinkerheilanstalten diese selbst und ihre Familien, namentlich auch die Kinder, dem Fluch des Alkoholismus.

2. Jeder geheilte Trinker, der aus ihnen hervorgeht, wird durch sein Beispiel, vielfach auch durch seine Arbeit an anderen Trinkern, zu einem Trinkerretter, zu einem Verfechter der guten Sache.

3. Die Anstalten leisten den Tatbeweis, daß Trinker in vielen Fällen heilbar sind und tragen auf solche Weise wirksam dazu bei, daß diese noch heute vielfach angefochtene Tatsache immer mehr Anerkennung findet.

4. Sie beweisen Tag für Tag, daß der plötzliche Entzug des Alkohols nur heilsam, nie dauernd nachteilig wirkt. Dadurch wird ein Hauptbedenken gegen die Alkoholabstinenz widerlegt und die Temperenz- und Abstinenzbewegung mächtig gefördert, was namentlich auch den Temperenz- und Abstinenzvereinen zugute kommt.

5. Durch den Verkehr mit den Trinkerheilanstalten werden Staats- und Gemeindebehörden mit dem Werk der Trinkerheilung vertraut und schenken ihm erhöhte Aufmerksamkeit.

6. Diese Anstalten sind geradezu Bollwerke im Kampfe gegen den Alkoholismus. Auf sie richten sich nach und nach die Augen des Volkes. Von ihnen gehen segensreiche Anregungen aus. Gerade in diesem Zusammenhange ist es sehr zu begrüßen, daß die meisten Anstalten jährlich gedruckte Berichte über ihre Tätigkeit und Erfolge, ihre Bedürfnisse und Leistungen veröffentlichen, und daß sie sich zu einer großen Vereinigung zusammenschließen, wie dies auch die deutschen Trinkerheilanstalten mit Erfolg getan.

V. Andere allgemeine Aufgaben des Staates.

1. Die Einwirkung auf die Beamtenschaft.

Dem Staate steht außer den bisher angeführten Maßnahmen noch eine Reihe von Mitteln zu Gebote, die er in präventivem Sinne mit großem Erfolg in Anwendung bringen kann, um den Alkoholismus zu bekämpfen. Es soll nur andeutungsweise darauf hingewiesen werden, wie erfolgreich der Staat für die Ausbreitung der Mäßigkeit und für die Unterdrückung der üblen Trinksitten unter dem großen Heere seiner Unter- und Oberbeamten wirken kann. Jedes noch so geringe Vergehen im Amte, dessen Ursache auf Alkoholmißbrauch zurückzuführen ist, müßte schwer bestraft, jede Angewöhnung zur Trunksucht rücksichtslos geahndet werden. Nichts kann den Beamten, welcher Art auch immer, in der öffentlichen Meinung mehr herabsetzen, ihn zur treuen, unparteiischen und gerechten Ausführung der amtlichen Obliegenheiten ungeeigneter machen als der Hang zum Alkoholgenuß, als die Trinkgewohnheit. Welch ein gutes Beispiel und welch eine ergiebige Quelle für die Nachahmung würde die Nüchternheit und Mäßigkeit der in die weitesten Volkskreise verzweigten Schar der Staats- und Gemeindebeamten abgeben!

Ganz besonders muß die bedeutsame Wichtigkeit der Nüchternheit für den Beamten im öffentlichen Verkehrswesen hervorgehoben werden. Welche Unmenge schweres Unglück über Reisende und deren Familien kann die Angetrunkenheit eines Eisenbahnbeamten in Ausübung seines Dienstes verschulden? Nicht allein, daß jeder Alkoholist aus diesem Dienste, dem das öffentliche Interesse in unbegrenzt hohem Maße anvertraut ist, zu entfernen ist, den Beamten dieses Dienstzweiges müssen fürsorglich alle Versuchungen und Gelegenheiten zum Alkoholgenuß während der Ausübung des Dienstes aus dem Wege geräumt, ihnen müssen während desselben Mittel und Wege zur Aufnahme von ausgiebiger Nahrung, von unschädlichen Erfrischungs- und Anregungsmitteln in geordneter Weise vorgesehen werden.[57])

Schon lange haben die Verwaltungen der großen amerikanischen Eisenbahngesellschaften die Erfahrung gemacht, daß der Gebrauch der alkoholischen Getränke seitens der Eisenbahnbeamten eine Gefahr für das reisende Publikum bildet, und aus diesem Grunde war jenen jeder Alkoholgenuß während des Dienstes untersagt. Der gewohnheitsmäßige Alkoholgebrauch und der Besuch von Schankwirtschaften wird als Grund der sofortigen Entlassung aus dem Dienst angesehen. In neuester Zeit verlangen die meisten der großen Gesellschaften die volle Enthaltsamkeit während und außerhalb des Dienstes, so daß gegenwärtig fast das ganze Eisenbahnpersonal der Vereinigten Staaten von Amerika aus Enthaltsamen besteht.

In Kanada bestraft das Gesetz den Lokomotivführer oder den Kondukteur, welcher im aktiven Dienst betrunken ist, mit 10 Jahren Gefängnis, und denjenigen, welcher das Getränk verabfolgt hat, mit einer Geldstrafe bis zu 50 Dollars oder bis zu 30 Tagen Haft. — Dasselbe Gesetz gilt auch in Michigan und wird streng aufrecht erhalten. (L'Abstinence, 1904, Octobre.)

In England gilt ebenfalls die Überzeugung und Erfahrung, daß die meisten auf ein Verschulden von Beamten zurückzuführenden Betriebsunfälle im angetrunkenen Zustande geschehen. Hier haben sich schon 1882 Enthaltsamkeitsvereine unter den Eisenbahnbeamten gebildet; die United Kingdom Railway Temp. Union hatte 1903 eine Mitgliederzahl von 21.766 Personen auf 16 Bahnlinien. Im ganzen gibt es zirka 50.000 Enthaltsame nicht bloß unter den niederen, sondern auch unter den höheren Beamten.

In Frankreich besteht seit 1903 eine Antialkoholgesellschaft unter den Eisenbahnbeamten, die jetzt 12.000 Mitglieder zählt, von denen 3000 gänzlich Enthaltsame sind. Im Auftrage der französischen Westbahnverwaltung hat *Legrain*, der bekannte Führer der Antialkoholbewegung, vor ihren Beamten besondere alkoholgegnerische Vorträge gehalten und diese sehr nachahmenswerte Einrichtung hat den günstigsten Einfluß ausgeübt. — Auch in Belgien ist man bemüht, unter den Eisenbahn-, Post- und Telegraphenbeamten eine alkoholgegnerische Vereinigung zu schaffen.

In Preußen hat der Minister für öffentliche Arbeiten *(v. Budde)* im Jahre 1903 angeordnet, daß für diejenigen Eisenbahnbeamten, welche außerhalb ihrer Häuslichkeit ihre Mahlzeiten einzunehmen gezwungen sind, Kantinen, Speisestellen einzurichten seien, in welchen neben Speisen keinerlei alkoholische Getränke, auch nicht Bier, verabfolgt werden sollen, sondern nur alkoholfreie Getränke, wie Kaffee, Tee, Milch, Schokolade u. dgl. Von den einzelnen Verwaltungsstellen wurde das Mitbringen von Schnaps und schnapsähnlichen Getränken in den Dienst und zur Arbeit verboten und wird Trunkenheit im Dienst unnachsichtlich mit Dienstentlassung bestraft. Insbesondere wird von den Lokomotivführern Nüchternheit im Dienst und Mäßigkeit außerhalb desselben verlangt. — Während diese Verordnungen den Genuß alkoholischer Getränke nur während des Dienstes untersagen, ist es den fortgesetzten Bemühungen des früheren Eisenbahndirektors *de Terra* gelungen, unter den Eisenbahnbeamten eine immer größere Anhängerschaft für die gänzliche Enthaltsamkeit zu gewinnen, so daß sich im Laufe weniger Jahre ein „Deutscher Verein enthaltsamer Eisenbahner“ gebildet hat, welcher die volle Enthaltsamkeit auch außerhalb des Dienstes betätigt. Dieser Verein zählt an 600 Mitglieder; er hat sich Ende 1905 mit den abstinenten Eisenbahnern Österreichs zu einem „Allgemeinen Verband der enthaltsamen Eisenbahner Deutschlands und Österreichs“ vereinigt mit dem Ziele, diese Prinzipien auch auf andere Länder auszudehnen und einen internationalen Verband zu bilden.

Wie in Preußen hat auch das Verkehrsministerium in Bayern und die Staatsbahnverwaltung in Mecklenburg durch besondere Erlasse und Verordnungen den Alkoholgenuß bei den Eisenbahnbeamten einzuschränken versucht. Die Verwaltung der sächsischen Staatsbahnen ist in gleicher Weise bemüht, der Unmäßigkeit der Beamten zu steuern; sie hat auch für ihre Beamten und Arbeiter von Ärzten Vorträge halten lassen über die Alkoholfrage und ihre Bedeutung für den Eisenbahndienst (Dr. *Meinert*).

2. Der Alkohol in der Armee.

Reichen Erfolg für die Erziehung des Volkes zur Mäßigkeit kann der Staat erzielen dadurch, daß er jede Unmäßigkeit in der Armee und Marine untersagt und ahndet, und das nicht nur bei der Mannschaft, sondern auch in den Kreisen der militärischen Vorgesetzten in allen Graden. Die Armee rühmt sich mit Recht, die reife Ausbildung des größten Teiles der männlichen Bevölkerung zu körperlicher Rüstigkeit und zum geistig-sittlichen Charakter zu vollführen, neben der physischen Kraft auch das sittliche Element zu heben und zu fördern. Sicher kann die Armee die Bildung des Volkes, das durch den allgemeinen Schulzwang zur allgemeinen Wehrpflicht herangebildet wird, ergänzen und vollenden zum Nutzen der Gesellschaft, wenn der Soldat während seiner Dienstzeit so viel Tugend erwirbt und in das Leben mit hineinnimmt, daß er ein ebenso guter Bürger wird, als er ein guter Soldat war. Eine der notwendigsten Tugenden eines jeden Soldaten ist aber Nüchternheit und Mäßigkeit; der trunksüchtige Soldat kann nimmer den Grad von Pflichttreue und Gehorsam, von Ordnungssinn und Aufopferungsfähigkeit erwerben und besitzen, wie es die militärische Zucht und das Vaterland verlangt. „Nichts gefährdet mehr die Disziplin, den frischen

Mut, die freudige Hingebung und alle die hohen Eigenschaften eines braven Soldaten, nichts stumpft die Begeisterung für König und Vaterland mehr ab als der Alkohol."[58])

Immer waren es einzelne Heerführer, welche den Wert der Mäßigkeit und der Nüchternheit für die Disziplin und die Tüchtigkeit der Armee besonders erkannt haben. In England haben die Missionsgesellschaften in einzelnen Heeresabteilungen schon früh Enthaltsamkeitsfreunde gewonnen und Vereine derselben gegründet. In der indischen Armee war es vornehmlich General *Roberts*, welcher diese Vereine begünstigte und in militärischer Weise organisierte. Im Jahre 1888 wurde der „Enthaltsamkeitsverein der britisch-indischen Armee" mit 10.000 Mitgliedern begründet; 1893 war diese Zahl auf 20.000 und zu Ende des Jahrhunderts auf 25.000 gewachsen. Der Verein wurde, wie Oberstabsarzt *Matthäei* ausführt (Der Alkoholismus, Vierteljahrsschrift, I. Jahrg., 1900, S. 65) kompagnieweise gegliedert; er erhielt zu Kantinen schön eingerichtete Säle mit Zeitungen, Büchern, Spielen. Jede Kompagnie erhielt ihr Soldatenheim, deren Leitung unter der Oberleitung der Kommandeure stand. Bei seiner Rückkehr nach England gründete General *Roberts* einen militärischen Enthaltsamkeitsverein, dessen Präsident der Herzog von Connaught noch ist. Dieser Verein hat 497 Zweigvereine mit 26.904 Mitgliedern exkl. der 24.899 Mitglieder der indischen Vereinigung. Alle Heerführer, wie General Kitchener, General Wolseley, Lord Methuen, rühmen den Einfluß der Enthaltsamkeit im Landheer und nicht minder in der Marine auf die Gesundheit und die Disziplin der Mannschaft. „Man habe allen Grund", meint der Herzog von Connaught, „die Bewegung zu ihren Riesenfortschritten zu beglückwünschen. Diese stetig sich ausdehnende Tätigkeit des Vereines sei ein Segen nicht bloß fürs Heer, sondern fürs gesamte Vaterland."

Auch in der französischen Armee wurden in der jüngsten Zeit Versuche gemacht, der Trunksucht in der Armee entgegenzutreten. In einem Armeebefehl vom 3. Mai 1900 verbietet der damalige Kriegsminister de Gallifet vom Gesichtspunkte der Hygiene und der Disziplin aus den Ausschank von Branntwein oder alkoholischen Likören in allen Kantinen der Kasernen, Feldquartieren, Lagern und Manövern. Nur der Ausschank von gegorenen Getränken (Wein, Bier, Apfel- und Birnwein) und alkoholfreien Getränken (Kaffee, Tee, Milch, Schokolade) ist gestattet. Und am 15. Januar 1901 ordnete der Kriegsminister *André* an, daß über die Wirkungen und Gefahren des Alkoholismus in den Korps der Truppen entweder durch die Offiziere oder durch die Militärärzte Vorträge gehalten werden abwechselnd mit regelmäßigen Vorträgen über Hygiene. Mit Recht hebt der Armee-Inspektionsarzt Dr. *Richard*, der Referent über diesen Gegenstand auf dem Antialkoholkongreß in Wien (1901), hervor, daß diese Propaganda in der Armee für den Kampf gegen den Alkoholismus von sehr großer Bedeutung ist, weil der Militärdienst fast die ganze männliche Jugend durch die Kaserne führt (Bericht über den VIII. Internationalen Kongreß 1901 etc., Wien 1902, S. 258).

Auch in der deutschen Armee tritt dieses dankenswerte Bestreben in der neuesten Zeit mehrfach hervor. Das Vorgehen des gefeierten Generaloberst v. Haeseler, der durch sein eigenes Beispiel seit langen Jahren im XVI. Armeekorps die Nüchternheit und Mäßigkeit eifrig befürwortete und energisch verlangte, ist nicht ohne Wirkung geblieben. Gleich bemüht war auch der kommandierende General des VI. Armeekorps, der Erbprinz von Sachsen-Meiningen, den Alkoholgenuß im Heere einzuschränken. Durch seinen Korpsbefehl vom 27. März 1903 verlangt er im Interesse des Dienstes wie des einzelnen Mannes, daß die Mannschaften des öfteren seitens ihrer Vorgesetzten eingehend darüber belehrt werden, wie der übermäßige Genuß von Alkohol sie nicht nur den Gefahren harter Bestrafung aussetzt und sie untüchtig zu ihrer Dienstverrichtung macht, sondern auch durch die fortgesetzte Vergiftung ihres Körpers für ihr ferneres Leben an Gesundheit und Erwerbsfähigkeit schädigt.

Zu den zuversichtlichsten Hoffnungen berechtigt die von Kaiser Wilhelm II. in jüngster Zeit erlassene Bestimmung, daß an alle zur Einstellung kommenden Rekruten der Armee (zu Wasser und zu Lande) eine von dem deutschen Verein gegen den Mißbrauch geistiger Getränke herausgegebene kleine Belehrungsschrift „Alkoholismus und Wehrkraft" kostenfrei zur Verteilung gelange und daß dieselbe seitens der Offiziere gleichzeitig erläutert werde. Auch in der königl. sächsischen Armee und in dem königl. württembergischen Armeekorps gelangt diese Schrift in gleicher Weise zur Verteilung.

Möchten diese Anregungen und Belehrungen in unserer herrlichen Armee überall verstanden und verwirklicht werden, damit ihr zu den anderen vielen Tugenden auch die der Mäßigkeit und Nüchternheit zugezählt werden kann!

Bis zu welchem Grade der Dämon Alkohol die Disziplin in einer Armee lockert und auflöst, die Kriegstüchtigkeit vernichtet, Teile derselben zur Roheit und Wildheit entsittlicht und entmenscht, das hat die Gegenwart jüngster Zeit in einem östlichen Kulturstaat mit Schrecken und Entsetzen erlebt. Gibt es ein deutlicheres Warnungszeichen von der Wirkung des Alkohols als das Schicksal der russischen Armee?

3. Der Alkohol und die Schule.

Die beste Mitarbeiterschaft kann die Mäßigkeitssache an der Schule finden. Die Schule soll das heranwachsende Geschlecht nicht allein mit den notwendigen Kenntnissen fürs Leben ausrüsten, sondern dasselbe zur Ausübung des Guten und Schönen erziehen, neben dem Verstand vorwiegend die Willenskraft und das Gemüt bilden und entwickeln.

Der Schule und der Familie — und in sehr vielen Fällen der Schule allein — fällt die große Aufgabe zu, den Sinn und den Willen des Kindes für das Tugendhafte und Edle empfänglich zu machen, vor dem Laster und seinen Folgen zu warnen, zum kräftigen Widerstande gegen das

Schlechte zu befähigen. In der Schule schon muß dem heranwachsenden Geschlecht die richtige Ansicht von dem Wert und der Wirkung der alkoholischen Getränke in belehrender Weise beigebracht, die Trunksucht und ihre Folgen vor das Auge geführt werden. Die Bekämpfung der Trunksucht würde um vieles erleichtert und ermöglicht, wenn die Jugend mit dem Verständnis über die gesundheitlichen und sittlichen Folgen des Alkoholgenusses ausgerüstet zur Verurteilung der verderblichen Trinkgewohnheit angerufen wird.

Durch die in Schulen vorgenommenen statistischen Erhebungen wurde mehrfach festgestellt, daß ein großer Teil der Kinder täglich alkoholische Getränke erhält, und daß diese Kinder beträchtlich schlechtere Leistungen aufweisen als die, welche keine alkoholischen Getränke erhalten.

Nach dem Berichte über die Tätigkeit der Berliner Schulärzte im Jahre 1904/05 (erstattet von *A. Hartmann,* Berlin 1905) nahmen nach den in einer Knabenschule und in einer Mädchenschule angestellten Erhebungen alkoholische Getränke zu sich:

1. Nie oder nur selten	16·6% Mädchen,	18·5% Knaben,
2. Wöchentlich mindestens einmal Bier	38·3% „	39·9% „
„ „ „ Schnaps	10·9% „	11·9% „
3. Täglich Bier	31·9% „	34·4% „
„ Schnaps	1·8% „	4·3% „

Mehr als 4/5 sowohl der Knaben als der Mädchen nehmen somit gewohnheitsmäßig alkoholische Getränke zu sich, so daß der gewohnheitsmäßige Genuß alkoholischer Getränke als Volkssitte zu betrachten ist. Gegen diese Volkssitte anzukämpfen, ist eine der wichtigsten Aufgaben der Volksgesundheitspflege. Aufgabe der Schulärzte und der Lehrer ist es, in diesen Kampf einzutreten.

Schon in der Schule ist die ungünstige Einwirkung alkoholischer Getränke besonders bezüglich des Schnapses nachweisbar. Von 100 Kindern haben die Zensur weniger als genügend solche, welche alkoholische

Getränke nie oder nur selten trinken	8·3 Mädchen,	24·9 Knaben,
wöchentlich mindestens einmal Schnaps trinken	16·5 „	35·5 „
täglich Schnaps trinken	55·5 „	60·5 „

Auch an andern Orten, besonders im Auslande, wie in Österreich, Holland, in der Schweiz, und auch in Deutschland, namentlich in Bonn, Braunschweig, Gera, Köln, Münster i. W., Nordhausen, Posen, Schöneberg, München, Ulm, sind Statistiken über den Alkoholgenuß der Kinder in einzelnen Schulen und Schulbezirken aufgenommen worden. Es seien einige im folgenden erwähnt:

Gera: 515 Knaben, 554 Mädchen, aus 2 oberen, 2 mittleren, 2 unteren Klassen. Von diesen hatten nur 4 Knaben und 8 Mädchen überhaupt noch keinen Alkohol getrunken. Schnaps hatten 250 Knaben, 270 Mädchen; Wein 235 Knaben und 257 Mädchen getrunken; Bier tranken täglich 109 Knaben, 130 Mädchen. — Die Körperkonstitution war bei 65 Knaben,

87 Mädchen gut, bei 325 Knaben, 406 Mädchen mittel, bei 127 Knaben, 61 Mädchen schlecht.

In München waren nach *Hecker* unter 4562 Volksschülern 13·1% Abstinenten, 55·3% regelmäßig Alkohol genießende, 4·5% eigentliche Trinker und 6·4% Schnapstrinker. In allen Schulen (4 Volksschulen) zeigte es sich, daß mit der Zunahme des Alkoholgenusses nicht nur die Qualifikationsnote zurücksteht, sondern oft auch Fleiß und Auffassungsvermögen abnehmen. (Münch. med. Wochenschr., 1906, Nr. 12.)

Nordhausen: Dort hatten in der 7. Klasse (siebenjährige Kinder) einer Volksschule von 49 Kindern 38 schon Wein, 40 schon Schnaps und alle schon, zum Teil regelmäßig, Bier getrunken. In einer 4. Klasse hatten von 28 Mädchen 27 schon Wein, 24 schon Schnaps und alle schon Bier getrunken.

Schöneberg: In einer Knabenschule tranken 56·2%, in einer Mädchenschule 48·7% regelmäßig Bier, 30% der Knaben gegen 32·2% der Mädchen tranken zeitweise sonstige Spirituosen.

Die Arbeiten von *Hähnel*[59]) und von *Delitzsch*[59a]) beschäftigen sich ebenfalls mit Elementarschülern. Dagegen handelt *Ludwig Wagner*[72]) in „Unterricht und Ermüdung“ von Gymnasiasten. Er fand, daß von 11- bis 12jährigen Schülern fast mehr als 50% am Abend regelmäßig Bier oder sogar Wein als Getränk erhielten.

Übersicht der hauptsächlichsten Getränke und des Prozentsatzes der Schüler, welche jene Getränke genossen.

	in Klasse												Durchschnitt
	IM	IO	IIM	IIO	IIIM	IIIO	IVM	IVO	VM	VO	VIM	VIO	
Durchschnittsalter der Schüler. . .	17	16·3	15·5	14·8	14·2	13·6	13·2	12·9	11·5	11	11·5	10·4	
Mittags tranken Weißbier . .	13	—	12	30	33	32	24	24	22	18	6	**40**	23%
bayrisches Bier .	35	40	15	22	9	16	14	14	**42**	18	12	12	20
Bier Summe .	48	40	27	52	42	51	38	38	**64**	36	18	52	43
Abends: Weißbier .	26	27	42	52	39	34	44	44	36	30	12	**62**	37
bayrisches Bier	48	27	21	28	18	32	10	26	28	48	14	22	27
Summe .	74	54	63	80	57	66	54	70	64	78	26	**84**	64
Wein: zum Essen .	4	—	—	—	—	1·7	—	—	—	—	8	—	1·2
oder gelegentlich .	—	33	78	78	54	52	58	52	54	36	78	34	54·4
Kaffee: morgens . .	87	77	61	68	87	60	66	58	62	69	56	50	65
nachm. .	96	93	90	92	93	82	96	90	82	**100**	88	80	88
Kakao od. Milch morgens .	13	23	39	30	13	40	34	42	38	31	42	**50**	35
Kakao od. Milch nacum. .	4	7	9	6	7	18	4	10	18	—	10	**20**	10

Kein besseres Resultat wurde auch an höheren Schulen festgestellt. Dr. *Keesebiter* hat in einer Realschule im Osten Berlins ermittelt, daß durchschnittlich mittags 43% der Schüler regelmäßig Bier, abends 64% tranken, daß abends sogar 84% der Sextaner, mittags 64% der Quintaner Bier erhielten. Diese Schüler sind durchschnittlich 10—11 Jahre alt.

Wie der mehr oder weniger regelmäßige Alkoholgenuß die Leistungen der Kinder beeinflußt, zeigt folgende Statistik, die Schuldirektor *Bayer* in einer Wiener Volksschule mit 591 Knaben und Mädchen feststellte:

	Es hatten von den Schülern die Zensur gut	genügend	ungenügend
die nie alkoholische Getränke genossen . .	41·8%	49·2%	9·0%
die nur gelegentlich tranken	34·1%	56·6%	9·5%
die täglich einmal Bier usw. bekamen . . .	27·8%	58·4%	13·7%
die täglich zweimal Bier usw. bekamen . .	24·9%	57·7%	18·3%
die täglich dreimal Bier usw. bekamen. .	—	33·3%	66·6%

Welche Bedeutung der Alkoholgenuß für Schulkinder hat, wie er vorhandenes Nervenleiden zu steigern vermag, geht aus der Statistik von Dr. *P. Meyer*, Berlin, hervor.[61]) Während sich unter den Schulrekruten nur 2·6% mit Nervenkrankheiten behaftet fanden, waren von 700 Schülern und Schülerinnen der verschiedenen Altersstufen 122, d. i. 16% nervenleidend.

Eine Umfrage in sämtlichen Bürgerschulen der Stadt Braunschweig bezog sich auf 4047 Knaben und 3014 Mädchen der mittleren, 10.051 Schülern der unteren Bürgerschulen und auf 246 Schüler der Hilfsschule für schwachbegabte Kinder. Der Fragebogen unterschied zwischen gelegentlichem und täglichem Genuß der einzelnen Getränkearten (Wein, Bier, Branntwein, Arrak, Kognak usw.). Ferner wurde gefragt, wie viele Kinder schon vor Schulbeginn Alkohol genießen, wie viele es bei den Mittags- und Abendmahlzeiten und wie viele es gern tun. Das Ergebnis war: An den unteren Volksschulen tranken 47 Kinder täglich Wein, 880 Bier, 55 Branntwein und 122 Kognak, Rum und ähnliche Schnäpse, 65 Kinder tranken schon vor Schulbeginn, 2340, also fast ein Viertel, tranken regelmäßig zu den Mittags- und Abendmahlzeiten und 3989, also zwei Fünftel, erklärten, daß sie es gern täten. Von den 246 Schülern der Hilfsschule für schwachbegabte Kinder tranken bezeichnenderweise 118, also beinahe die Hälfte, gern, von den Knaben der mittleren Bürgerschulen waren 1334 (32·7%) und von den Mädchen der mittleren Bürgerschulen 853 (28·3%) Freunde alkoholischer Genüsse. Im übrigen ist der Unterschied zwischen den unteren und mittleren Bürgerschulen nur gering. Bier wird überall von 8—10% der Schüler regelmäßig täglich und von 60—70% gelegentlich getrunken, der regelmäßige Schnapsgenuß ist bei den Schülern der unteren Bürgerschulen etwas häufiger (1·7% der Schüler) als bei denen der mittleren (Knaben 1%, Mädchen 1·3%), der Weingenuß umgekehrt bei den Schülern der mittleren Bürgerschulen (Knaben 0·9%, Mädchen 1·9%) höher als bei denen der unteren (0·5%). Bezeichnend sind folgende Bemerkungen der Schulinspektoren: „In einigen Klassen sind die betreffenden Kinder unaufmerksam und träge und machen deshalb nur geringe Fortschritte"; „Aufmerksamkeit, Fleiß und Fortschritt waren ungenügend bei 12, mangelhaft bei 10, gut bei 10 Kindern, die häufig Alkohol trinken"; „es wird allgemein über Mangel an Aufmerksamkeit, Fleiß und Fortschritte der betreffenden Kinder geklagt"; „weitaus die meisten der betreffenden Kinder sind unaufmerksam, schläfrig und minderwertig in ihren Leistungen" usw. In zahlreichen Fällen wird mitgeteilt, daß Kinder mit den Eltern bis nach Mitternacht, hie und da bis 4, 5, ja bis 6 Uhr morgens an Lustbarkeiten in Gasthäusern teilgenommen haben und daß sie am folgenden Unterrichtstage schlaff, müde, unaufmerksam und für den Unterricht unbrauchbar waren. Es wird vielfach über Nachlässigkeit und geringe Fortschritte derjenigen Kinder geklagt, die häufig Alkohol trinken. Selbst die besser befähigten Kinder zeigen bei Alkoholgenuß oft ungleichmäßige Leistungen.

Eine sehr eingehende Umfrage über den Alkoholgenuß der Schulkinder in Niederösterreich (180.000 in Wien und 207.000 auf dem Lande) ergibt nach Dr. *Fröhlich:* Unter den Wiener Knaben zwischen 6 und 14 Jahren haben 8% niemals Bier, auf dem Lande 11% getrunken, Wein in Wien 18%, auf dem Lande 9%, Branntwein noch nie 41% in Wien und 48%; 32% der Knaben in Wien genießen regelmäßig Bier, dagegen nur 12% auf dem Lande; 11% der ersten und 20% der letzten genießen regelmäßig Wein, 4% der ersten und 3·6% der letzten Branntwein.

In Steiermark fand ein Landeskomitee: Von 72.720 weiblichen Schulkindern haben nur 15.513 noch kein Bier, 5829 noch nie Wein, 38.344 noch nie Branntwein getrunken; 14.034 Schulmädchen nehmen regelmäßig alkoholische Getränke zu sich. Von 75.879 Schulknaben haben nur 13.792 noch nie Bier, 6053 noch nie Wein und nur 26.790 nie Branntwein getrunken; 12.398 Schulknaben nehmen regelmäßig alkoholische Getränke zu sich. (Bericht VIII. internat. Kongreß, Wien 1901, S. 431.)

Unter 4340 Schülern in Holland waren nur 502 = 11·6%, welche niemals ein alkoholisches Getränk genossen hatten. Von den täglichen Trinkern gehörten nur 14·7% zu den besten, 40% zu den mittelmäßigen und 45·3% zu den schlechten Schülern; für die gelegentlichen Trinker waren diese Zahlen 23·6%, 52·8% und 23·6%; für die Abstinenten dagegen 34·6%, 48·8% und 16·6%. (*Antony Don,* Erziehung und Schule im Kampfe gegen den Alkoholismus. Internat. Kongreß, Bremen 1903. Bericht S. 242.)

Auch die schärfsten Gegner der Abstinenzbewegung stimmen darin überein, daß für Kinder Alkohol in jeder Form ein Gift ist. Nicht nur die körperliche, sondern vor allen Dingen die geistige Entwicklung der Kinder in der Schule leidet selbst bei geringem Alkoholgenuß unwiederbringlichen Schaden. Deshalb sollten alkoholische Getränke Kindern nicht gegeben werden, um diese Schädigungen zu verhindern, sowie um die Kinder nicht an alkoholische Getränke zu gewöhnen.

Die Belehrung der Kinder wird in den einzelnen Ländern in verschiedener Weise ausgeführt. Am intensivsten geschieht dies in neuerer Zeit in den Vereinigten Staaten von Amerika. Nach langen Bemühungen der zahlreichen Temperenzgesellschaften hat es die Christliche Frauen-Temperenzgesellschaft vorzugsweise durch das eifrige Betreiben der jüngst verstorbenen verdienstvollen Mrs. *Hunt* dahin gebracht, daß im Jahre 1902 von dem Nationalkongreß und der Legislatur aller Einzelstaaten in allen öffentlichen Schulen, niederen wie höheren, die Unterweisung der Jugend in Physiologie und Hygiene, und in letzterer über Wesen und Wirkung des Alkohols zum obligatorischen Unterrichtsgegenstand gemacht worden ist. In besonderen von der Unterrichtsverwaltung genehmigten Lehrbüchern wird in allen Schulklassen in abgestufter methodischer Weise dieser Unterricht von zu diesem Zweck geprüften abstinenten Lehrern erteilt. Gegenwärtig werden an 22 Millionen Kinder in den Prinzipien strengster Abstinenz unterrichtet. Gegen diesen übertriebenen einseitigen Unterricht macht sich in neuester Zeit eine gewaltige Opposition geltend, besonders seitens der Anhängerschaft des „Committee of Fifty“.

In England war die Abstinenzpropaganda in den Schulen seit Jahrzehnten von den großen Temperenzvereinen systematisch organisiert. Da, wo die lokalen Schulbehörden die Abstinenz begünstigten, wurde der Unterricht obligatorisch. Von Wanderlehrern wurden in den Schulen unter dem Aufwand reicher Geldmittel Vorlesungen und Vorträge, Anreden während der Schulzeit gehalten und unterstützt durch Lichtbilder, chemische Experimente, anatomische Darstellungen, der Unterricht erteilt. Seit 1888 bis 1899 sind in den Schulen von England und Wales 346.000 solche Vorträge gehalten worden, denen mehr als 3 Millionen Schulkinder und über 127.000 Lehrer beiwohnten. (Alkohol und Volkschule. Von *A. Damaschke*, Sozialer Fortschritt, 1904, Nr. 24, S. 3.) Die so unterrichteten Kinder werden in Vereinen gesammelt (Bands of Hope = Hoffnungsscharen). Über $2^1/_2$ Millionen Kinder gehören diesen Vereinen an, in welchen sie durch Belehrung und Beispiel zur Abstinenz angehalten werden. — Besonders hervorgehoben zu werden verdient die Tatsache, daß im Jahre 1905 um die Einführung des obligatorischen Unterrichts in Hygiene und Temperenz in den Elementarschulen des ganzen Landes 15.000 Ärzte bei den höchsten Unterrichtsbehörden petitionierten und jene als ein Mittel empfohlen, um die Volksgesundheit und Volkswohlfahrt zu heben.

In Frankreich wird seit 1897 in dem Unterricht über Hygiene und Moral in allen Schulen die Bedeutung des Alkohols, seine gesundheitliche und sittliche Einwirkung besonders betont, und seit 1900 wird durch einen Erlaß des Unterrichtsministers verlangt, daß der Alkoholunterricht nicht als Nebensache angesehen werden, sondern dieselbe Stelle im Lehrplane einnehmen solle, wie die Grammatik oder das Rechnen.

Mit besonderem Eifer wird auch in Belgien nach dieser Richtung vorgegangen. Im Jahre 1887 führte der Schulinspektor *Robyns* in seinem Inspektionsbezirk (Limburg) den Alkoholunterricht ein und mit so vortrefflichem Erfolge, daß die Lehrerschaft und ganz besonders die große Anti-Alkohol-Liga für seine Ausbreitung tätig war. Auch hier wurden Schüler-Temperenz-Gesellschaften gebildet (Société scolaire de tempérance) und seit 1892 werden diese von der Regierung wesentlich unterstützt durch offizielle Instruktion der Lehrer und auch durch Geldmittel. Ende Dezember 1905 gab es in Belgien 3928 Primärschulen, welche wenigstens einen Antialkohol-Schülerverein hatten (gegen 3048 ohne einen solchen); den Vereinen im ganzen Lande gehören 82.067 Schüler im Alter über 11 Jahren an (gegen 134.026 nicht angehörige). In den Schulen für erwachsene Schüler gab es außerdem 1265 Vereine mit 38.031 Mitgliedern. Seit der Gründung des Alkoholunterrichts haben an ihm 400.287 Schüler*) teilgenommen. (L'Etoile du Matin, Juillet 1906, pag. 51.) In Belgien ist die Hygiene durch ein Gesetz vom 15. September 1895 obligatorisches Unterrichtsfach.

In Schweden ist durch königliche Verordnung (1892) die Hygiene einschließlich des Unterrichts über die Gefahren des Alkohols als obligatorisches Lehrfach eingeführt, und ebenso in Norwegen durch das Volksschulgesetz vom 9. Mai 1896. In Finnland und Holland wird diese Belehrung der Kinder in den öffentlichen Schulen sowie in den Sonntagsschulen von staatlicher und privater Seite geflissentlich betrieben.

In Deutschland ist die Mitarbeit der Schule an dem Kampfe gegen den Alkoholismus allerseits in ihrer vollen Bedeutung erkannt und darum eifrig erstrebt. Im Jahre 1894 hat der deutsche Verein gegen den Mißbrauch geistiger Getränke eine von ihm preisgekrönte Schrift (Die Schule, der Lehrer und die Mäßigkeitssache. Von Lehrer *Droste*-Meschede. Hildesheim 1894) in vielen Tausenden von Exemplaren verbreitet und wiederholt sind auch andere Körperschaften (Westfälischer Städtetag) um diese Mitarbeit an den höchsten Amtsstellen vorstellig geworden. In der Lehrerschaft war vielseitige Zustimmung zu diesem Verlangen laut geworden, und besondere Betätigung hat dasselbe von dem im Jahre 1896 gegründeten deutschen Verein abstinenter Lehrer gefunden. In gleicher Richtung wirkt die Schrift von Rektor *A. Sladeczek:* Die vorbeugende Bekämpfung des Alkoholismus durch die Schule. Berlin 1905, Mäßigkeits-Verlag.

Durch einen Ministerialerlaß vom 31. Januar 1902 ist die Mitwirkung der Schule im Sinne einer Belehrung des Volkes, die schon bei der Jugend einzusetzen hat, angeordnet worden. „Auch nicht eine einzige Volksschule darf sich", wie es in dem Erlasse heißt, „der nachdrücklichen Beteiligung an dem Kampfe gegen das unheilvolle Übel der Trunksucht entziehen." Außer dem Religionsunterricht hat der Unterricht in der Naturkunde und Gesundheitslehre vielfach Gelegenheit, die verheerenden Wirkungen des unmäßigen Alkoholgenusses auf Gesundheit und Leben den Kindern zur Kenntnis zu bringen.

Ist auch bei diesem Unterricht von einem systematischen Lehrplan, von einer einheitlich überall einzuführenden Methode und von der Ein-

*) Zu diesen Schülern gehören auch diejenigen, die sich nur verpflichten, keine spirituösen Getränke zu genießen.

führung eines besonderen obligatorischen Lehrfaches abgesehen und dem Belieben des einzelnen Lehrers ein gar weiter Spielraum gelassen, so darf auch von seiner Verbindung mit anderen Unterrichtsgegenständen viel Gutes und Segensreiches erwartet werden. Hier gilt aber die Voraussetzung, daß die Lehrerschaft sich der Aufgabe mit ausdauerndem Ernst gern unterzieht, daß der Lehrer selbst stets mäßig oder enthaltsam lebt, und daß er auf dem Lehrerseminar mit dem notwendigen Wissen über das Wesen des Alkoholismus, über den Einfluß des Alkohols auf Körper und Geist, auf das Wohlergehen des Einzelnen wie der Gesamtheit ausgestattet werde.

Soll der Alkoholunterricht bei der Volksjugend von wirklichem Erfolg sein, so darf er sich nicht allein auf die niederen Volksschulen beschränken, sondern muß auch in den Fortbildungsschulen und nicht minder in den höheren Schulen weiter fortgeführt werden. (Der Kampf gegen die Unmäßigkeit auf Schule und Universität. Vortrag von Prof. Dr. *H. Ziegler*-Straßburg, 1898. Hildesheim.)

In dem jüngst von Graf *Douglas* im preußischen Landtag eingebrachten Gesetzentwurf (1. Mai 1902) wird verlangt, daß die Jugend in der Schule besonders im Wege des Anschauungsunterrichtes über die schädlichen Folgen des übertriebenen Alkoholgenusses aufgeklärt werde. Es wird gleichzeitig verlangt, daß die Lehrerschaft bei ihrer Ausbildung in den Seminarien eine genügende Vorbildung in der allgemeinen Gesundheitslehre und auch auf dem Gebiete der Alkoholfrage erhalte, und daß erstere wie letztere zu einem besonderen obligatorischen Unterrichtsgegenstande gemacht werde.

Daß neben der Schule die Kirche als Erziehungsmittel zu sittlichem Verhalten, als Zentrale vieler charitativen Einrichtungen auch hier außerordentlich viel Gutes zu wirken imstande ist, das beweist die lebhafte Teilnahme der Geistlichkeit aller Konfessionen an dem Kampfe gegen die Trunksucht. „Mit tiefer Bekümmernis sieht der Geistliche das schwere Unglück, das die Trunksucht über Einzelne, über Familien, über weite Schichten im Volke ausgießt, wie sie die gute Saat, welche Kirche und Schule aussät, verwüstet, und darum soll es an ihm sein, mit aller Kraft gegen diesen Feind alles Guten und Frommen anzukämpfen überall, wo er kann, allein oder in Gemeinschaft mit anderen."

Und ein gleiches muß von dem Arzte erwartet werden, dessen humaner Beruf gebietet, warnend auf jedes gemeinschaftliche Übel hinzuweisen, von welchem aus Siechtum und Tod, Krankheit und Verderben für jeden Mitmenschen sich verbreiten. „Je idealer der Arzt seinen Beruf auffaßt, je mehr er sich als Beschützer und Förderer des Gesundheitswohles am Volkskörper verpflichtet fühlt, desto mehr muß es ihm obliegen, das Volk vor dem Feinde Alkohol zu warnen und es vor drohendem Verderben zu bewahren."

* * *

Und am Schlusse endlich ist noch der jüngst erfolgten Gründung von internationalen Antialkoholämtern oder Abstinenzsekretariaten zu gedenken; solche bestehen bereits in Lausanne *(Hercod)*, in Hamburg *(Hähnel)*. Ein 50er Ausschuß zur Erforschung der Alkoholfrage wirkte in New-York.

Das, was heute im Wettkampf der Nationen auf allen Gebieten der Kulturzwecke den Ausschlag gibt, das ist das Wirken der Organisationen; ob es sich um Hilfsaktionen bei elementaren Unglücksfällen oder um langsam einsetzende und dauernde Kulturarbeiten internationaler Natur handelt, entscheidend ist die Möglichkeit, durch zentrale Zusammenfassung der Kräfte die größte Wirkung nach allen bedrohten Stellen hin gleichmäßig und stetig zu entfalten.

Eine dahin zielende internationale Vereinigung gegen den Mißbrauch geistiger Getränke ist am 21. April 1906 zu Berlin gegründet worden; sie hat über und neben den schon bestehenden nationalen Verbänden, die den Mißbrauch geistiger Getränke bekämpfen, folgende Vorzüge[62]):

1. Die Beschlüsse und Ergebnisse von internationalen Zentralstellen haben den Regierungen, Parlamenten und der öffentlichen Meinung gegenüber eine überzeugende, autoritative Bedeutung.

2. Einer internationalen Stelle stehen Kräfte und Mittel zur Verfügung, die in den Einzelstaaten oft fehlen.

3. Die internationale Alkoholkommission soll über den verschiedenen, den Alkoholismus bekämpfenden Richtungen, Wegen und Programmen stehen; sie soll in voraussetzungsloser Weise die objektiven Verhältnisse prüfen, die bei der Erzeugung, bei dem Verbrauch und bei dem Mißbrauch der berauschenden Getränke und bei ihren Folgen von unmittelbarem und mittelbarem Einfluß auf Gesundheit und Wohlfahrt des Einzelnen und des Gesamtvolkes sind. Die Forschungen, die Untersuchungen dieser Kommission sollen mit Unterstützung all derer, denen die Bekämpfung des Alkoholmißbrauchs Herzens- und Glaubenssache ist, unternommen, ihre Ergebnisse allen ohne Unterschied der nationalen und subjektiven Anschauungen über die Bekämpfung des Übels und über die Wege derselben zur Verfügung gestellt werden.

Die segensreichen Folgen eines solchen internationalen Zusammenschlusses werden nicht ausbleiben; sind doch die Verluste, welche die Völker durch den Alkoholismus erleiden, um dessentwillen größer als die durch Tuberkulose, Krebs und Geschlechtskrankheiten, weil die mittelbaren Einwirkungen auf das Wirtschafts- und Familienleben, die Belastungen der Rechts-, Irren-, Waisen- und Armenpflege bei jenem größer sind und weil die Kulturausgaben unter den Milliarden für geistige Getränke leiden.

Literaturverzeichnis.

[1]) *Koehne, Schmollers* Jahrb., 1906, Bd. XXX_2.

[2]) Vgl. auch *Späth,* Beil. zur Münchner Allg. Ztg., 1905, Nr. 301. — *Hahn,* Südd. Monatshefte, 1904, Nov.-Heft. — *Gonser,* Verhandlungen des Frankfurter (a. M.) Wohnungskongresses, 1904.

[3]) *Burtscher,* Korresp.-Bl. für Schweizer Ärzte, 1888 und *Schuler,* Ausgew. Abhandlungen, S. 225, Karlsruhe 1906.

[3a]) Vgl. auch *Sombarts* Aufsätze im Archiv für Sozialpolitik, 1905, Bd. XXI ff. und *Grotjahn*, Über Wandlungen in der Volksernährung. — *Schmollers* Forschungen, Bd. XX, H. 2, Leipzig 1902.

[4]) *B. Laquer*, Temperenz und Trunksucht in Amerika. Grenzfragen des Nerven- und Seelenlebens, Nr. 34, Wiesbaden 1905 und Der Haushalt des amerikanischen und des deutschen Arbeiters. *v. Volkmanns* Klin. Vortr., Nr. 430, 1906.

[5]) *K. Singer*, Soziale Fürsorge, Berlin 1904.

[6]) Der Arbeiterfreund, 1885.

[6a]) *A. Lammers*, Kaffeehallen, Bremen 1883 und *J. Blum*, Volks- und Krankenküchen. Leipzig 1903. — *F. Kalle*, Wie nährt man sich gut und billig? Dresden 1891.

[7]) *Orelli*, Warum zögern wir? Basel 1903.

[8]) S. a. *Zepler*, Volkshochschule und *A. Schreiber*, Die Settlements. Sozialer Fortschritt, Nr. 50 und Nr. 23, Leipzig 1905 und *Pfannkuch*, Alkohol- und Lesehallen, 1905, Mäßigkeitsblätter.

[9]) VII. Intern. hygien. Kongr., 1887, H. 7.

[10]) Temperance Record, 1905, S. 540.

[11]) Seine Entwicklung schildert *Stubbes* Denkschrift 1903, Berlin, Mäßigkeitsverlag, seine Grundsätze und Ziele *v. Strauß* u. *Torney*, Verhandlungen des IX. Bremer Kongresses, Jena 1905, S. 173.

[12]) *Konrad Weymann*, Der Abstinenzvogel. Preuß. Jahrb. Januar 1905 und Sept. 1906, und Mäßigkeitsblätter, Maiheft 1906.

[13]) *A. Baer*, Über die Trunksucht, ihre Folgen und ihre Bekämpfung. Die Deutsche Klinik am Eingange des 20. Jahrhunderts. Herausgegeben von *v. Leyden* und *Klemperer*. Berlin 1905 ff., Bd. VI, Abt. 2, S. 292 ff.

[14]) *Rowntree* und *Sherwell*, Temperance Problem and Social Reform, London 1899.

[15]) Liquor Legislation in the United States etc. by *E. J. Fanshawe*, London 1892. — *A. Baer*, Die Alkoholgesetze in den nordamerikanischen Staaten und ihre Erfolge. Zeitschr. f. Staatswissensch., Bd. I, 1898. — *B. Laquer*, Temperenz und Trunksucht in den Vereinigten Staaten.

[16]) Internat. Monatsschrift, 1904, S. 360.

[17]) Wegwiezer, 1905, S. 247.

[18]) L'Abstinence. Démone des litres? August 1903.

[19]) *Laquer*, Die Bekämpfung d. Alkoholismus in der Schweiz in „Der Alkoholismus", 1904.

[20]) *Rau*, Grundsätze der Finanzwirtschaft, II. Aufl., 1840.

[21]) *Lippert*, Das Alkoholmonopol, Wien 1904.

[22]) *Baer*, Zur Alkoholfrage, l. c. S. 637.

[23]) *Baer*, Der Alkoholismus, Bd. I, l. c. S. 433.

[24]) Das neue englische Gesetz. Mäßigkeitsblätter, Nov. 1904. Eine großzügige Darstellung finden wir in *Rowntree* und *Sherwell*, The Taxation of the Liquor Trade. London 1906.

[25]) *W. Bode*, Das Gotenburger System in Schweden. Weimar 1901.

[26]) *W. Bode*, Die norwegische Ordnung des Schankwesens und Getränkehandels, Leipzig 1906.

[27]) Die skandinavischen und norwegischen Schankgesellschaften. Bericht der Reise-Kommission des Deutschen Vereins gegen den Mißbrauch geistiger Getränke. *Baer*, *Klöffler* und *Lammers*. Bremen 1883.

[28]) L'alcool, 1905, S. 150.

[29]) *Rowntree* und *Sherwell*, l. c. S. 484/491.

[30]) Vgl. *Daum*, Zur Frage des Branntweinverbots in Norwegen in der Zeitschrift „Der Alkoholismus", Dresden 1900, S. 307.

[31]) „Concordia, Zeitschrift der Zentralstelle für Arbeiterwohlfahrtseinrichtungen", Nr. 9, 1905.

[32]) *Helenius*, Laws concerning intoxicating liquors in Finland. A unique strike. VII. congrès international Paris 1900, S. 368 ff.

[32a]) Compt. rend. de la Société de Biol., 1898 und 1899.

[33]) *Afanassijew*, Beitr. z. path. Anatomie. Von *Ziegler*, 1890, Bd. VIII, S. 443.

[34]) Ergebnisse klinischer Beobachtungen von Polyneuritis alcoholica. Der Alkoholismus, 1904, S. 42.

[35]) Zeitschr. f. Untersuchung d. Nahrungs- u. Genußmittel, 1904, Bd. VIII, S. 678.

[36]) *Ziehen*, Einfluß des Alkohols auf das Nervensystem, 1904.

[37]) Bericht des VIII. internat. Kongresses gegen den Alkoholismus, Leipzig 1902, S. 58.

[38]) Der Alkoholismus, 1906, Heft 1, S. 22: Bemerkungen über die Wirksamkeit bzw. Giftigkeit verschiedener Alkohole, insonderheit des Äthylalkohols. Von Prof. Dr. med. *P. v. Grützner* (Tübingen).

[39]) *A. Blumenthal*, *Pflügers* Archiv, 1896, Bd. 62.

[40]) *Gruber*, Arch. f. Sozialpolitik, Bd. I.

[41]) *Daszynska Golinska*, VIII. Intern. Kongr. gegen den Alkoholismus in Wien, S. 139.

[42]) *Aschaffenburg*, Die Bekämpfung des Verbrechens, II. Aufl., 1906.

[43]) *Schäfer*, Die Aufgaben d. Gesetzgebung hinsichtlich d. Trunksüchtigen, Halle 1904.

[44]) *Endemann*, Die Entmündigung wegen Trunksucht, Halle 1904.

[45]) *Waldschmidt*, Der Alkoholismus, 1905, S. 86 u. 200.

[46]) *Giegl*, Mitteilungen des österr. Ver. g. Trunksucht, 1887, Nr. 9.

[46a]) *Gauster*, Über Trinkerasyle, Jahrb. f. Psychiatrie, 1889, VIII, Heft 3.

[47]) S. die Beratung über das Trinkerfürsorgegesetz in der Jahresversammlung zu Berlin 1902.

[47a]) *Tuczek*, Das pathol. Element in der Trunkenheit, Bremen 1888.

[48]) *Gaupp*, Die Dipsomanie, Jena 1901.

[49]) *Bonhöffer*, Die akuten Geisteskrankheiten der Gewohnheitstrinker, Jena 1901.

[50]) *Nonne*, Stellung und Aufgaben des Arztes in der Behandlung des Alkoholismus. Über Trinkerheilanstalten, Jena 1904.

[51]) *Fürstner*, Allgemeine Zeitschr. f. Psychiatrie, 1877 und *Pelman*, Zentralbl. f. allg. Gesundheitspflege, 1886.

[52]) *Nasse*, Allgemeine Zeitschr. f. Psychiatrie, Bd. 33 und Bd. 135.

[53]) Journal of mental Science, Juli 1876.

[54]) National Temp. Leag., Annual 1906, S. 79.

[55]) *Delbrück*, Hygiene des Alkoholismus, 1899, S. 54.

[56]) *Laquer*, Der Alkoholismus, 1904, S. 86.

[57]) *de Terra*, Alkohol u. Verkehrswesen, 4. Aufl. Berlin, Mäßigkeitsverlag, 1906 und Die Alkoholfrage von *Boehmert*, 1904, S. 67.

[58]) *Flade*, Was erhoffen wir von unserer Armee im Kampfe gegen den Alkoholismus? 1906, Mäßigkeitsverlag, und Alkohol und Wehrkraft, Berlin 1906.

[59]) *F. Haehnel*, Die Notwendigkeit der Unterstützung des Kampfes gegen den Alkoolismus durch die Erziehung in Schule und Haus, Jena 1906.

[59a]) Zeitschr. f. d. Erforschung von Kinderfehlern, 1899, S. 23.

[60]) *Schiller-Ziehen*, Sammlung v. Abhandl., I, S. 117 und Gesunde Jugend, 1904.

[61]) Berliner klin. Wochenschr., 1905, s. a. *Kassowitz*, Alkoholismus im Kindesalter, Berlin 1902 und *R. Hecker*, Jahrb. f. Kinderheilkunde, 1906, Bd. XIII, H. 4/5.

[62]) *Laquer*, Der Alkoholismus, 1906, H. 4, S. 190.

Autorenregister.

(Die Ziffern bedeuten die Seitenzahlen.)

Druck von Gottlieb Gistel & Cie., Wien, III., Munzgasse 6.

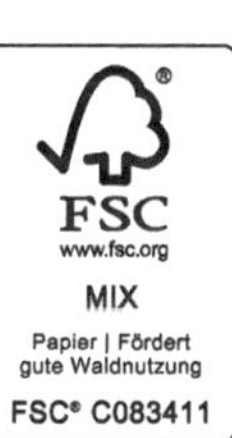

Zeitfracht Medien GmbH
Ferdinand-Jühlke-Straße 7
99095 Erfurt, Deutschland
produktsicherheit@kolibri360.de